老年介护基本技术与家庭介护技巧

赛序波　著

中国协和医科大学出版社

图书在版编目（CIP）数据

老年介护基本技术与家庭介护技巧／赛序波著．—北京：中国协和医科大学出版社，2017.7

ISBN 978-7-5679-0760-7

Ⅰ．①老…　Ⅱ．①赛…　Ⅲ．①老年人-护理-基本知识　Ⅳ．①R473

中国版本图书馆 CIP 数据核字（2017）第 093194 号

老年介护基本技术与家庭介护技巧

著　　者：赛序波
责任编辑：吴桂梅　孙阳鹏

出版发行：**中国协和医科大学出版社**
（北京东单三条九号　邮编 100730　电话 65260431）
网　　址：www. pumcp. com
经　　销：新华书店总店北京发行所
印　　刷：北京朝阳印刷厂有限责任公司

开　　本：700×1000　1/16 开
印　　张：20
字　　数：300 千字
版　　次：2017 年 7 月第 1 版
印　　次：2017 年 7 月第 1 次印刷
定　　价：49.00 元

ISBN 978-7-5679-0760-7

作 者 简 介

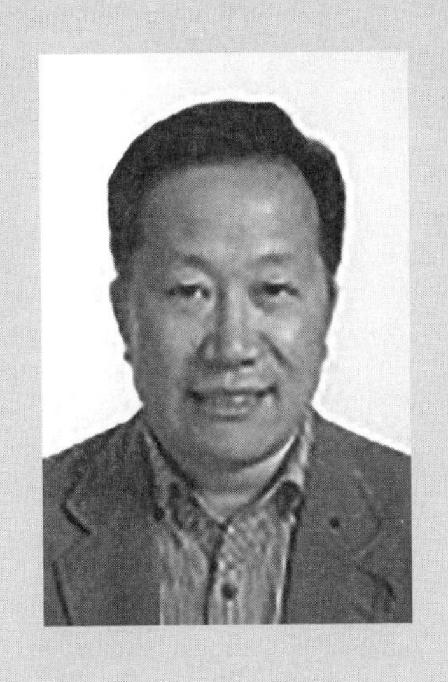

赛序波，临床医学博士，旅日华人。1964年出生于黑龙江省，1985年毕业于黑龙江中医药大学，1992年为我国第一批“临床医学博士”学位获得者。1993年赴日留学专攻现代康复医学至今。获得日本理学疗法士、针灸师资格。天津中医药大学客座教授，首都医科大学客座教授，日本独协医科大学医学部特任准教授，日本国际观光医疗协会理事，医疗法人社团同济会理事，医疗法人社团惠光会理事。普通高等教育“十一五”国家级规划教材、全国高等医学院教材——《康复评定学》编委。参与国内数家大型医疗机构、养老机构的初期筹建和运营。熟悉康复及养老行业的规划、设计、运营等各环节。日本康复与养老资深专家。联系方式：saixubo@hotmail.com

前　　言

老龄化社会与老龄社会——两个不同的概念

老龄化社会（ageing society）是指65岁以上的老龄人口超过人口总数的7%。老龄社会（aged society）是指65岁以上的老龄人口超过总人口的14%，超过21%则称为超高龄社会（hyper-aged society）。

由于计划生育政策的影响，中国已于1999年快速进入了老龄化社会，在2004年底65岁以上人口占总人口比例为7.6%，到了2010年该数字上升至8.87%。根据联合国的保守预测，该数字将在2025年达到甚至超过14%。邻国日本则早在2007年65岁以上人口就已经达到21.5%，进入了超高龄社会。

中国老龄化的社会特点（家庭小型化、老人空巢化）

1. 老年人口增速加快。60岁以上的老年人达到1.85亿，占人口总数的13.7%。以每年3%以上的速度快速增长，是同期人口增速的5倍多。

2. 高龄老人增速加快。80岁以上高龄老年人有2400万，约占老年人口10.8%。

3. 空巢老人增多。“4-2-1”家庭结构日益普遍，空巢家庭不断增多。目前，中国户均规模3.16人，较改革开放之初的4.61人下降了31.5%。城乡老年空巢家庭比例不断上升，城市老年空巢家庭已达到49.7%，农村老年空巢家庭已达到38.3%。从全国来看65岁以上的空巢老人有4150万人，占老年人口的23.3%。“十二五”期末，空巢老年人达到5100万。

4. 失智老人增多。目前中国城乡老年人失能、半失能率达到19.6%，其中城市为14.6%，农村已超过20%。随着人口老龄化的加剧，失能、半失能老年人的数量还将持续增长。

“六个老有”目标与现实——中国养老现状的苦涩

《礼记》里描述了几千年中国从未实现过的理想：“使老有所养，壮有所用，幼有所长，鳏寡孤独废疾者皆有所养”。2008 年 3 月《中共中央组织部、人力资源和社会保障部关于印发<关于进一步加强新形势下离退休干部工作的意见>的通知》（中组发〔2008〕10 号）指出：中国离退休干部的老龄工作的目标是“六个老有”。

具体内容是：老有所养、老有所医、老有所教、老有所学、老有所为、老有所乐。

养老政策的不确定性，如养老金不足、买断工龄、提前退休、养老机构不足、医疗保险制度的不健全，再加上养老观念的原因，在中国养老被看成是个人的事，这还取决于个人蓄财能力，取决于儿女是否孝顺，取决于自己身体是否健康。

“9064”与“9073”养老模式——中国大都市的养老体系，居家养老是世界主流

目前，中国的城乡养老体系以居家养老为主、机构养老为补充、社区养老为依托。以北京为例，政府出台的是“9064”养老服务模式，居家养老的老年人占 90%，社区养老占 6%，机构养老占 4%。上海采用的是“9073”养老服务模式。居家养老是当今社会养老政策的主流。当然这种比例布局仅仅是根据目前我国经济现状及经济能力而定，各地区应有不同模式。居家养老是养老服务的主流。

本书的最大目的是将养老服务的主要环节分解为不同情形的操作技术；介绍在居家介护中可以实际应用的技术和基本操作方法；提供养老介护相关的各环节注意事项；提供介绍养老技术，帮助了解养老相关事项的全貌。

本书的最大目标是通过大家努力，促进我国养老服务技术的专业化进程。养老服务的科学化、技术化、专业化、产业化，是提高服务水平、保证服务质量的前提。

目　录

第一章　介护与家庭介护

第一节　介　　护

介护（nursing，elderly care）是指对身体障碍者的生活援助，或者是指帮助和协助高龄者或病人。“介”有介入、参入的意思；“护”有保护、养护的意思。

据说“介护”一词为“介助”与“看护”的合成语。介护与护理学上的护理有很多不同之处。“护理”的重点是治疗，主要在医院进行，以医疗内容为主，职业载体是护士（师），护士的职业制度也早已固定成形；“介护”则主要在家庭或养老机构进行，立足于生活内容，以生活的介入和帮助为主，职业载体是护理员或护工，职业制度在我国还处于建立过程之中。

从业务内容和服务对象来看，介护是一个有独立性和专业性的学科（技术），有着独立和特定的业务范畴，也不同于一般意义的“照顾”。中文中的“照顾”在语义上太宽范，学术性及技术性意义不大。

在北欧及日本等养老产业发达国家，法律制度已经成熟，执业资格、教育制度、就业及养老产业制度等都已很明确。

第二节　家　　庭

家庭是生活中最基本的单位，平时我们也许并未特别注意，一旦家庭发生变故，就会强烈意识到家庭的存在。如孩子出生、入学、毕业、就职、结婚等；或者是家人住院、遭遇事故、家人去世等，就会像天塌一般。家庭在成长变化过程中都会发生很多事。

家庭成员中的生活上的相互依存、经历上的患难与共、责任义务的分担协助，还有存在及感情的相互确认以及无意识上的作用分担等，都构成一部部、一幕幕刻骨铭心的家族史。

每个家庭成员又都是社会成员的一部分，无论是学生，还是工薪职员，或是家庭主妇，都以各种形式和社会外界关联。在外面学习、经历、感受到的东西，又以语言和行为等形式影响到其他家庭成员。

由个人构成家庭，又由家庭构成社会，家庭中的相互依赖依存又以各种形式构成社会性的依赖依存。

无论何种理由，当家庭成员中有人需要介护时，家庭将是个人的最基本的介护单位。

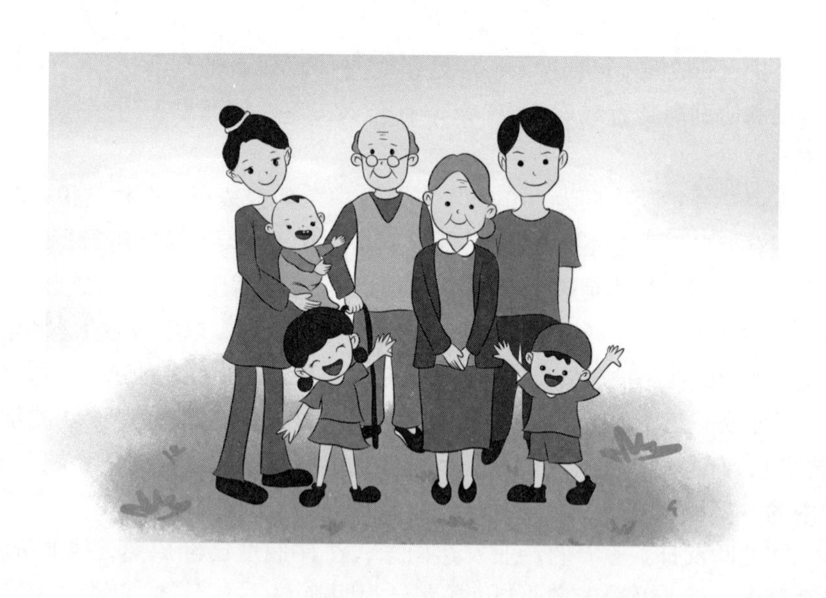

第三节　家庭介护

一、家庭介护的需求

由家庭成员进行的家庭介护，因年龄原因、环境状况等因素的不同而不同。广义地讲，介护有多种类型，如小儿介护、成人介护、老年介护、精神介护、医院介护、区域介护、临终介护等。

本书的主要内容为以家庭为主的老人介护。

二、把握现实情况

要参与家庭介护，首先要理解和掌握要介护的现实，对此要从以下几方面理解。

（一）被介护对象的状况

首先是把握受介护老人的身体状况，如疾病状况（偏瘫、变形性关节炎、糖尿病、心肺肝肾功能等）、日常生活动作能力（ADL状态）、精神健康状况（认知能力、抑郁症等）、社会能力（家庭内外、邻居朋友关系等）。

（二）对介护者及周围人的影响

介护家庭的主体毫无疑问是介护老人，介护的目的是促进健康，维持其日常生活。但是，随着介护内容和介护负担的变化，介护生活对于其他家人的影响也很大。

比如说，介护老人的饮食、排泄、移动、清洁、洗浴、外出等生活的所有事情均需要他人帮助，虽然最不容易的是老人自己，但是家人的身心疲劳也很关键。

家庭成员中每个人都有自己的生活，有自己的职业，有自己的兴趣、爱好和价值观。甚至有的介护者本身也是高龄老人，自己本身就有这样那样的疾病；有的人可能孩子还很小，家庭和工作的负担本来就很重。家中有需要介护的老人时，其周围人也或多或少地受到影响。这种影响也可以分类为以下几方面：

身体影响：疲劳感、腰痛、腿痛、肩痛等身体症状，以及高血压、胃溃疡、食欲不振、失眠症等精神压力性疾病。

精神影响：各种压力、负担、不安感，精神抑郁、萎靡，对老人或配偶印象变坏、反感，并为此产生苦恼等。

社会性影响：职业、暇余兴趣的影响及对学习、近邻朋友交流的影响等。

（三）家庭的对应能力

当家庭成员需要介护时，家庭成员中的不同立场的每个人如何参与，参与的内容、责任、日程，应当发挥什么作用等，也需要从以下几个方面考虑。

1. 构造方面　家庭构成（关系、年龄、是否同居、所在地）；生活内容/时间；体力及健康状态；职业/工作关系；房屋结构（面积、空间、浴室、卫生间、居室、楼梯、扶手、电梯等）；周边环境（交通、购物、公众设施、社区设施、社会资源、近邻关系等）。

2. 功能方面　家庭成员间的情绪关系、经济关系、相互理解与协助关系；家人的价值观，对介护的理解和姿态；介护分担（相互协助以及对应的协调性）；势力构造（主次关系、主要责任者、协助关系）；社会性（医疗、养老机构，社保等对外沟通能力，情报收集和应用能力）。

（四）过去的介护经验

家人对于家庭介护的基本认识如何？被介护者和介护者双方对于老年家庭介护是否认真思考和交流过？是否有过共识？过去是否有过老年介护及医疗护理的经验等，这一点也很重要。

经历过和从未经历过、接触过和连想都没有想过，对应起来的结果会很不同。

（五）家庭的对应状况

一旦家庭中出现需要介护的人，一旦家庭介护开始了，家庭成员各自的作用会因此发生巨大变化。这会影响到家庭中每个人的生活节奏、生活内容，会改变现有成员之间的分担现状。

如何理解和接受这种生活的新变化；如何参与和扮演好新的角色；如何妥当处理和采取应有的行动（包括对介护现状、介护内容的认知和接受、自身及家族间的情绪对应等）；如何对自身及整个家庭的日常生活进行调整（起居节奏、饮食、睡眠时间、工作等）；如何应对实施过程中的调整状况和如何利用社会介护资源（雇用护理员、利用社区服务机构等）。

经过一个阶段家庭介护后，可以对现状进行重新评估。内容包括介护老人以及家庭成员的身心健康状况变化、家庭生活的物质质量和精神生活质量的变化、家庭的日常生活质量变化等。

对于所有家庭而言，家庭的运营要靠沟通和共同参与。家庭事务虽不能斤斤计较，但也不能视而不见，不能回避、逃避和推诿。

人的本性决定人往往只把自己的事看得很重，只把自己的作用看得很重，只把自己的情感看得很重。所以，家庭介护也同样不能只指望某一个人，也不能把负担只推给任劳任怨、默默苦干的人。

这里想强调的是，如果家庭中出现有认知障碍以及介护护理程度高的老人时，从事家庭介护的劳动强度、体力和心理的疲劳远远高于去外出工作。家庭成员在家庭中起的作用大小绝不是靠工作收入来决定的。

在家庭介护中，责任和义务的共识和介护的共同分担是介护的基础。

三、家庭内的共识

现今社会，无论社会经济如何发达、制度如何进步，社会的基本功能单位仍然还是家庭。尤其是在现阶段的中国，子女的抚育和老人的赡养是每个人的义务，承担的主体仍然是家庭。

当一个家庭里出现老人需要介护时，最好是早一些时候召开家庭会议，包括现状的掌握、认识的共有、态度和责任的确认等。

这里所说的现状，包括身体疾病状况、日常生活动作能力、经济状况、社会关系等，对于生活能力要考虑到日常生活需要，尤其是要区分出现在能做到的和做不到的，整理并列举出现在和未来的家庭介护的问题。

认识的共有，包括对理解现状和掌握问题。尤其是下一步的趋势以及突变时的对应等。对于随之到来的老人的介护问题，结合各自情况明确作用和责任。

经济上的费用支出应以老人自己为主，不足部分由子女支付。经济上的问题要明确，介护的主体人也要明确。

另外，家庭内部的龌龊事情也难免会有一些，子女之间的攀比计较也很常见。应该说介护老人，特别是偏瘫卧床、认知有障碍的老人的介护，在体力上、时间上、精神上的付出有时超乎想象。

子女对于老人介护的参与应该有这样一个共识：就是出钱的是不如出

力的，在考虑介护功绩时，体力、感情和时间的付出应大于其他一切。

养老介护的实施往往牵连到这个家庭的过去，关键的决定只有家庭内部协商解决。家庭成员的构成、主角功能的作用、迄今为止的介护者与被介护者的关系和两者的接受状态等，对介护的实施很重要。

一般经验上讲，如果介护的主角是其亲生子女，介护者的妻子或丈夫以辅助介护的形式参与，这样多数比较顺畅。儿媳、女婿成为主体介护者时容易出现困难。各国的情况基本相同。

介护往往是一个中长期的过程，家庭间原有的交流形式、相互理解的程度对于介护问题发生时的应对影响很大。随着新问题的不断出现，相互理解的基础起决定性作用。

四、临终医疗问题

通过召开家庭会议，要明确另一个重要的议题，那就是临终医疗问题。

临终时的气管插管、人工呼吸机的使用、胃瘘、心肺复苏、人工静脉营养、延命措施、脑死、安乐死、尊严死、脏器提供等临终医疗的问题无法回避。

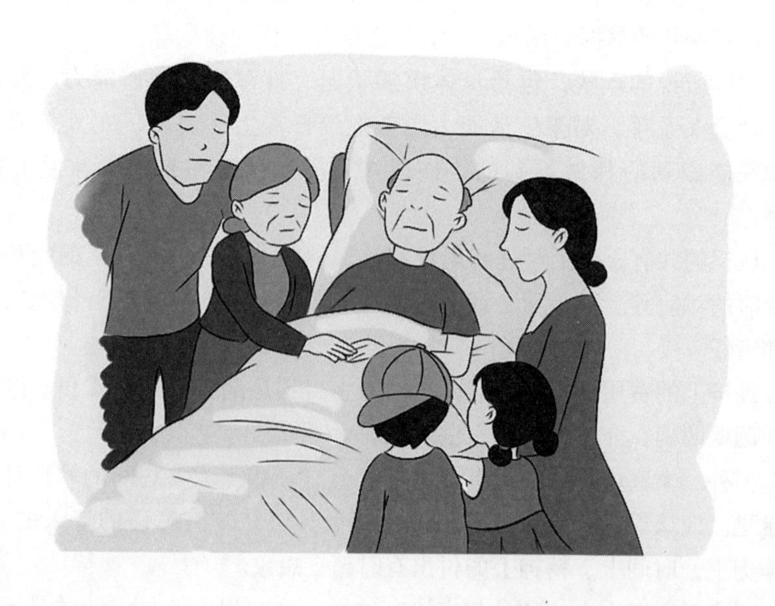

选择时机，提起话题，进行议论，然后达成一个协议，包括老人本人的签字、家族相关成员的署名和保存，这样的一个过程对今后的医疗判断很重要。

举一个常见的例子：高龄老人，患了脑卒中，自然会有可能引起吞咽障碍、构音障碍、饮水反呛、误咽、反复引起肺炎，危及生命。于是，医疗上建议腹壁上打洞做胃瘘。从此就不能经口喂养，饮食也就没有任何乐趣，大脑功能到了这种情况也多是残存功能不多，与人交流也已经有困难了，这样做的目的只是勉强维系生命而已。这种情况的延命医疗，本人及家人要有一个明确的态度。本人可以表达意愿时应以本人的意见为主，子女间事先的意见统一也很重要。

生命是有止境的。离世是一件再自然不过的事。面对事实，讲透，说尽，提前做好物质和精神上的准备，有备才无患。

五、介护是真正面对人生的时候

生命是什么？生命的意义到底在哪里？透过自己父母的百年之事，子女也会因此对自己的人生产生认识和进行学习，也会因此进行适当心理或物质的准备。

说是子女看着父母的背影长大的，其实我们看的不只是抚育和工作中的父母，也有中壮期、老年期（尤其是暮年、临终期和完结期）的父母。我们从父母身上映射出的人生、感受到的生命虽然是无形的，但是却深刻地影响着我们及我们的后代。

父母对我们的孕育与养育，特别是子女的婴儿期至成长期以及子女对老人的赡养，特别是临终阶段的介护，是两代人关系最密切的时期。

虽然，孕育与养育，介护和临终，我们两代人感受的是生命的完全相反的两端，这两端其实都是真实的人生，都是必不可少的人生阶段，是人生最重要的阶段。父母与子女的依赖和依存是相互的，老年丧子、幼年丧父是中国人认为最悲哀的事。

养老介护阶段，对于一个人、一个家庭来讲在一定意义上是一种清算。很多人也许是文化原因，始终在回避谈及父母的死亡，更谈不上精神和物质准备了。

对于要离世之人，到了需要介护的时候，也就是要总结和整理人生的时候了。感情、记忆、思绪、物品、财产等，千丝万缕，要做、要想的事真的很多。

放得下很重要。除此也别无选择。

对于送终之人，当老人需要介护的时候，也是两代人间整理总结的时候了。感谢也好，怨恨也好，这是最后也是唯一的机会。

父母的财产是父母的，应该合理地、尽可能地用在父母的养老之事上。孝和义的尽职尽责是为了父母，其结果也是成全我们自己。

对此事，一定要看得远，想得周到，不应该留有遗憾。

正面也好，负面也好，每个家庭都会有一些恩恩怨怨，是是非非，历来是清官难断家务事。父母的生命的最后阶段，也是人生的重要转折点，任何人都不应该是观望和躲避，你应该找一百个理由去报答、去感恩。

常常说，人生到了暮年才对人生的真正意义有所醒悟。那么，通过老一辈人的离世，即使不说是到了醒悟，哪怕是有一些感悟，这会使我们以后的人生轻松很多，这其实是很难得的。没有比自己面临家人死亡更能感悟人生的了。

六、对父母的思绪整理

从出生到成人，介护者与父母之间有无数的记忆和纠葛，正面与负面的，主动与被动的，感激感谢的，憎恨抱怨的，每一个家庭都有一本历史，是剪不断理不清的。

面对老人需要介护，怎么办?

是积极地去面对，还是消极被动地处理?特别是两代间有隔阂的时候，应该抓住这个机会，这是一个修复、整理、清算的机会。

对父母有怨言，有怨恨，也应该借此机会进行情绪的整理。无论过去有过什么，该做的没做，该说的没说，该交流的没交流，父母一旦不在了，你会长期甚至到自己离世都会感到缺憾。同时，你的态度和姿态也会影响到自己的后代。

人是一种快乐指向的动物。对于发生在自己身上的记忆、快乐与痛苦、爱与憎、褒奖与屈辱等，往往前者忘却，而后者刻骨铭心。原因记不清了，而痛苦、憎恶、屈辱的感情却牢牢地记得。

在与人的交往中，朋友、同事、亲戚等，交往的距离、深浅、内容以及非家人间的节制等原因，往往爱憎的感受并不深，家人则完全不同。太近，太亲密，多无节制。爱与憎交织，感情浓，共同记忆多，受伤的机会也多。负面记忆多的时候，介护者应该努力左右和控制自身情绪，防止介护老人虐待等负面事情发生。

其实细想一下，这也是正常不过的了。如果你深入他人生活，你会发现这才是常态。因为是家人，才不克制；因为是家庭，才有实打实地碰撞。家庭的爱憎剧并不是电视里才有，因为里面剧情与自己太像，太多共鸣，所以才有人气。

每个家庭都一样，并不单纯到全是爱。各种正负感情交织，揪心抓肺感到痛苦的才是真实的普通家庭。你面对的已经不是过去有威严的父母，你面对的是一个像曾经保护小时候的你一样需要你保护的老人。

对于老人介护，不是三天打鱼两天晒网，也不是等你想做的时候才做、不想做的时候就可以不作，一定要有决心和意志，准备长期务实地去做。

介护也不是家族中某一个人的事，家族全体参加意见是一个铁则。也不是以前父母对谁好和遗产（房产）归谁就应该归谁照顾，介护不是交易。

父母需要介护，要召集家人协商时，主要召集人应该是和老人一起居住的人或是离老人最近的人；如果是不住在一起，离老人又远，那么要召集大家时应该想好，下决心并进行充分准备后再召集。要有结论，有结果，有可行性；召集人不一定是主导者，主导者也不一定是介护的第一位执行者，但一定要有能力主持和有能力协调。

思绪清了，决心下了，剩下的事是协力和坚持。

七、过去的要尽可能归零

父母介护时会有很多种情形发生。

如果对父母有感激报答之情，你要知道，即使父母年轻时有过光辉高大的形象，这都会成为过去，甚至与现实形成强烈反差；如果对父母还存有怨恨，那么请放下你的负面情绪，试想，你现在面对一个即将要离开人世的而且是自己的生身父母，难道你的任何情绪不都是微不足道吗？

如果兄弟姐妹间存在分歧或争议，有人甚至不露面、不表态、不参与，那也不必强求，但是一定对其要事先说清楚，对于老人的医疗与介护、遗产分割等事项不允许事后说三道四。最好保留信件、邮件等证据。当然，即使是这样，也不要将他们看成恶人。通过老人的介护，不是为了把家族关系搞糟，而是利用这个机会千方百计把关系搞好。

应该做的是原谅一切，铭记感激之情。要尽可能使过去归零。介护也许是个漫长的过程，但总会结束。行为上后悔、心灵上受伤的事，尽量避免。

八、防止虐待老人

虐待老人的事件时常发生。

背景原因很多。老龄人口的增多、同居家族人数的减少、介护人口减少、晚婚少育、子女的晚婚非婚、社会经济状况、个人关系状况、家庭历史、家族关系等，都会影响介护的意识和积极性。特别是介护的长期化以及认知障碍的介护疲劳和超过想象的介护负担，不安、焦虑、恐惧，对疾病、对衰老、对介护的认识不足，以及对眼前被介护者的身体和精神变化无法接受等原因都会引起失控，发生虐待事件。

虐待事件的发生，不应仅仅单纯地从道德层面来解释或指责。知识上的理解，环境方面的援助，尽可能预防虐待事件发生，是周围人首先应该做的。

身体虐待
心理虐待
介护和照顾的放弃、放任
经济虐待

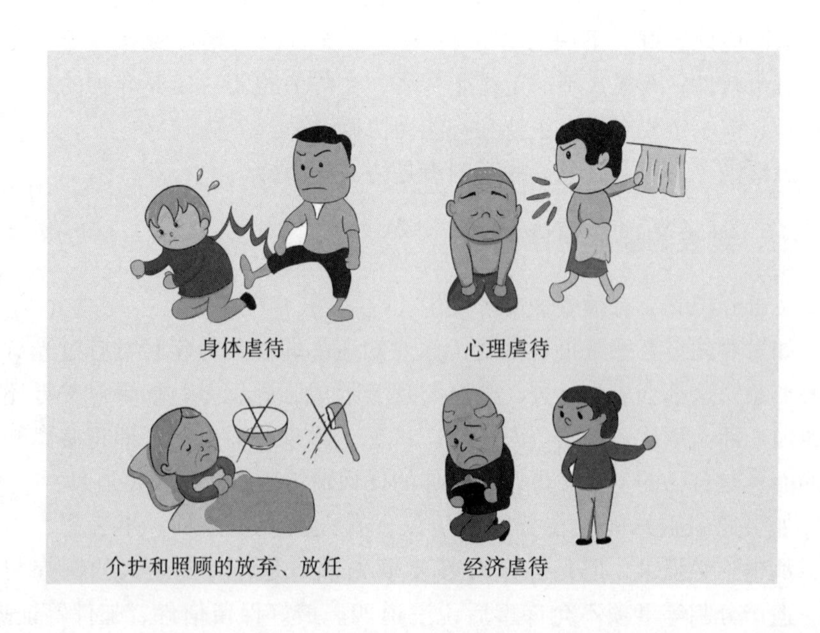

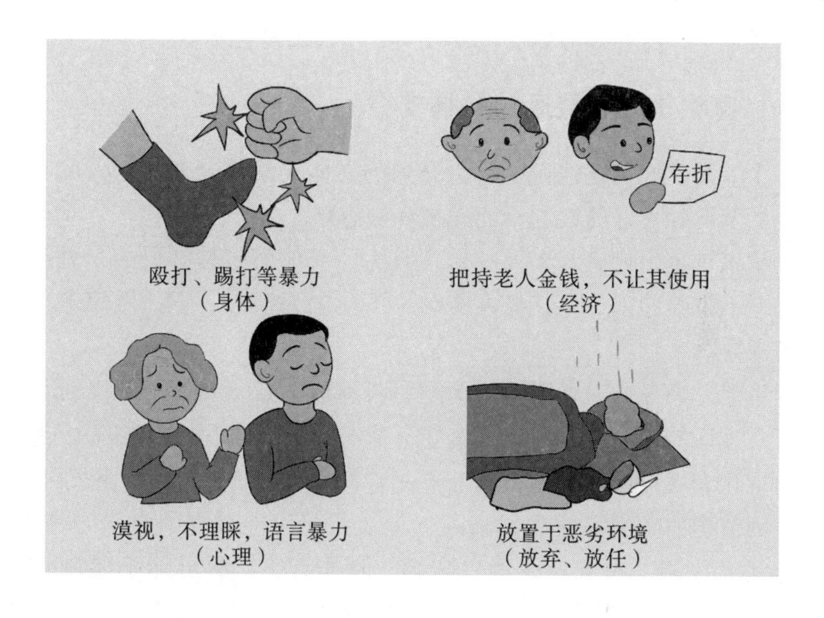

九、介护是生命过程的接力棒

每个人都有父母，遗传使后代在面容、骨骼、动作，甚至是皮肤上的胎痣，以及行为习性上都能看到上一代人的影子。实际上，家族内越是性格差异较小的人越不和谐，父子也好，母女也好，因为太像了才容易产生矛盾。

家庭矛盾是到处都有的，与生命延续的意义相比其实都是小事。每个人都不可能独立生存。人生的终结也基本是按顺序而来，对于活着的人来讲，承前启后是理所当然的责任。

父母的介护，最好也让自己的子女介入。看到祖父母的老态，甚至看到老人生活及医疗的介护现场（如排泄、洗浴、喂食等），其实这对孩子是有好处的。下意识地他也会感受到人生的本来面貌，感受责任和做心理准备。即使老人患上认知障碍，已经糊涂得谁都不认识了，让子女看看也好。让他知道，这也是人生的常态，人生就是这样，衰老没有人例外。

父母的父母，父母，自己，自己的子女，人生就是这样延续的。

面对现实，传好接力棒。接受现实，子女就看在身后。

十、家族是人生最后的精神支撑

每个人都不能代替他人生活，介护的主体仍然是老人。老人的身体情况、生活节奏、喜好的权利不能无视和被忽略。

介护不是越俎代庖。老人的自食其力、身体力行是必要的，是第一位的。养老不是养起来、不让老人劳动、不让老人操心、不让做家务等，这是误解误导。

经济上，老人的养老以老人为主。没有能力或不足时，子女可量力补充；日常生活能力上，也以老人为主。家务也好，如厕、洗浴等，老人能做的争取让老人自己做，做得慢、不完善都没有问题，协助一下就可以。

生活节奏、生活习性和饮食习惯上更是尽可能以老人自身习惯为主，包括起居、空调、衣着、饮食口味等，除非有害，尽可能不要制止和纠正。举个例子，例如口味，是几乎所有老人身体功能下降的一环，口中唾液分泌会减少，味觉会出现迟钝，于是饮食上喜欢带汤汁的，喜欢酸的，喜欢盐味重的。

生物的进化规律是用进废退。人类尤其是老年人的手、足、口腔等身体功能，以及理解、计算、认知等大脑功能，如果没有外来环境的刺激，则退化得很快。到了高龄后期，这种退化是按周、按天算的。如像紧急住院这样大的环境变化，有时 1 周的入院会使老人变成另外一个人。

最后的最后，也还是要提倡老人自身生活的自主自立。主体是老人，精神上的独立和自立到了最后也应该尊重。动作慢、反应慢、失误、出错等都很正常。在不催、不急、不躁等基础上，介护者要把自己摆在一个协助配合的位置，关键的部分让老人自己做。像做饭，哪怕是你把菜等切好准备好，下锅、翻炒、调味等其中的几个动作让老人自己做，这样老人会感受到自己的作用和价值。

介护者的家属做过分了、努力过头了不是好事，一定要避免。介护过度，疲劳过度，结果是痛苦，不可能持久；介护过度反而使老人甘于现状，从不需要努力到不努力，最终放弃努力。介护者应该是处于辅佐位置。

家族的介护参与不一定是直接参与实际介护，可以多借助、多利用周边的可利用的资源，如入住养老机构、雇佣养老专业人员、家族分担等。有一种病称为“燃尽综合征”，劳力、体力、精力、财力、热情付出过多，燃尽之后的是消沉、抑郁、无力，甚至是精神崩溃。

有几个可以参考的原则是：

- 介护者自己一定要轻松下来；
- 避免介护过度；
- 借助他人力量；
- 不追求完美；
- 尽量对介护老人多一些精神慰藉，这些只有家族才能做到；
- 保护介护者。

参与介护的主要介护者的身体和精神状态，对于老人而言，来自家庭的关怀是最终的精神支撑。家人的精神支撑他人永远无法取代。老年人往往对眼前的近期的事物记不起，而遥远的过去的记忆却念念不忘，而这些只有家人才能把握。对于老人来讲，记忆是一种关键的纽带。

家族间的情感依赖，从孩时到暮年是相互的。即使对方是弱不禁风的老人，儿女的心灵深处对父母的依赖也仍然存在。一旦老人不在了，就会像断了线的风筝。

老有所医，老有所养，老有所依，老人在生活上的依靠，尤其是精神上的依靠很重要。

十一、正面面对，实现满分介护

活着，就要生活，生活要有意愿，要有意欲，要有参与。如何吸引老人，调动老人的积极性是提高老人生活质量的关键。

提到生活质量，往往会联想到衣、食、住等硬件和物质部分，其实老人的精神意愿的满足以及老人时间上的充实消费更为重要。康复运动、体育娱乐、文艺活动、群体参与等才是老人养老生活质量的关键。

养老介护不是代替老人做什么，而是调动老人；不是取代老人什么，而是帮助和支援老人；养老介护不是管理老人，而是协助和配合老人。

介护老人因为疾病或衰老，其身体及精神功能出现障碍，生活能力下降这是事实。介护下的老人要实现生活内容的充实，需要在以下几个方面重新构筑。

（一）生活内容的构筑

根据身体或精神功能障碍的程度和环境要素，切实可行的行动内容和范围，在安心、安全、可行的范围内尽可能地充实生活内容，提高生活质量。

（二）生活环境（社会）的构筑

家庭内外的亲属、朋友等社会关系的维系是维持老人社会性的重要内容。交流的形式、内容和频度要根据身体状态等综合考虑，要最大可能地维系老人与社会连接的纽带。

内容可以简单，也可以重复。

（三）记忆的重新构筑

会话是最直接的交流手段，是建立和维持交流的基础，回想和记忆是必不可少的内容。与老人交流简单的方式是联想和回忆。人老之后的记忆有几个特征：

- 往往是远期（如儿时）记忆较多；
- 限定对象（如父母、子女）的较多；
- 片段不全的记忆较多；
- 前后年代混同的记忆很多；
- 因果事实关系模糊，只留下感情、情绪记忆的情况较多；
- 张冠李戴，想象与实际错位的情形也很多。

总之，记忆的不确凿性很多。新情形下交流为目的的记忆和回想，在选择话题、诱导和管控话题等，要求周围相关人员对于话题、交流有一定的组合能力。

（四）“场”的重新构筑

生活环境、接触的人与事（参加成员的选择）、日常日程的安排、“场”如何安排？老年大学、绘画教室、歌唱小组、茶话会、朋友聚会等，家庭内部、社会性交流等根据老人的具体情况而定。老人兴高采烈，家人、介护人员有能够休息、休整的时间，这对双方都有利。

（五）让老人看到希望

看电视，发呆，打盹儿睡觉，晒太阳，偶尔散步，感情毫无刺激，这样的介护老人的生活很普遍，这样的老人的生活往往范围狭窄，内容也简单，很被动。

其实，不分年龄，人活着就要有希望，有了希望才有奋斗和努力。面对疾病和身体障碍，面对生活，要创造一个让老人能看到希望和要努力的环境。文体活动也好，个人爱好也好，健康维持活动也好，对于老人也一样，一个小小的变化、一个小小的成功，都要多鼓励、多赞扬，欢乐与其共享。

第二章　介护的基本技术

第一节　本书的立足点和特征

1. 要科学地理解高龄者，科学地理解老化、老年功能障碍和老年疾病。

2. 介护技术是介护科学化的基础。

3. 介护技术要有科学根据和依据，介护的重点在于介护事故的预防。

4. 介护的对象是老年人，尤其是认知障碍（痴呆）的老年人，其障碍不仅限于肢体动作障碍，多数伴有情感控制障碍、脏器功能障碍、抑郁、生活意愿低下等症状。介护护理时要求服务有职业化、专业化的理解。

5. 介护过程中自始至终要求的是介护的专业知识、专业技术和职业情感控制。

老年是人生的最终时期，无论是身在医院，在养老设施或是在自家，为之提供安全、安心的环境，有尊严的生活，有保障的气氛、痛苦少的医疗和适合的介护服务，是人生价值的最终体现。

老年人的现在，就是我们的未来。

第二节　什么是老化？为什么会老化？与什么有关？

人的老化原因很复杂，受多种要素影响。一般认为，老化的主要原因是染色体的老化，即人类的生存是一个细胞损伤与修复重复进行的过程，老化的根本原因是在修复过程中染色体两端的端粒逐渐变短，这样使得染色体的三元构造发生变化，这种细胞内的细小变化最终引起血管、皮肤等发生变化。这种变化在体内脏器组织之间，其变化并不均衡。精子与卵子不存在内在的老化。

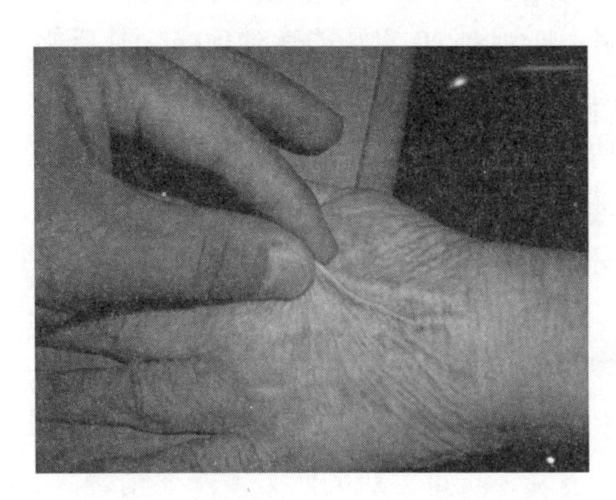

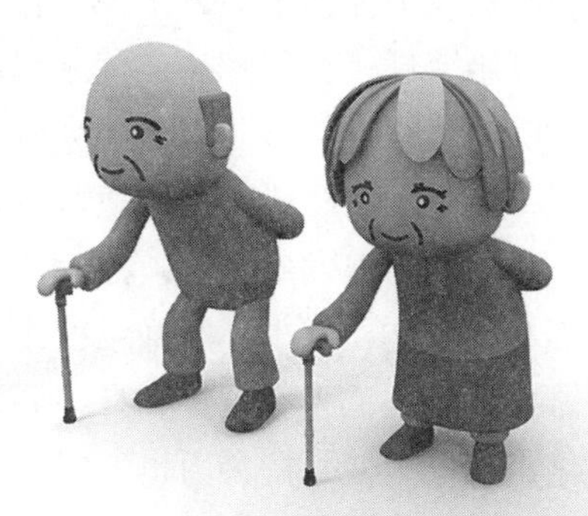

人老化的另外一个促进因子是活性过氧化物。人的存活离不开氧代谢，氧代谢过程中会产生过氧化物，它会伤及各种器官组织，与多种疾病的发生有关。

人的老化还与免疫功能有关，尤其是与T细胞免疫引起的获得性免疫有关。营养不良、压力、内分泌紊乱等要素会进一步引起免疫功能低下。

第三节　老化的种类

老化可以分两种：正常老化和病态老化。

正常老化是指正常生活中对身体情况并无意识，虽然身体的老化潜在的出现，但是各器官组织仍处于一种功能平衡状态。也就是说虽然步入暮年，年事已高，但是身体基本情况维持，生活处于维持状态。另外，由于免疫功能低下，变得容易感染，体内老化物质的排泄能力下降，出现色素沉着。

病态老化是指因病引起的老化，如高血压、糖尿病等，或者是生活习惯的问题引起的脏器老化，功能下降。

伴随高龄，身体的各部分会发生变化，老化是全方位的：

从头面部看，颜面皮肤变薄，尤其是眼周皮肤水分减少；毛发稀疏变细，干枯；牙齿脱落、缺损；味觉、视力、听力下降；记忆力以及认知能力下降等。

详细分析情况是这样，眼睛是40岁左右开始出现老化，主要是晶体以及睫状肌调节能力下降，出现老花眼；听力是20岁功能达到顶峰，其后蜗神经纤维变性，血行障碍，使之蜗内基底板的生理功能发生变化，出现老年性听觉障碍；年龄原因引起大脑功能下降，记忆力、判断力等认知能力障碍，接受新事物能力和环境适应能力下降。

骨骼肌肉也发生变化。总体水分减少，包括骨骼、肌肉、关节、椎间盘等水分及体积减小，肌纤维变细，肌力下降，骨质疏松容易骨折，导致骨骼主要是抗重力部分，如脊柱和膝关节等变形。变形在外的是身体形体老化，动作缓慢，持久力也下降，生活范围变小。

肌力下降，主要表现在瞬发肌力下降，抗重力肌的肌力下降要稍缓。

同时内脏，如心肺功能、肾脏、消化功能等显著下降。容易疲劳，并出现相应脏器的症状。

人的生命阶段在社会学、医学等还有其他多种分类方法。OECD各国将老年人定义为65岁以上，又将其分为前期高龄者（65~74岁）和后期高龄者（75岁以上）。中国将60岁以上定义为老年人。

本书所指的老人不以年龄为界限，凡因年龄或疾病因素导致身体功能障碍需要照顾、需要介护的人均包含在内。

第四节　家庭交流技术

家庭介护是临终老人最理想的场所，家庭交流技术是家庭介护的基础。家庭交流也与其他交流一样，有一些基本的观点需要在接触老人时加以注意。

1. 维护老人的人格和尊严　家庭成员的成长变化是流动的，身体的疾病状况、经济地位、家庭作用、爱情与关怀、能力与权威意识等多种要素掺杂，具体的是这样的状态是否合理等，他人很难评判。

家庭介护中，涉及成员间交流，最基础的注意事项是介护与生活中使用的语言和行为，应注意老人的感受和效果，应注意对老人人格的尊重。过分的高音调和慢语气，以及采取像对孩子一样的语气和态度，都不合适。

2. 除语言以外，周围人的表情和态度、动作等非语言表示也要得体和有分寸。

3. 人到老年，各种能力，如视、听、触、嗅等感觉功能低下，记忆计算等认知功能低下，肌力及身体动作能力低下，牙齿缺损以及咀嚼能力等口腔吞咽功能低下，心脏及呼吸等功能低下等原因，致使老年人在视听交流、理解、发声会话等交流能力也低下，但这并不代表老人的人格、尊严、感情与感受能力低下。

4. 生活环境的变化，包括入院、入住养老机构或者是搬迁等住宅环境的变化，有时会导致老人心理、生活内容和节奏等发生难以适应的变化；对环境的理解，对时间、季节、人物、事物的理解有时会发生混乱或错乱；有时会由于疾病、服药和活动受限等引起与周围人交流困难。

5. 理解能力、沟通能力和生活能力低下，生活范围变窄，生活内容的单一化有时会使老人心理上丧失自信，会出现回避交流的倾向，表现出孤立和孤僻。

6. 要科学的理解高龄者的身体状况，对高龄者使用的眼镜、助听器、义齿等这些与交流相关工具进行确认，有时需要使用书写、手势、演示等手段进行交流。怀疑因目、舌、口、鼻、耳以及大脑等器官有障碍时要及时协助就医。

第五节 如何判断老人的交流能力

要取得好的交流，要理解老化、老人心理特点，还要准确判断老人的交流能力，可以从多方面去了解和判断。

一、言语和会话情况

通过打招呼、问话等来了解，重点把握其发声和构音功能。

1. 发声　查看是否存在发声器官（唇齿、口腔、舌、软口盖、咽喉、声带、呼吸肌等）等器质性缺损、运动功能障碍等。

2. 构音　看是否存在如失声、声音嘶哑、错音，是否伴随半身不遂、锥体系统以及锥体外系障碍，如吞咽障碍、流涎、感情失禁、认知障碍等。

3. 交流特征　注意掌握发病前后的家庭交流情况，如交流的手段、方式、习惯、特征以及只有家人才知道的暗示方式等。

二、听力与听觉情况

通过会话判断老人的听力、听觉情况。与老人听力、听觉有关的内容有以下几点。

1. 老化　老年人的听力下降，一般首先是高音区听力低下，先是对女性和儿童的语声表现出听觉低下。虽然能够听到部分音域缺损的声音，但听到的不是完整的语音，听起来像杂音，高音音区缺损，而低音区的听力表现完好。所以，有时知道你在说什么，但不知什么意思，看起来听不懂，容易被误解是反应迟钝。

2. 疾病　从鼓膜到蜗神经，到传导路（脑干）到脑听觉皮质，这部分出现疾病会引起种种听觉障碍；神经细胞减少和大脑皮质萎缩也会引起听觉障碍。

3. 耳垢引起　有些老人由于习惯和身体动作障碍等原因，耳垢蓄积形成耳栓，影响听力。当发现老人感觉到耳部有闭塞感、听力下降、耳鸣、老人自己的声音变大等情况，要检查一下老人的外耳道。

耳垢形成的耳栓有干湿性之分，如果耳栓过大可以到医院就诊。

4. 助听器原因　助听器使用不当的情况比较普遍，包括性能问题、电池以及使用方法不当等原因。价格高昂的助听器很多，由于用起来不舒服和不方便等原因，很多老人在子女的规劝下即使购买了，不愿使用的人也很多。还有，助听器要定期进行检测和调试。

三、视觉功能情况

老年人的视力会随年龄而发生诸多变化，包括视野狭窄、明暗适应能力与速度下降、调整速度变慢等。

如果有其他基础性疾病，如糖尿病、白内障、青光眼、黄斑变性、视网膜变性以及高血压引起的血管变性等，还会出现其他眼部症状，如视力低下、复视、视野障碍、动眼障碍等。

老年人使用眼镜的比率很大，使用的眼镜是否合适，像老花眼或近视，或者是两者兼有时，要定期调整测试。由于看不清，也会影响老人与周围人群的交流。

四、药物使用情况

生活中，我们会发现，我们的父母随着年龄增长，口味也慢慢变重，除了咸味以外，喜欢酸和多汤汁的食品。

原因如下：①口腔唾液分泌减少；②味觉不敏感；③牙齿功能、口腔咀嚼功能低下。

除了生理性的变化外，还有一个要素是服药。

药物的使用对身体的影响是多方面的，对口腔功能的影响主要是减少口腔唾液分泌，包括镇痛药、利尿药、抗帕金森病药、降压药、抗抑郁药等。这些药物有的可以直接减少唾液分泌，抑制唾液分泌，减少体内水分。

唾液量反映出体内水分的情况。老年人与儿童相比，整个体内水分减少20%~30%，这些水分的减少反映在所有部位，如毛发、皮肤、肌肉、关节、韧带、椎间盘以及骨骼和内脏的水分与表现在唾液腺的分泌量减少。

唾液量的减少会影响老人的咀嚼吞咽功能。唾液量的减少，还影响老年人的食欲和饮食种类的变化，影响其饮食的质和量。唾液量的减少还引起老人口腔干燥，影响语言交流。

五、老年人的认知功能

认知障碍（老年痴呆）是一种常见的大脑功能障碍疾病，认知功能如何，这是老人事物理解和处理的前提。

阿尔茨海默病、脑血管障碍等可引起大脑细胞的死亡，发生认知障碍。认知障碍发病首先出现的是“中核症状”，出现记忆障碍，如时间、场所、人物、情景的理解障碍（定向障碍）、理解判断障碍和执行障碍等症状。

其后，伴随而行的行动和心理障碍，如不安、焦躁、抑郁、幻觉、妄想、徘徊、兴奋、暴力、不洁行为等。

发病时的先后症状、发病程度等因人而异，这与性格、秉性、环境和心理状态有关。

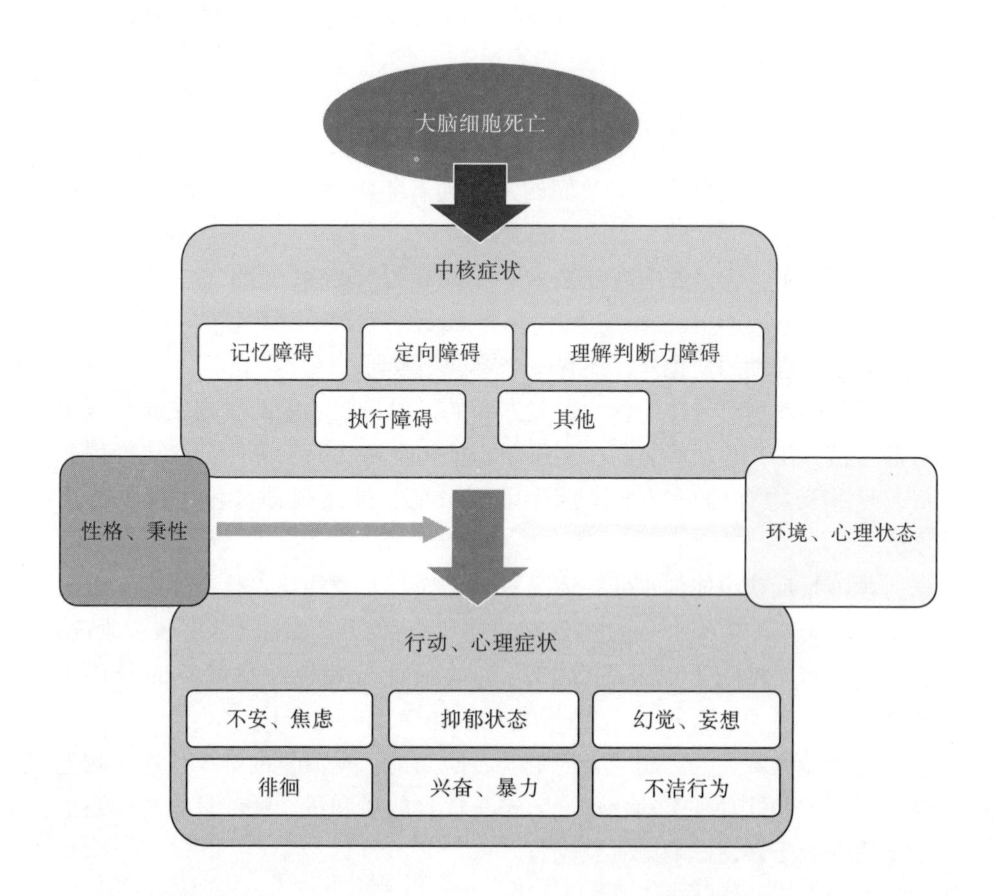

认知障碍与老年性的健忘症本质上是不同的，前者是一种疾病，后者是一种生理现象。

与老人的交流，受老人认知功能低下的影响，有时很困难。特别是出现幻觉、妄想、暴力等症状时，对应起来需要对疾病充分理解，需要极高的理性。

当老人随着疾病加重，从初期的智力障碍、记忆障碍、定向障碍、行动障碍，到后来出现人格障碍、行动障碍、精神障碍等，有时要积极与专业人员沟通，借助外界力量。

家庭介护有困难时，切勿一个人硬撑，切勿感情判断，切勿感情冲动。

六、医学检查

对于老人听力、视力、视野、认知功能等观察，当怀疑其有问题时，要及时就医。除五官、口腔科以外，有时需要去神经精神科就医，进行PET、SPECT、MRI检查，分别观察脑内糖代谢、脑内血流和脑萎缩等形态变化。

有了医学根据和医学知识，在介护过程中会理性和轻松得多。

第六节 如何提高高龄者交流能力

一、口腔与构音功能障碍的对应

改变说话方式，注意环境和气氛，兼顾老人的情绪，采用稍缓慢、低音调的发声方式，与老人面对面，目光对视，视线相平，不急不躁。

很多老人存在口腔构造和功能上的问题，如缺齿、装有义齿、口腔干燥或有面瘫、假性球麻痹、吞咽及构音障碍，或者同时有肺脏以及胸廓功能差、语音低微等病状，交流时要充分考虑到这些。

交流时最好让老人戴好义齿，喝口水，调整一下体位和呼吸后再进行交流。当然是否饮水也要考虑身体疾病状况，心力衰竭、肾衰竭有饮水限制时除外。

应当提倡的是，康复训练中的口腔运动以及语言功能训练对改变口腔功能、语言功能是有效的。

二、安装助听器或笔谈

听力下降引起交流障碍时，优先考虑安装助听器并定期调试。属于外耳道耳垢堵塞时，应提醒老人去耳鼻喉科就诊。重度耳聋时考虑采用笔谈方式。

三、视觉功能障碍者的对应

视觉、视力障碍时最好去眼科就诊，选择合适的眼镜等。

四、改善交流环境

环境、气氛、心理状态、身体状态等也影响与老人交流的质量。室温是否合适、环境是否安静和私密、交流气氛如何、座椅是否舒适、谈话的角度、交谈的内容、时间是否充裕等，要优先注意。

对于谈话者之间的地域文化差异、方言等语言差异、背景文化差异和年龄代沟也毫无疑问地影响交流。对于老人的个人史、人生经历、生活习惯、交流习惯特征等也要考虑到。

五、如何与高龄者交流

首先，前期收集资料，包括病史、生活史、经历、习惯等。

助听器、眼镜、义齿、交流用的纸笔、图和实物等事先准备好。

谈话时要端庄，面对面，视线相平，气氛宽松，以倾听者的姿态，不能居高临下、气势压人。

可以借助笔谈、示意、物品，以身体语言、表情动作等表达形式，确认关键语句，准确理解深意。理解，共鸣，互动，接近，有时以握手、抚肩等身体的接触能更快缩短彼此间的距离，获得其信赖和让其安心。

六、如何维护老人自尊心

当老人行为上发生失常或失态，如生活动作（摔掉杯子、吃饭时撒漏汤汁等）、尿便失禁和排泄失败时，绝对不能以高压的态度进行斥责和蔑视。尽可能接受和以平和心态去对应，维护老人的自尊心是介护工作的基本素质。

细心观察老人，特别是有排泄欲求或排泄有痛苦时，往往老人在表情和行为有所表现。每个人的情况都不一样，细心观察就会发现规律。

高龄老人对于自身生活能力的衰老很容易失去自信，产生自卑，而有时因自卑又会表现出超常的自尊，容易受伤以及甚至为了保护而自我任性甚至发脾气；对于陌生人或在陌生环境下，有时还会为了保护自己而强辩、说谎，甚至行为上表现出攻击性。这些是部分老人心理的正常变化和常见反应。

大多数情况下，老人的这些心理和行为上的“超常反应”，首先应该从医学和生物学的角度去理解，在包容的基础上采取对应，而不应动辄用伦理道德的观点来评判，更不能野蛮地用法律角度来理解和解决。

七、如何与有认知障碍的老人交流

有认知障碍的老人，更是要从疾病的角度来理解，像感冒要发热、肺炎要咳嗽一样，要正确的理解认知障碍老人的异常症状。

“老年痴呆”一词，随着医学认识的加深和社会文明的进步，在很多国家实行立法，已经废除“老年痴呆”一词，改称为认知障碍症。

老年认知障碍发病时，有时会出现攻击性言语行动，有的会出现物品被盗妄想，这时不要立即去反驳和辩解，待老人安静后和他说“我和你一起找”等来对应。这是一种大脑的病态反应，不是反驳和辩解能说清的。要知道，老人由于疾病原因，是非常认真地认为他是对的。争辩只会使情况更糟。

八、Validation（妥当确认疗法）的 14 个对应技巧

Validation 是美国精神科医师 Naomi Feil（1932—）女士提倡的针对认知障碍老人的著名的 14 种对应法则。

Validation 的原意是确认、强化认可的意思，Naomi Feil 提倡针对认知老人要“认可其经验和感情，共鸣，鼓励”（参见“Validation 对应的举例”）。

九、Validation 的 4 个阶段

Naomi Feil 将认知障碍老人的特征分为 4 个阶段。

1. 认知障碍（出现认知混乱）　自己也有察觉，有时对人生有失望感，对他人表现出不安和发怒。

2. 时间、季节的混乱　不知道现在的时间和季节。

3. 重复动作　不断重复相同动作。

4. 植物状态　几乎没有动作，也不说话，一直闭着眼。

十、Validation 的认知障碍的 14 个对应法则

- Centering（精神统一、集中）;
- 根据事实说话;

- 反复重复老人的语言；
- 使用极端的语言（让其联想到最好或最坏的状态）；
- 往想象相反方向想；
- 回忆过去（reminiscing）；
- 真诚的眼神交流（eye contact）；
- 使用暧昧的表现（语言、态度）；
- 使用清晰、低调、柔和的语言；
- 与对方在动作和感情上互动（mirroring）；
- 没有实现的人间欲求和行动，使其结合；
- 利用其喜欢的感觉；
- 身体接触（抚摸等）；
- 使用音乐。

十一、Validation 对应的举例

比如有的老人说“晚上有人钻到我房间里来了”的时候，用老人的语言重复回应说“有人钻到房间了”。

如果老人喜欢视觉性的表现，就问“那个人穿了什么颜色的衣服?”。

“太可怕了！您一生中最可怕的是什么?”用极端的语言让其联想。这样可以让老人倾诉心中的不安、失望和痛苦。

苦闷憋在心里，有时会作为问题行为体现出来，如果有人对他有理解，这些问题行为会消失。

对于认知障碍老人，最基本的是接受他各种认知障碍的症候，如喊叫、徘徊等，基本上是认为这些行为对于其本人是有价值的、有意义的，予以接纳。

接受并尽可能共同感受绝非易事。老人有即使是看起来“不合理”的事发生，也不能对其否定。如有一位老人，总是说去看自己的妈妈去，那么好，我们一起去吧，走一会儿，去趟卫生间，他（她）一会儿就安静下来了。这时你如果告诉她，你妈妈已经不在人世了，这样只会加重她的不安，加重病情，这毫无意义。

认知障碍的老人有着一个独特的主观世界，对此不要否定，本着一份尊重的心对其进行介护很重要。

蹲下来或者坐下来，与认知障碍的老人两目对视，建立信赖关系。

重复老人说过的话，认知障碍的老人如果听到对方重复自己说过的话，会感到安心。有时，要与老人声音的大小以及音调相同。

如果老人说，“这饭太难吃了”，可以问“这是吃过的最难吃的饭吗?”不否定，不辩解，发散其情绪很有必要。

轻轻抚摸老人的肩和后背，会让其安静。

第七节 家庭介护的物质、环境及精神准备

为什么要居家介护？有很多原因。

接受家庭介护有多种原因，有制度上的、经济上的原因，有观念文化、家庭结构上的原因。千差万别，因人而异。

我国尚未建立起全民参保的养老介护保险制度，养老支付的主体是个人；目前需要养老服务的老人多属于未富先老的一代，无论是“9082”还是“9073”，能住进养老机构养老的老人只能占总人口的5%（不超过），主要的介护人群还是社区和家庭。

急速的社会人口老龄化，加上我国特有的“421”的家庭结构、空巢、独居，老老介护是中国未来养老的现实。除此以外，别无选择，居家介护就成了当今主要的养老形式。

第八节 居家介护的心理准备

近几十年，中国的社会及家庭结构发生了翻天覆地的变化，迅速出现了社会人口老龄化，诞生出空前规模的老龄群体，给中国养老事业提出了严峻的挑战。对此，对于刚刚开始发展的中国经济和处于改革途中的中国社会来讲，对于社会福利制度（医疗、养老金、养老介护等社会保障体系）、对于我们的家庭体制（经济赡养关系、生活扶持和养老送终等的介护体制）都可谓是措手不及。

养老不同于养儿育女，子女的养育是一个逐渐成长的过程，小孩子的身心功能是一天一天成长起来的，抚养小孩子的负担是一个在心理和体力上逐渐减轻的过程，对未来的变化是可以预知和预期的，其过程也是有朝气和蓬

勃向上的，也有对未来的憧憬及希望，这里的“辛苦”是有尽头的。

养老则不同，养老是人逐渐走向生命的终点，是一个衰老、伴随疾病发生，体力、精力、智力走下坡路的过程，老人的身体功能逐渐下降，赡养和服侍老人的负担逐渐加重且漫长。有时，又有人际关系上纠葛和社会地位上的原因，使养老过程与成长过程非常不同，养老会比养儿育女复杂得多。

养老其实不是一个人、一个家庭的事，更是全社会的事。

家庭小型化以及老人空巢化是多数国家面临的养老难题。养老是实实在在的需要全社会的理解、共识、协助，需要财政、法律制度、教育体制的完善，需要人力、物力、财力的支持等大的综合服务系统。物质上和精神上的准备缺一不可。

社会化养老、制度化养老是社会发展的必然。精神论和文化论解决不了养老的大部分问题。

1. 对高龄者的身体、精神、心理的理解　年龄导致的身体及精神变化在表现和程度上因人而异。

高龄者的身体功能变化和行动特征

	功能变化	行动特征
身体功能	关节，骨骼的萎缩、僵直、弯曲 （骨盐浓度及内分泌功能低下） 身高降低 四肢可动幅度减小 骨骼疏松 牙齿变弱，缺齿 肌力下降 关节屈曲，力量下降 握力、下肢肌力下降 持久力下降 咀嚼力下降 运动神经能力下降 敏捷性下降 速度和肌力等运动调整调节能力下降 皮肤硬化、干燥、菲薄化	高的、狭窄的、侧方的、后方等手够不到了 视野变窄，视点变低 障碍物回避能力下降 力点、支点变低 手的握、抓、捏等能力下降 上肢的提、拿等能力下降 行走时膝关节和足部抬不起来，蹭步 步幅变窄，步行速度减慢 易摔倒，易骨折 蹲、坐、立能力下降 食量减少，吃不下，消化不了 易疲劳，虚弱 对温度和疼痛变得迟钝 皮肤干燥、皱褶，皮肤变薄，易瘙痒

续 表

	功能变化	行动特征
生理功能	中枢神经的年龄变化 觉醒时间变长 短期记忆力低下 脑、脊髓功能个人变化差异较大 自主神经的年龄变化 肾脏功能显著低下 消化功能的年龄变化 咽反射能力下降 唾液分泌下降 代谢功能下降 心肺功能的年龄变化 肺活量减少 内分泌系统功能下降 甲状腺功能下降 性腺激素分泌减少 黑色素分泌异常	夜间易醒，入眠困难 健忘（思考力、判断力、长期记忆维持） 语言理解力、语义力个人差异大 误咽，便秘，排尿困难，频尿，失禁 食欲不振，营养障碍 食物中毒，药物副作用容易发生 容易引起血氧不足 高血压 直立性低血压 呼吸性疾患（支气管炎、哮喘等） 女性易患骨质疏松症 皮肤出现老年斑，睡眠障碍
感觉功能	平衡感觉低下 视力视觉技能 听力下降 嗅觉能力下降 味觉能力下降 触觉能力下降 温感能力下降	容易摔倒，姿势保持能力下降 花眼、重影、晃眼（老花眼、白内障） 信号灯识别困难（蓝、黄系统区分困难） 高音域听觉能力下降（孤立感、情绪不稳定） 味觉下降，对食物变得不关心 对臭味、异味变得不在意（煤气泄漏，污染物放置） 对热、痛觉迟钝（易受伤，耽误治疗和处置）
精神功能	中枢神经的年龄变化 短期记忆力下降 脑、脊髓功能个人差异较大 思考力、判断力的成熟 情绪不稳定 感情失禁 易怒、欲求不满、紧张、不安 特别是女性容易患抑郁症 环境适应能力下降 痴呆、行动障碍	夜间易醒，入眠困难 健忘（思考力、判断力、长期记忆成熟） 语言理解力、语义力个人差异大 怀古倾向，不喜欢变化 行动范围缩小 依赖性、孤独感增加 对社会失去关心 兴趣集中在身边事物 对自然和生物关心增加 痴呆症状：夸张、妄想、假话、抑郁等 行动障碍：徘徊、大声、粗暴行为等

症状轻的如口味比以前变重了，喜欢更咸的、酸的等；说话磨叨、重复，依赖性增强，变得“老小孩”等。症状重的可引起自身人格破坏，危及自身和他人的生命及财产安全，导致家庭破坏等后果。

2. 对高龄者介护的耐心和爱护　生与老是个很自然的过程。每个人都会老去，理解这个过程，理解这个过程中的变化和需求，对实施家庭介护很重要。

这里的理解包括生物学、医学和社会学的理解。

特别是从医学角度的理解老人，用科学的思维和技术对待老龄化以及家庭、社会的共同对待，参与是时代进步的需要。

从家庭来看，一个“健康”的人，突然因病、因伤日常生活能力（ADL）下降，被迫回到家庭，家族中突然出现一个需要全面生活照顾的人，这使整个家庭构造发生变化，家庭成员中各自的作用发生翻天覆地的变化。

接受介护的人，在家庭中的作用发挥得越大，当其病残时对家庭的影响越大。谁成为主介护者，其他成员如何发挥作用，经济、能力、作用、时间和协助意识等都会影响其结果。主介护者以及主要决策人员（key person）的决定是关键。

每个家庭都有一部家庭史，婚姻的结合、成员的成长、亲情、伤害、龃龉、和解、恢复等，每个家庭都有着千丝万缕的不为人知的历史。

配偶、子女对待受介护者的态度也是千差万别。有的是无微不至，甚至过于保护；有的是淡漠，漠不关心；有的甚至是愤恨等。

这时，他人尤其是局外人，用道德、用诉情等方式告诉他应当如何理解、如何协助等，其实没有多大意义。

此时对接受介护的人讲解病情，让他理解治疗，如何掌握介护技术，往往也是事倍功半，效果不大。

家属的态度取决于对病患本人的迄今为止的人生方式产生的感情等要素。对应方式和方法因家庭而异，有的是报恩、感谢和奉献，有的是放弃、复仇和敌意。家庭内部成员间的对应形式的形成往往是几十年，不是他人简单粗暴地就可以说服和改变的。有性格、人生观、教养、事件等很多因素关联其中。

在医院里，医生的权威在入院治疗期间内发挥作用，医生可以控制治疗构造，但是，疗养在家，进行居家医疗期间医生的权威会基本失去作用。医生或他人如果强行要求家人做到什么时，有时会适得其反。

此时，需要的是时间。家庭介护需要耐心，也需要智慧。

家庭内部对现状的理解，家庭成员各自的地位和作用需要不断地再认知和再调整，这里包括心理上、精神上、物质上、行为上的调整。

3. 介护过程的“几个不”（不勉强，不辩争，不替代，不气馁，不情绪化）

不勉强，包括介护者和被介护者双方。

处于被介护的老人，心智能力低下，身体与精神能力下降，身体动作如如厕、洗浴发生困难，甚至床上翻身都有困难；老年认知能力下降，出现判断、理解能力下降，尤其是与新生事物脱节。

对于老人在身体及精神等能力方面，都不能强求。

不辩争，家庭不是说理的地方。

两代人有着不同的经历和经验，有着不同的思维方式和价值观，有着不同的生活习惯和习性。有时就是在细节上，如穿衣、饮食、开窗、购物习惯等一些小事上，往往也是各持己见，互不相让。

中国式传统观念中，“尊孝敬从”等观念，如果夹杂在事物判断上，问题就不是问题本身了。事物本身不一定有多重要，夹杂着情绪化的抵触才是症结。

当观念及认识有分歧、不能统一时，包容和不辩争，放置一下是最明智的。

还会发生以下类似情况：

刚刚吃完饭，老人会问，“什么时候吃饭呀?”“我还没有吃呀!”“我的钱包不见了，被偷了”“我要回家!”等。这时的对应往往不应是指责、解释和辩解，更不是以理据争。这时，可以拿出一点小点心，让老人吃一点；平时准备一个类似的钱包，告诉他找到了；领到外面走一走，告诉他谁谁回来接他，今天晚了就住在这里吧等。

人衰老的一个特征是对时间、场所、人物、情景、新旧记忆产生混同，甚至是夹杂无关的幻觉和妄想在里边，多数情况是正常反应，守护即可。

只有在打人毁物、狂躁不眠等重症时才考虑药物治疗。

老人的介护有时是一个漫长的过程。每个家庭、每个人的情况都不同。建议加强与发生类似情况的家庭进行交流以及家庭成员之间进行交流，同一老人的介护者之间进行交流，达到情报共有，共同参与是家庭介护健康持续的关键。

不替代，主要是指不要介护过度。

生活的主体是老人，生活方式、生活内容等应尽可能遵从本人基本愿望。

介护不是代替，不是越俎代庖，包括以下内容要特别注意：

（1）无微不至的关怀，尤其是大包大揽是错误的：能下地行走的，却在床边侍候；因为怕老人摔到，于是提前坐上轮椅等。取代了老人的身体活动，等于剥夺了老人使用和维持肢体能力的机会，这只能加速衰老。

这不是孝。我们应提倡理性和科学介护。

（2）介护不能喧宾夺主，不能剥夺老人的生活方式和习惯。

饮食、起居、日常活动等尽可能尊重老人的意愿，将生活主动权归还老人，不应该让老人按照子女意愿和生活节奏生活。

家长式、权威式的长女和动嘴不动手、要求多、贡献少、性格暴躁的小女儿等，在医院和家庭里都很常见。

（3）介护要根据老人的身体能力，按介护阶段因时制宜。

从环境生活（如购物、陪护外出等）的辅助，到居家生活的帮助（卫生清扫、洗涮以及四季衣物的更换与整理等），到身体介护（如洗澡、如厕、饮食介护等）。应尽最大程度发挥本人的意愿和能力，尽最大可能地维持和延长其本人的身体能力。所有事情，尽可能最大程度地发挥本人的能力，以本人活动为主体。

不气馁，是指坚持不懈。

养老介护不同于养儿育女，时间长，身体状况每况愈下，再加上家族间过去的感情和记忆的掺杂，往往使介护看不到尽头和希望。

介护负担逐渐加重，介护者在经济和体力上渐渐吃力，难以支撑。气馁、妥协、逃避、怨言等出现其实很正常，这对于两代人关系曾经不佳的家庭中很普遍，剪不断，理还乱。

漫长无期的介护，特别是有认知障碍症老人的家庭，会使整个家庭疲惫不堪，甚至有崩溃之感。除了心理上的坚持外，重要的是科学理解和采取科学的介护方法。

介护要有家庭分担，家庭成员的介护可以有主次和协同，不能都推给一个人。

每个人都会老去，子女是看着父母的背影长大的。介护者最终也会成为被介护者，想象自己介护的人就是明天的自己，这样会容易理解一些。

粗暴对待和虐待老人，将来是一定会感到悔恨和遗憾的。

道德伦理上的说教，帮助意义不大。

不情绪化，对家人的介护可以说是亦难亦易。

“易”是因为相互熟知，知道其所想所爱，照顾起来容易。“难”又是因为距离太近，感情上有过去的纠葛，甚至是爱恨交织。每个家庭都有一本账，都有一部家族史，对介护采取的态度都是过去的延长。

障碍和衰老引起老人的生活能力低下，导致老人对事物处理判断能力低下，加上两代人之间的过去的复杂情感叠加在一起，使介护就不是纯介护的事情了。

要知道，家庭内的介护既没有金钱上的报酬，也很少有情感上的成就感，心灵上也往往得不到回报，还经常是看不到终结。

认知能力或行为上有问题的老人，经常看到的是其每天重复问同一个问题；行为上有秽癖（如不修边幅，不洗澡，抓吃食物甚至是抓涂粪便等）；有的老人反复徘徊，经常外出走失；还有些老人患有老年性精神障碍，不分亲疏，谩骂他人，打人毁物等。

面对这些，家人的心情会很复杂。往往不愿意让他人知道，既找不到合适的人帮忙，又无处诉说。体力、精力、心理、经济压力很大，往往感到精疲力竭。

因此，在介护过程中经常出现有情绪烦躁、发怒，甚至发生暴力和虐待老人。

此时就需要有理智，要有克制，需要对各种“异常”要作为一个病症来理解，要有全家的参与，要有医疗和专业介护者的介入，要有同类家庭间的交流和沟通。作为一个病症来理解，就容易控制情绪，这时是考验介护者理智和智慧的时候。

不情绪化，不冲动，不抱怨，不暴言暴行。

你介护和帮助的人很可能就是明天的自己。

你介护的老人就是一面镜子，你哭他也哭，你笑他也笑。

以上的“几个不”，是所有参与介护人员的大原则。

4. 家庭内的协助、协调、协力　从整个人类来讲也好，从一个小家庭来讲也好，生命是延续的，也没有一个人是能够独立生存的；人们按顺序在这个世界出生，最后离开这个世界，这是人类的宿命和必然。活着的人为长辈或家人送终也是人生重要的责任之一。

每个人都是承前启后的桥梁。

日本有一句话——“子女是看着父母的后背长大的”。即使是需要自己介护的父辈，已经衰老地瘫痪在床，或已经糊涂到不认识你是谁，你也应该带上你自己的子女来探望他们。生老病死是一个自然过程，这也是你教育子女什么是生命的重要机会。这是生命的最终形式，没有人例外。

什么是生命？什么是家族？什么是生命延续中的自己？早些理解这个过程，早些理解自己在这个过程中的作用，对孩子的将来会有很多好处。一个对自己父母不尽心尽力的人，自然也不会得到自己子女的尽心尽力。孩子在父母对待长辈的态度中感受和理解世代间生命的纽带，感受和理解自己承前启后的责任。

家庭中有人需要介护，自然会涉及家庭内的介护分担。身体护理（饮食、排泄、更衣、沐浴、服药、注射、疾病护理等）、家事介护（药品管理、洗涤、扫除、购物、炊事等）、外出就医、社交、文娱、健康促进活动等介护内容分解后，相互理解和明确各自的分担。

一个家庭的介护工作不能只推给某一个人，家庭的意义就在于责任与义务共有，患难与共，同甘共苦。成员间的协助、协力是家庭介护工作能持续的首要条件。

再次在这里提醒，那就是家庭介护的主角是被介护者本人。对于介护者而言，家庭介护者不能越俎代庖、武断粗暴地将自己的意志强加于老人，也不能有口头或是态度上的软暴力。同时，对于被介护者的老人而言，也不应依仗子女的孝心，就一味地被动甚至是甘于被侍候，放弃努力。有时，介护者的子女越努力，反而被介护的老人却放弃了努力。

在老人的日常生活中，作为子女的介护者只是配角，营造一种主角努力的氛围也同样重要。自己能做的事坚持自己做，家人只是帮助协助，不是代办包办，介护不应该做过头。

介护家庭中目光也容易集中在被介护的老人身上，而家庭介护的主要介护者很容易被忽略。其实主要介护者的压力和负担、精神和肉体上的疲劳蓄积最大，远远超过被介护者本人。长期慢性的疲劳（劳心、劳神、劳力）侵蚀着主要介护者的身心，要想长期持续下去，规律性的休整（离开介护环境、完全休息）十分重要。

家庭介护也并不是什么事都要家人做。可以考虑请专业人员帮忙，充分利用地区行政的制度，充分利用周边可用的资源（日间照顾中心等）。

在介护过程中，家族有着其他无法取代的作用。如对于介护者精神上的支持和温暖等，随着认知障碍的加重，有的老人也许连子女也变得不认识了，作为子女一定要调整心态，接受现实，淡然处之，完全不必为之苦恼，感到见不得人。

“老小孩”是一句概括性很强的话，这种情况已经很常见，不足为怪。

5. 家庭间的爱与憎　一个家庭，几十年生活在一起，生活过程中发生了很多很多事，也有数不清的纠结。家庭成员间的感情往往也很复杂。

有爱，也有憎；有理解，也有误解。

家人不是外人，也正因为不是外人，这里才发生感情的交融和冲突。母女间、父子间发生了冲突，也不是谁家独有的，存在是很正常的。家人间发生的喜怒悲欢也只有在家人还在时才能感到。应当记住，你面对的已经不是过去那个有权威的老人，已经是一个像父母照顾你一样的现在需要你照顾的“老小孩”。

爱，要报答；憎，要原谅与和解。通过介护来进行身心投入，这是达成的最后机会。怀着体谅、原谅、报答的心态，你做得越多就超度的越多，你就会得到更多心灵上的祥和。

6. 介护需要多少年?

有人将介护比作爬山。山有高低，有大小，爬山需要用多长时间？爬山需要多少气力？这些都因人而异。可用肯定的是，越是年轻路程也越长，身体功能也会越来越差，介护负担也会越重，就像爬山爬到最后，空气也会稀薄，体力也会越来越下降，会越来越吃力。

理想的结果是健康寿命要长，而介护时间要短。但经常是事与愿违。即使是瘫痪在床以后，再生存四五年也很普遍。介护时间长的有时甚至是二三十年。

一般来讲，介护初期家族的介护负担并不重。真正困难的时期多在后期。

困难主要有两个因素：①认知障碍的加重；②身体障碍的加重。

当认知障碍加重出现行为障碍、情感障碍时，家里就离不开人，需要一盯一，尤其是非某人不可的时候就更难。

身体障碍加重时，更衣、排泄、饮食等日常离不开人，当患病的时候更是这样。因此，介护者长期得不到轮换和休息。

被介护者自身的能力也随着年龄的增加而逐渐低下，即使努力也看不到改善，天长日久，被介护者的尊严也渐渐地失去。对于介护者而言，自身的年龄也在增加，体力、精力会受到严重考验。这时，也只有靠爱心、耐心、细心和决心来支撑。

7. 预防卧床不起，提高健康寿命　理想的临终状态是人到最后还能吃、能动，到最后还头脑清醒。但是，大多数人都做不到。对于大多数人来说，卧床不起的阶段几乎是必经之路。

卧床不起的原因很多，多数是疾病（脑卒中、肿瘤、心肺疾病、进行性神经麻痹和肌肉麻痹、认知症、外伤等）和高龄衰老引起。

“用进废退”是生物界进化的准则，老年人的身体功能也是一样。两个方面的事情很重要，一是大脑的功能维持，另一个是肢体功能的维持。

通过音乐、计算、阅读、作业疗法等锻炼和维持大脑功能；通过体操、体能训练可以锻炼和维持肢体功能。适合老年人的各种疗法以简单、可持续性为主，持之以恒、坚持实施是原则。

身体功能的维持还是要通过生活方式的调整，增加自身身体活动性，促进社会参与。通过康复与运动，延缓卧床不起，提高健康寿命。

第九节　介护环境的整理

一、室内环境的整理

老年人，尤其是已经有行动不便、身体活动受限、活动范围变小、介护程度加大的老年人的床边环境整理，变得较为重要。

基本的生活功能，如睡眠、休养、饮食、暇余用品布局位置，要够得着、看得见、用着方便。电源、遥控器、书籍、收录音机、电视机、保取暖用具、饮水用具等要考虑到安全，无障碍。对于有认知障碍的老人，更要考虑周全。

基本原则：床周是老人最后的私密空间，老人有自我决定权。介护者注意维护其清洁、整洁、卫生、方便即可。

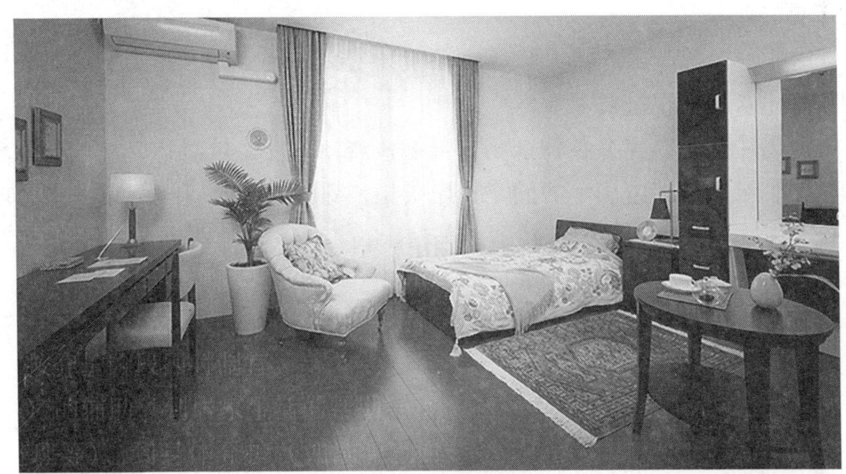

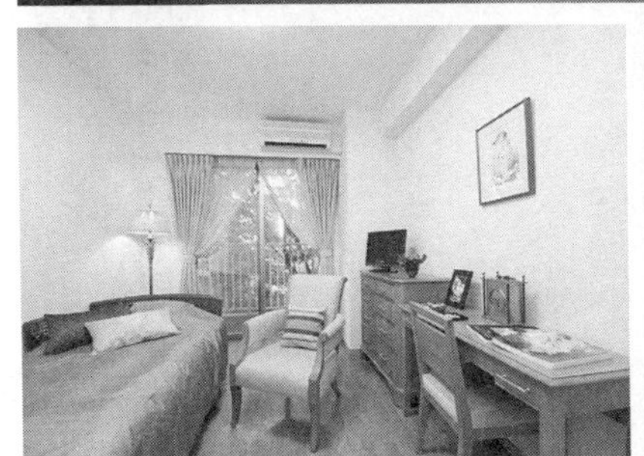

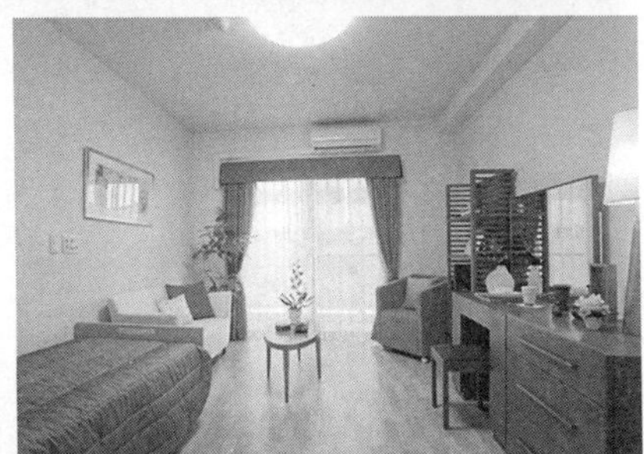

室内环境

二、房间及走廊

1. 睡床是第一个要考虑的要素　床的选择和使用要根据老人的身体特

征和条件。

床的高低影响老人的起坐动作，关系到膝关节痛及腰痛；如果是箱形落地形状，床边与地面垂直，老人从坐位站立时会加重膝关节、下肢肌肉及腰部负担，有时甚至无法完成起坐动作。

床的合理高度因人而异。一般高度是当老人床边坐位时膝关节的角度大于90°。如果有膝关节疼痛、下肢肌力较差、肢体运动障碍时还可以更大一些。床不仅是为了方便老人本人，也要考虑介护者的身体负担和操作方便。如果是电动床，尤其是有3个马达，有可以包括调整高度功能在内的床更好。

2. 床上用品的整理整顿　当生活的中心以床为主时，床上、床下、床周的卫生管理就很重要。

应当注意的内容有各种杂物，食物残渣，毛发，排泄物，枕巾、床单的污染、皱褶，周边扶手的固定，床头柜，呼叫器，收音机，录放机，电话机，电视遥控器，空调遥控器，电动床遥控器，饮水器具，排泄物品及器具，失禁时的防水垫子单子等。

床单、被罩、枕巾应及时清洗更换，根据季节及时更换被褥。

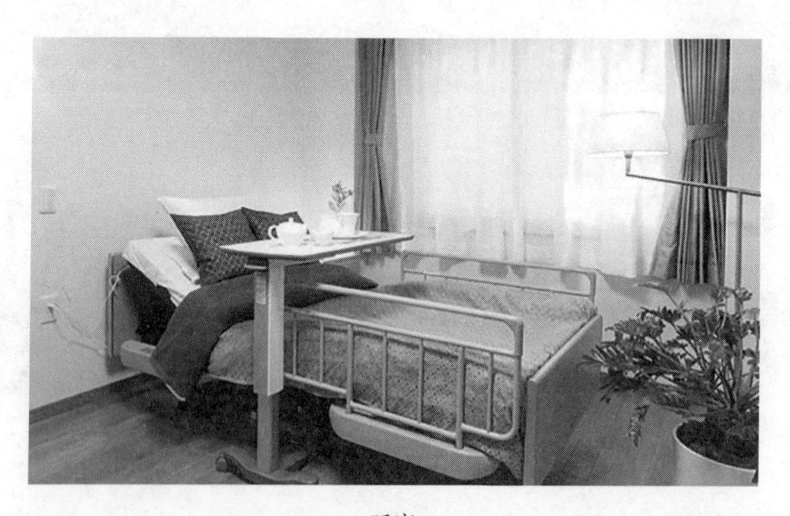

睡床

老人使用的枕头对于睡眠质量影响很大。选择合适的枕头，有时可以改善老人的后头痛、上肢麻木等症状。

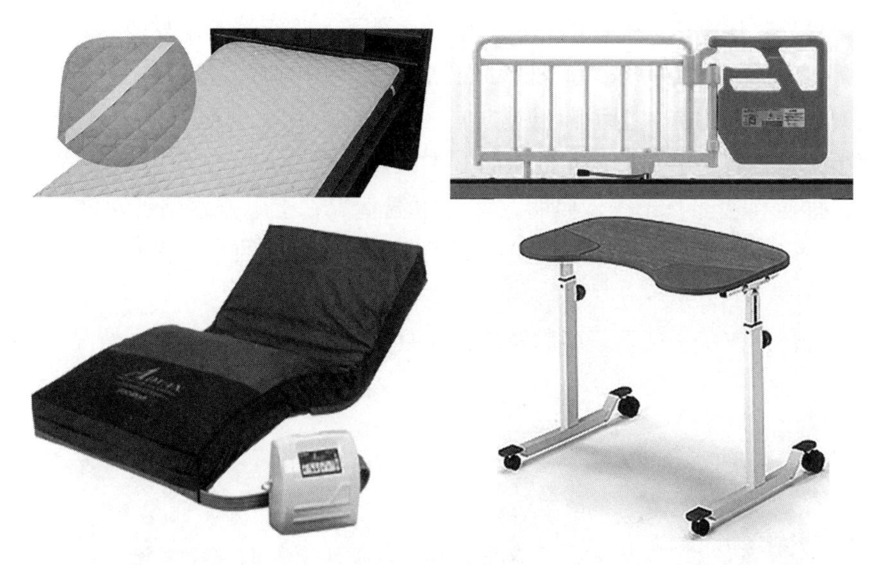

床上用品及用物

3. 床周用品的配置　首先，要重点考虑到老人的日常生活，配置暇余用品、配置饮水及排泄器具。

器具、器材的选择要考虑操作和使用方便，考虑到老人身体障碍状态，考虑到老人的需求，考虑到老人手足及大脑功能状态；使用的电与热

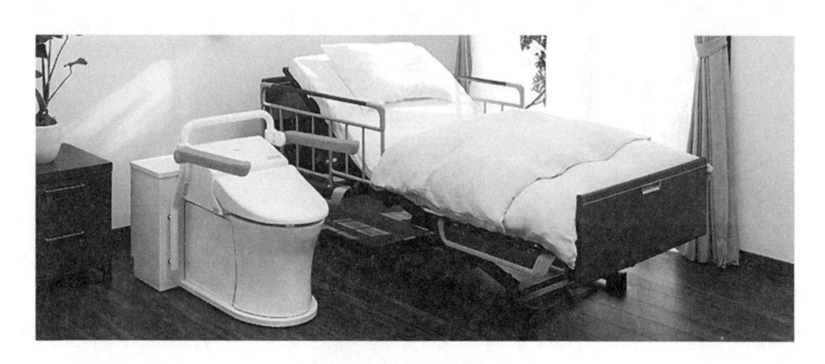

床周用品的配置

水器具要充分考虑安全；适当配置床头柜、呼叫（救）器、收音机、电话机、电视遥控器、空调遥控器、电动床遥控器、饮水器具、排泄物品及器具等，具体内容最好有康复专业人员指导。

另外，还有老人使用的轮椅、手杖、鞋子、步行器等康复辅具。

4. 洗脸间与浴室整理　洗脸间及浴室要考虑的内容有：进出门的开与关，包括门的构造、把手和开关方向，考虑到使用者的能力；室内空间的大小，是否有足够介护操作的空间；本人使用及介护操作使用动线是否合理；排换气功能，光线，照明，室温水温情况，上下排水情况，洗面台，洗面镜以及浴室（浴槽及墙壁）的污染状态，地面的水湿及地面污染情况等。

洗浴用座椅、便器设备以及抓扶器具，设施是否齐全，安全情况等。

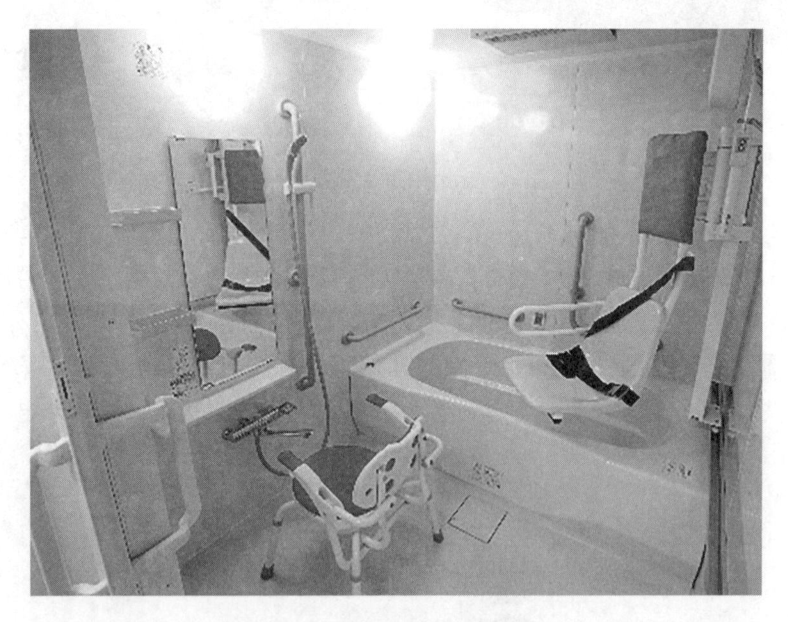

浴室设备

器具及设备要根据使用者的身体情况选定，如脑卒中（中风）偏瘫、脊髓损伤、关节疼痛、肌力下降、感觉障碍等，都会引起老人在排泄、洗浴、移动等日常生活动作方面面临困难，也会增加介护者的负担。

洗脸台是每天反复使用的地方，洗脸台的高低、是否符合身高与坐高、是否适合轮椅使用；配置的扶手、水温切换、配置的洗漱用具、各种器具的使用方法和污染情况等要考虑。

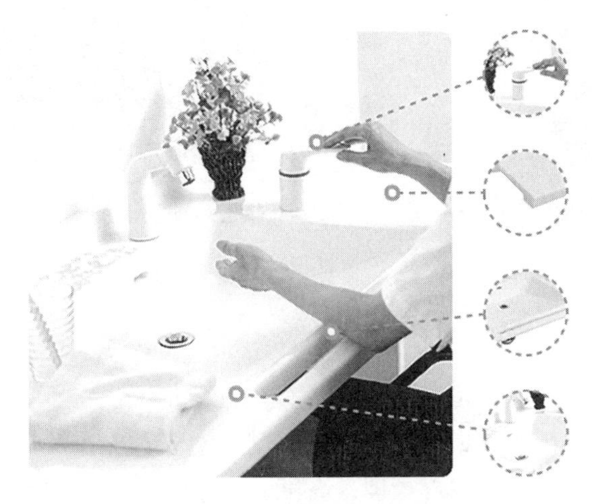

洗脸台

排泄和洗浴是家庭介护的重点和难点，而且排泄及洗浴这些动作是周而复始、年复一年，这是个长期过程，这里的设备和器具一定要配备齐全。

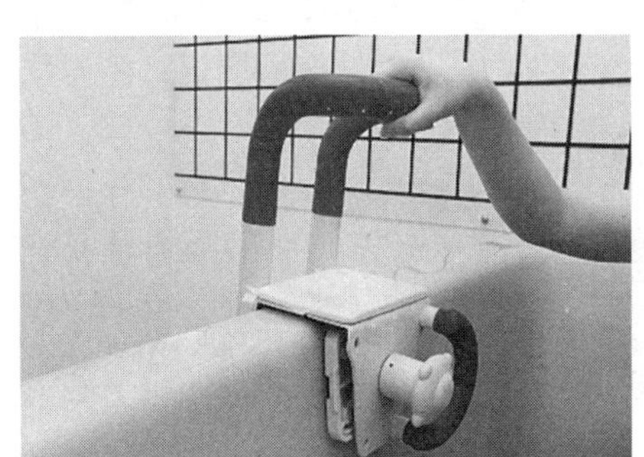
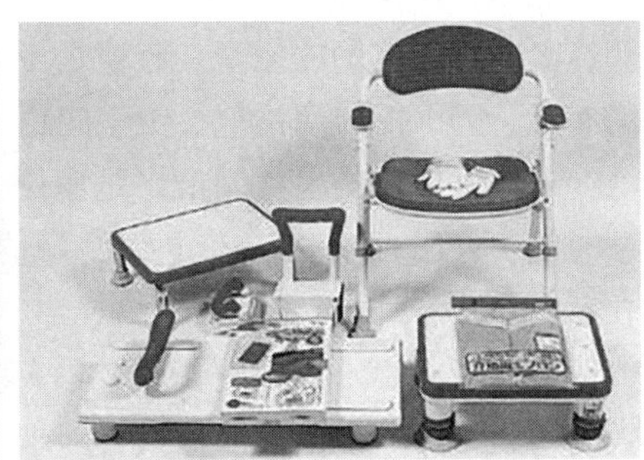

排泄及洗浴设备

浴室内地面水湿容易滑倒，可以在地面使用防滑垫，或者将一个浴巾铺在地面上，淋湿后防滑功能很好。

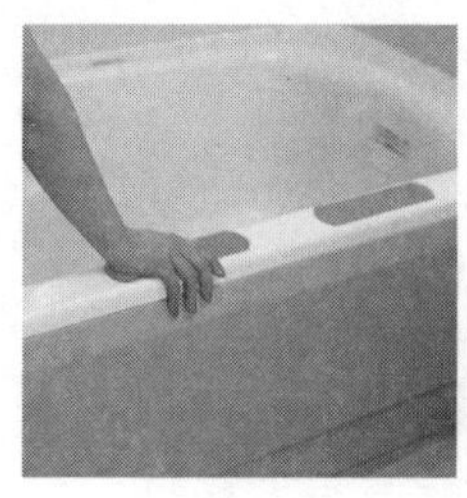
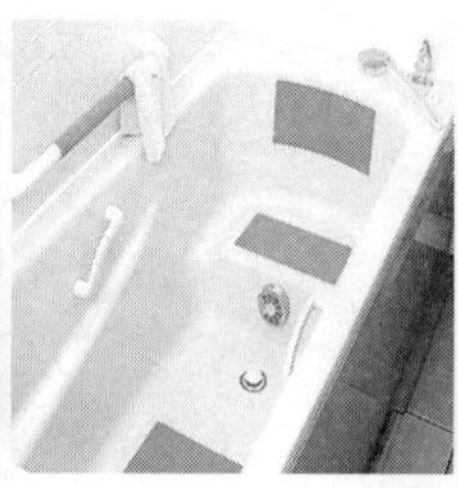
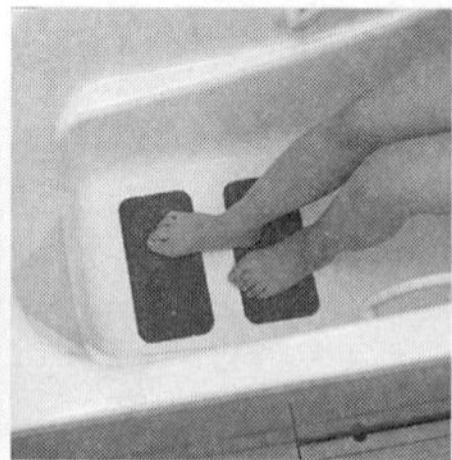
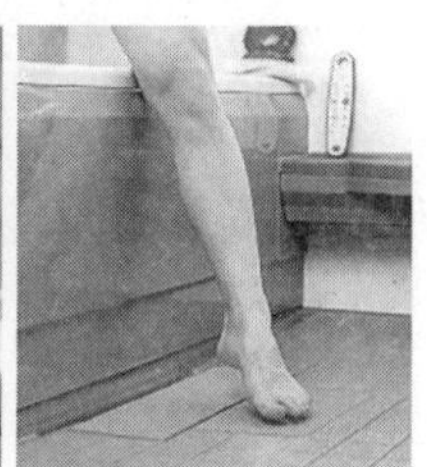

防滑垫

5. 卫生间的考虑　首先考虑卫生间的配置情况。

如扶手问题，考虑到卫生间内的移动、站立、支撑及抓握和倚靠等动作，器材的选择和安装位置合理，高度、水平和垂直等配置方向以及材质选择（木质、金属、合成材料等）要适宜。

行走和轮椅移动时地面无障碍。

地面保持干燥和防滑施工，选材时考虑卫生清理、抗污染和抗菌需求。

卫生间有一定周旋空间，便于使用轮椅和人员介护。

辅助设备的选配：要有卫生纸架、冲洗设备、洗手设施。

老年人夜间尿频的也很多，卫生间不能离其卧房太远。也有数据表明，老人夜间摔倒的概率在起夜去卫生间的途中发生最多。所以，障碍物的有无、脚下的照明情况、卫生间距离很重要。

老年人使用的卫生间最好是座便。由于体力差、老年便秘等，往往排便时间长，出现坐位不安定跌倒等情况。有时需要在座便上配置靠背和扶手。

最好是有温水冲洗设备。老年人多有便秘、痔疮等疾病，还有一些老人由于动作障碍，便后的擦拭有困难。

其他，如照明、换气、安全确认、紧急呼叫、清洁维持等也要考虑。

下图为日本卫生间的基本设计图以及公共卫生间、家庭卫生间的实际图。

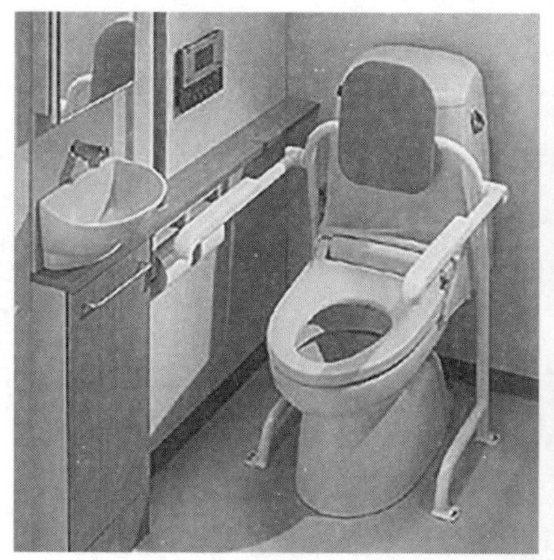
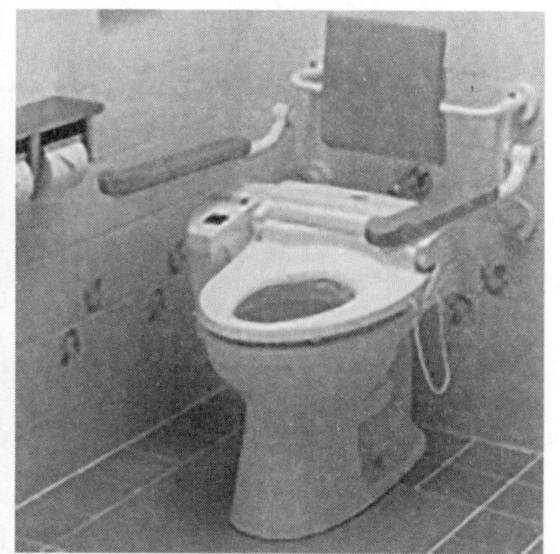

卫生间配置

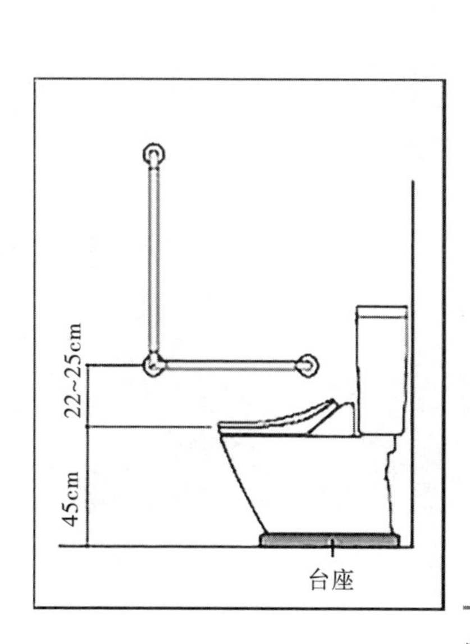

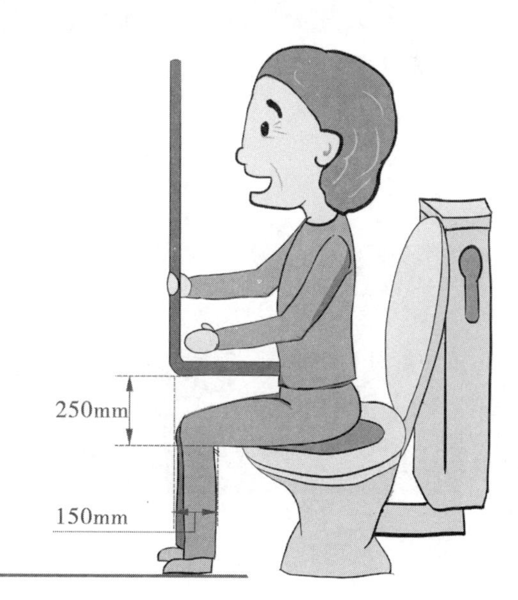

座便设计图

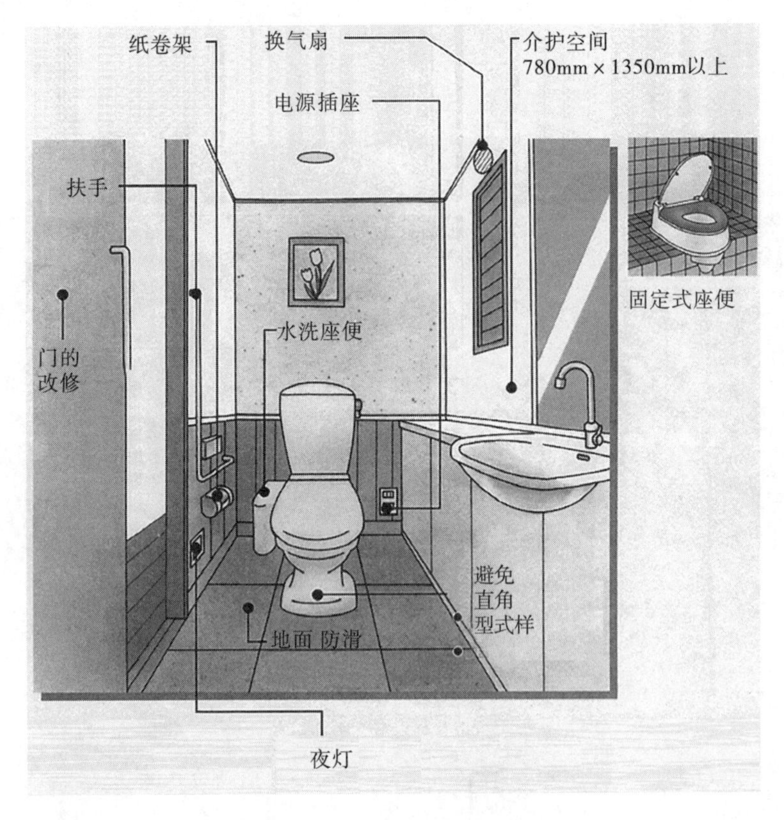

家庭卫生间基本设计图

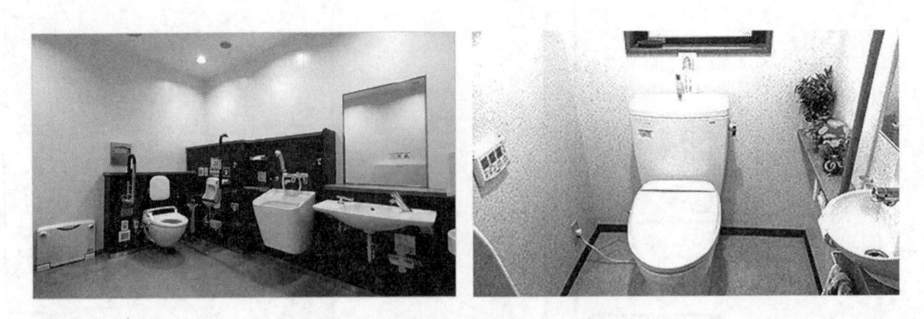

公共卫生间

6. 楼梯、电梯、坡道的无障碍化　室外空间，包括电梯、楼梯的无障碍配套要与居委会、物业管理会沟通。随着入住人口的老龄化，生活设施的配套、改建是提高老人生活质量的重要命题。

楼梯台阶的高度、台阶数、台鼻部分（台阶的角）是否有防滑加工等也要注意，老年人的肌力、平衡力、关节可动性、持久力等相对低下，楼梯处很容易摔倒。

扶手的设置是必需的，包括电梯内扶手。

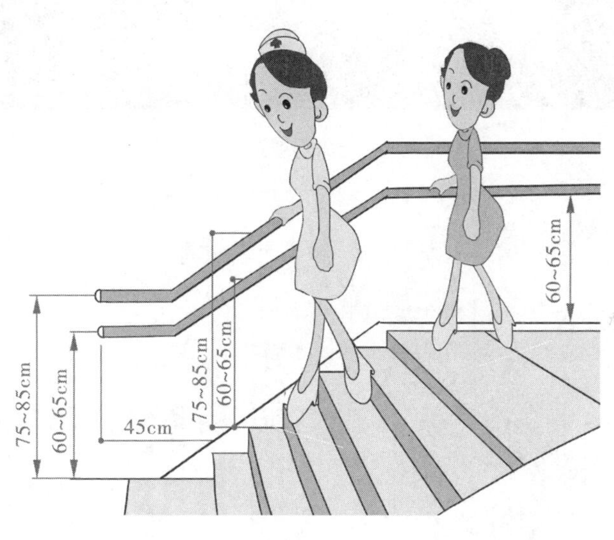

楼梯无障碍设计

7. 房间整理的方法

- 准备保洁物品（清扫、吸附和黏附工具、手套、围裙、口罩、抹布、垃圾袋、消毒液等）以及更替更换的物品，如床单、被套、枕巾等；
- 向老人说明情况，包括方法、目的、顺序、所需时间等；
- 进行房间整理。

最好是先将老人移动到其他房间，这样可以快捷整理，又可以减少其灰尘吸入，也减少老人的不快心理。

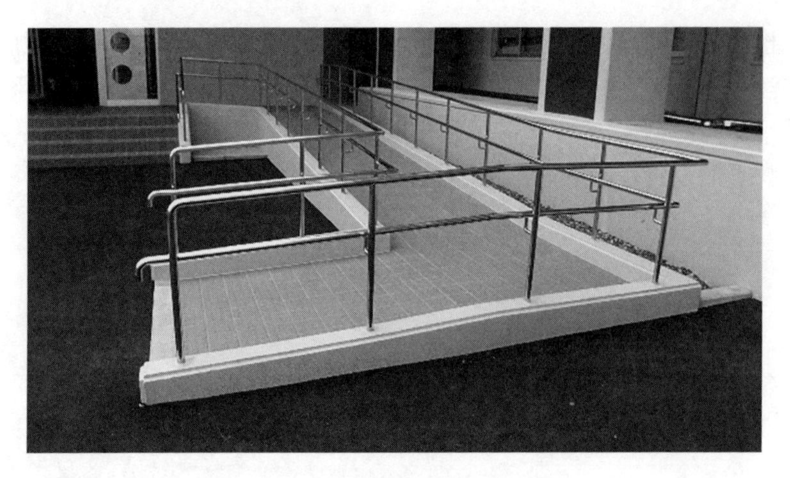

无障碍坡道

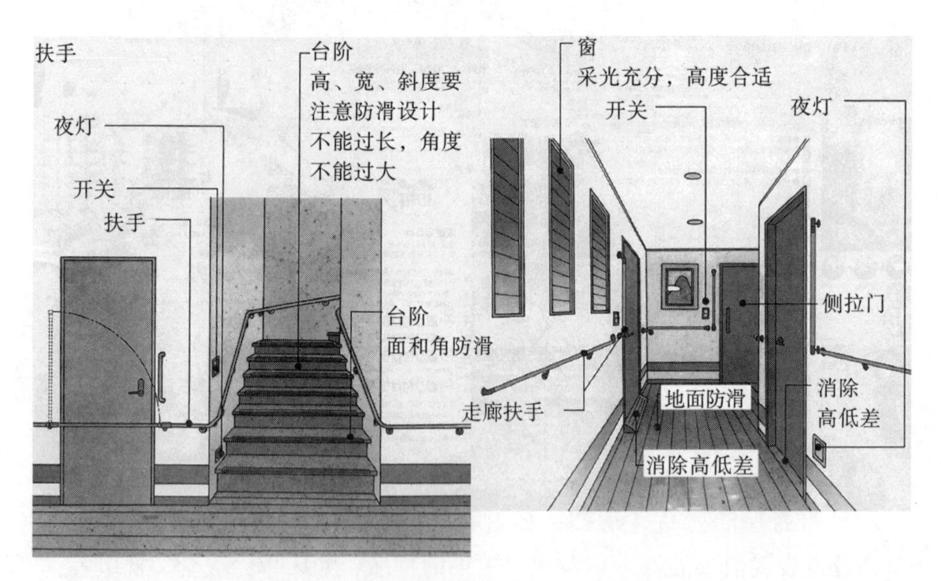

楼梯及走廊设计图

整理尽可能避开就餐时间。

如果老人不能离床，则按卧床状态下进行整理。

洗手后，将所需物品和所需更换物品准备好放在床边。

调整床的高低，将床上使用的小件物品集中存放好。

更换和整理床单时注意灰尘、污染物、床上的脱屑及毛发等飞散，可以用床单里面裹好，污染面朝内侧。

清理更换床垫、床单、防水护垫等，整理铺平床单，包裹好床角。

当老人不能离床时，让老人侧卧位，先整理其一侧，注意使用护栏防止其坠床，最好是两个人协助操作。

当老人离床采取坐位时，注意防止摔倒（尤其是偏瘫或坐位维持困难时）。

坐位时，坐面注意高低合适，过高容易摔倒，过低则起站困难。

当老人使用尿袋、胃瘘、吸氧等，有医疗管路携带时处理上要小心。

注意臭气处理，及时处理排泄分泌的秽物，注意空气流通和使用消臭剂。

房间里物品摆放：生活动线上注意不要摆放障碍物，如纸箱、衣物、报纸等。

电视、电脑、电话、医疗及介护设备的电源电线要尽量整理，不要发生绊倒、火灾等事故。

老人的步行多为重心前倾，两足掌前半部分着力，左右重心移动困难，步态为拖步（两足不离开地面，后称为擦步），稍有障碍很容易摔倒。

由于老人在站立和移动过程中，往往需要扶靠墙壁扶手或家具，所以摆放在房间的家具应该是稳定和结实的。

出门换鞋，门口最好放一个座椅，以便于换鞋和休息。

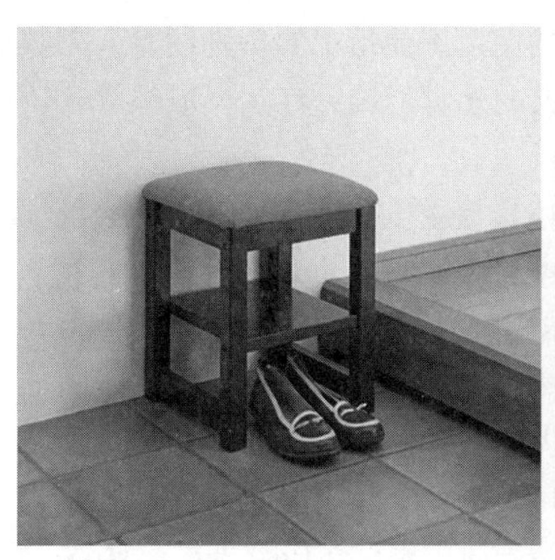
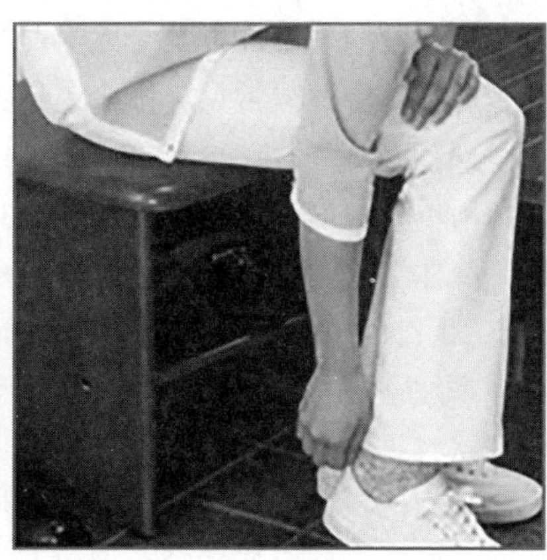

门口放置座椅

8. 老年人使用座椅的选择　老人使用的椅子更是要严格挑选，一定要有靠背（高度与角度要合理），一定要有扶肘（维持左右坐位的安定性，高度要合理，可以放松上肢和颈肩部），一定要稳定（靠背和扶肘处可以扶、靠、抓、撑等），坐面也要舒适和易于换气，坐面的深度、宽度、坡度和高度也很重要，尤其是高度（老人坐位时两足应能着地，这样不容易摔倒）。

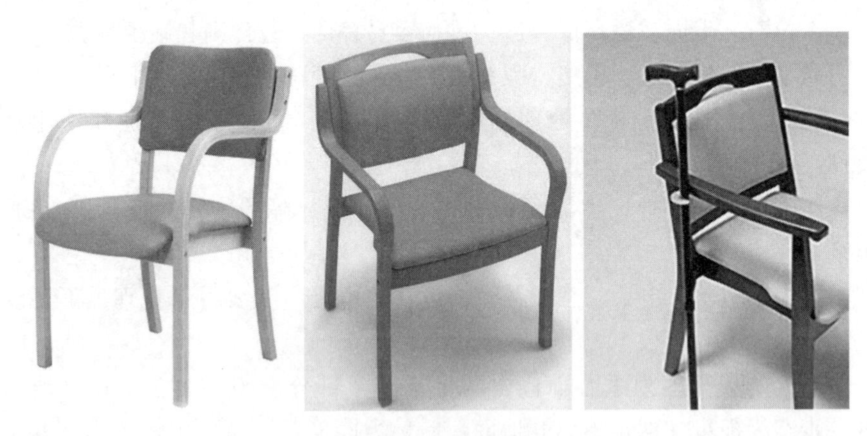

老年人使用的座椅类型

三、温度、湿度、照明、噪声管理

季节、室内外温度以及老人自身的温度感受情况要特别注意。尤其是夏天，脱水、中暑很常见。由于老年人的感觉迟钝、症状反应慢等，所以往往发现较晚。

梅雨季节室内温度、湿度较高，还容易滋生真菌，加上老年人抵抗力下降，身体上（皮肤、指甲等）也常会产生真菌感染。多发生在换气不良（股间、足趾间、头皮）和直接接触感染的部位。

冬季往往又发生室内干燥，这很容易引起呼吸系统疾病。老年人的肺炎和尿路感染是常见病，肺炎是老年人的主要死因之一。

出于生活习惯和经济考虑，加上感应性差，很多老人对使用空调有抵触。高温季节使用空调和除湿器以及冬季使用暖房和加湿器是必要的。

夏季一般室温应设在 22 ~ 24℃，冬季在 18 ~ 22℃。湿度是夏天为

50%～65%、冬季为45%～60%为宜。

室内和走廊的温差不能过大，洗浴和使用卫生间时也要注意温度调节。

人进入暮年，渐渐会视力低下，照明用具的亮度要比年轻时亮4～5倍；老年人的暗适应能力也在下降，从亮处进到暗处，适应时间要长很多；对于突然回头看到的，或者突然接近的物品的焦距调整也慢。

因此，老年人居住的空间使用的照明要充分保证光线亮度，照明灯数量要增加，瓦数要高。光线配置位置要注意使光线集中在老人的视线方向。

室内照明以及外来光线不能直照老人面部，夜间最好留有夜灯，房间窗户面向西时，注意防止西日过晒。

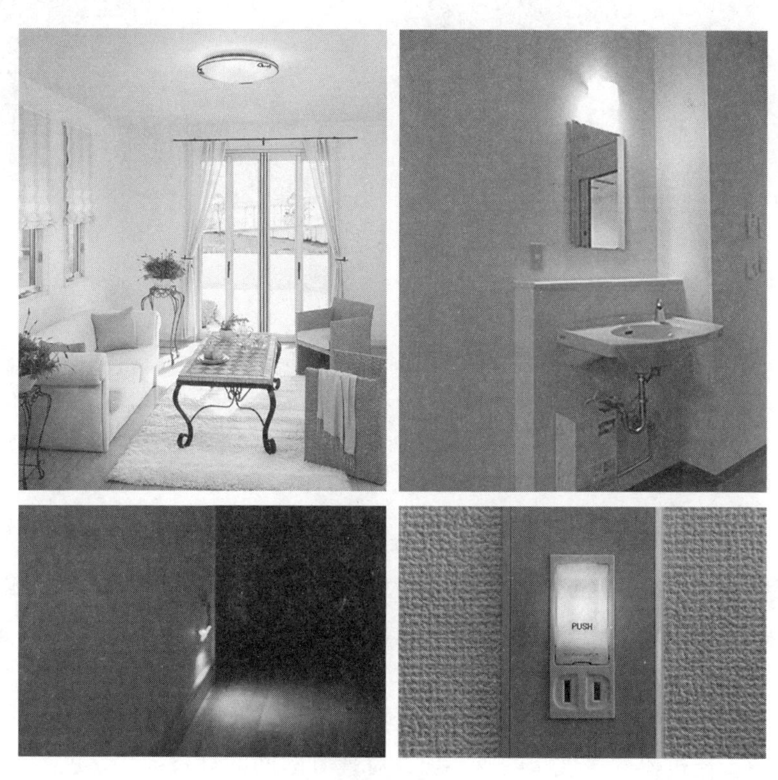

室内照明图

夜间的警示小道具很多，如楼梯、电源开关、手杖、便器、扶手、台阶等处也可以广泛采用。

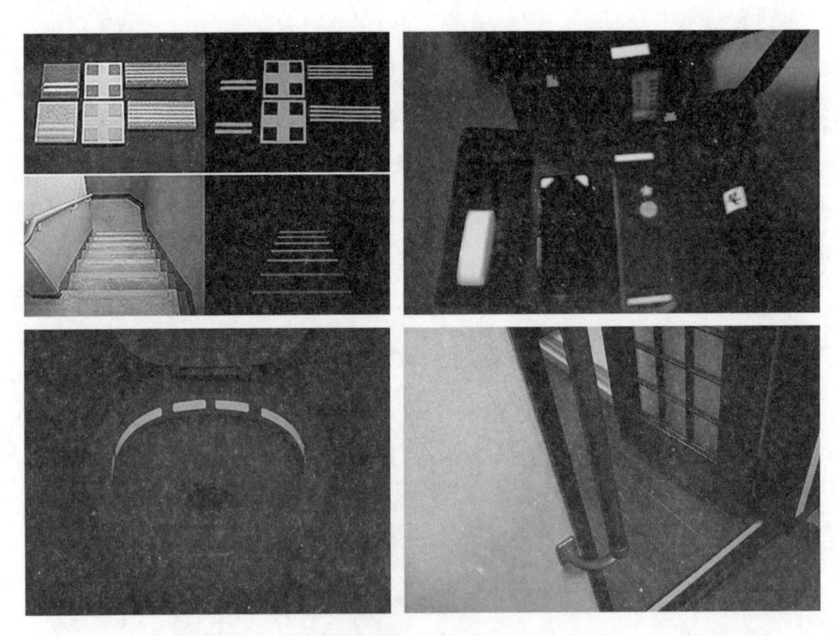

夜间警示灯

使用电视或收音机时最好使用耳机，或使用身边扩声机。由于听力下降，老人往往大音量使用而影响四邻。

四、家庭环境的掌握

高龄者的问题，不仅限于身体的衰老、肢体及内脏功能障碍，老年人的家族构成、经济及抚养状况等都与此息息相关。这里既有医学问题，又有社会问题，更是一个复杂的家庭问题。

包括家人、亲属等相关人员汇聚在一起，就养老对象的现状（身体、医疗、生活能力、经济状况、环境、本人意愿、近期趋向等）进行协商是必要的。通过协商就现状达成共识，对现有的问题进行梳理，就各自的责任、义务、作用、分担达成共识，并对当事人的意愿（包括临终、离世后的处理等）加以掌握。

这里要强调的是，养老不是靠热情、靠细心、靠责任等就能做好的。养老工作需要专业知识，需要一定的专业技能，尤其是要尽可能的借助医疗、护理和专业介护人员的指导和帮助。

第十节 家庭介护的摄食辅助食品

摄食是人类生存中最大的乐趣之一。人到暮年，即使咀嚼等口腔功能及消化功能下降，人对于摄食欲望的满足依然是生活质量中的核心要素。

对于食品在视觉上的、嗅觉上的、味觉上的愉悦，老年人也并没有多大改变。在考虑身体功能特征，如咀嚼力、口腔分泌减少、味觉变化和疾病等要素以外，对应老年人，在食品的形态调整、营养上的量、品种搭配等有时需要特殊考虑。

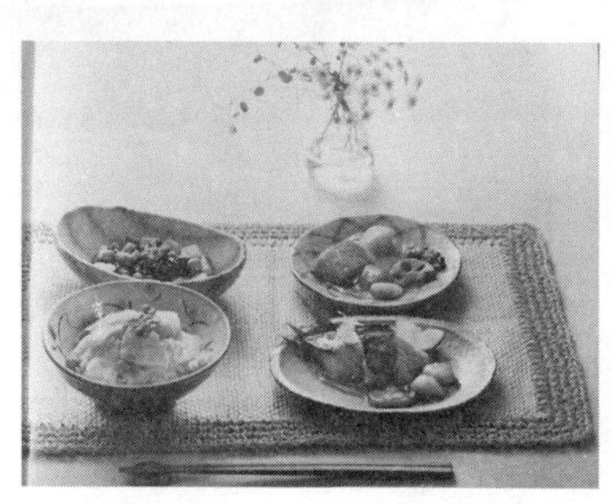

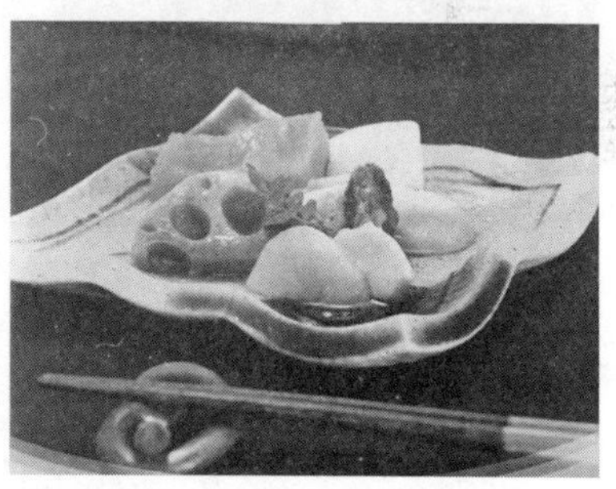

对食品的嗜好，一般认为儿孩时的影响是起决定性的。

老年人的饮食有以下注意事项：

- 牙齿缺损，咀嚼力下降——老年人的食品应当软一些；
- 口腔分泌的唾液量减少——推荐一些多汁食品，或者搭配汤汁；
- 口腔味觉功能下降——菜肴口味可以稍重（同时摄取总量要减少）；
- 嗜好等变化——可以稍多使用醋、乌梅等酸性食品；
- 老年人消化能力发生变化——食品应当加工到熟烂的多一些；
- 老年人的便秘很普遍——多进食纤维多食品，如茎叶蔬菜、薯类等；

- 营养不良——由于食量减少、消化不良等原因，老年人的低蛋白血症应当注意；
- 疾病饮食，如心衰、糖尿病、肾病等。老年人的饮食是治疗的重要一环。
- 有关介护摄食食品，日本在这方面下了很大工夫：

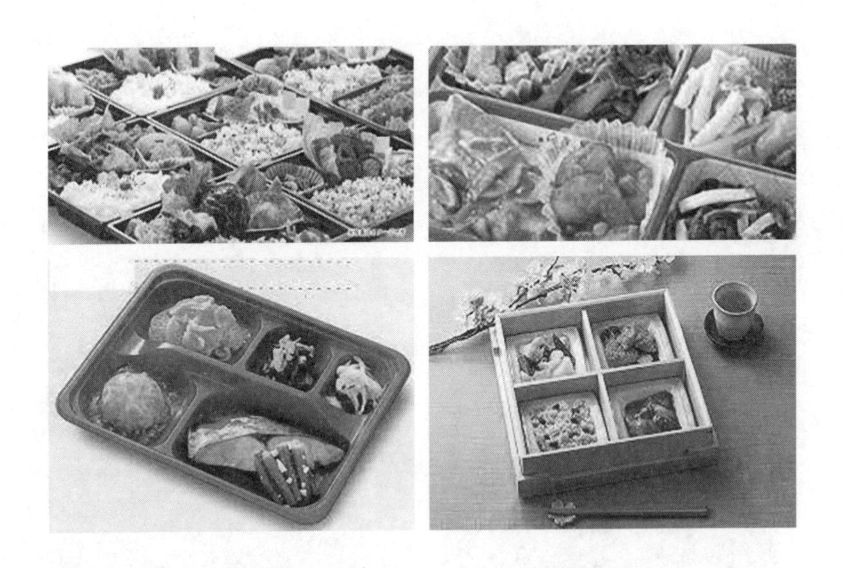

商家采用酵素均浸法，将肉、鱼、蔬菜（像莲藕等较硬的食物）等进行加工，使其硬度是平常加工食物的1/1000~1/100，即使没有牙齿，用舌头也可以“嚼碎”进食，而且不改变食品原有的形状、味觉和颜色。

食品的食材根据季节性而变化，充实机能食品，如治疗配餐（糖尿病、肾病、心脏病等）、健康配餐（新鲜食材、季节食材、能量控制等）、节假日配餐（增加文化生活气息等）。

第三章　摄食介护技术

饮与食是人生存的基本需求，饮食介护的技术和技能是建立在科学基础上的实用基本能力。本章就饮水介护管理、摄食介护、摄食吞咽功能训练、经管营养管理、口腔介护等相关的 5 个方面进行操作介绍。

第一节　水分管理

一、水分与老人

水分包括细胞内水分和细胞外水分，高龄者几乎所有组织器官的水分都

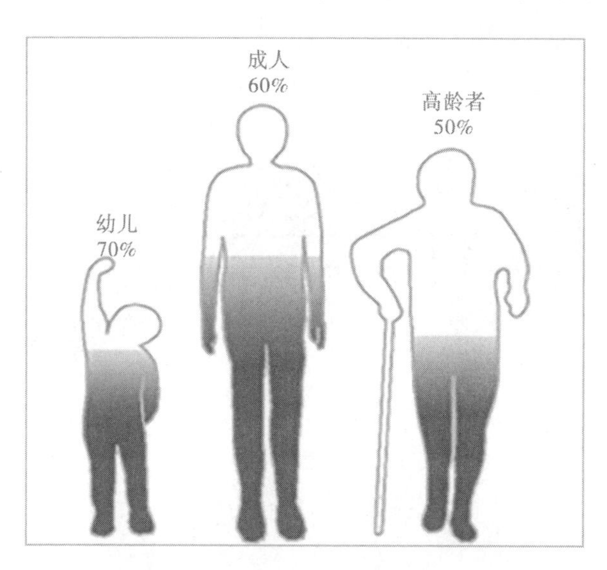

相应减少。其表现为：体表表现为毛发干枯、变细，皮下脂肪减少，皮肤变得菲薄，出现很多皱褶；体内的肌肉、骨骼、韧带、椎间盘以及内脏水分也相应减少，尤其是细胞内液减少更多，并且唾液腺、消化腺等腺体分泌减少，肾功能低下，渗透压调节功能低下，渗透压感受器的功能低下，对体内缺水变得迟钝。加上老年人进食量和饮水量减少，夜间怕失禁或因尿频怕去卫生间而有意控制饮水量等原因，老年人很容易形成脱水状态。

夏天，气候炎热的季节，不喜欢或者节俭目的不使用空调的老年人也很多，因此脱水中暑的情形多发。

二、老年人的脱水

还有很多老人患有不同疾病，如脑血管疾病、认知障碍、糖尿病、肾脏疾病、减盐饮食，或者使用利尿药、扩张支气管药，或者患有呕吐、腹泻、发热等会使脱水更复杂。

老年人的脱水以夏季多发，但不限于夏季，冬季也可发生。

三、老年人脱水的种类

根据脱水的原因、特点和程度等，脱水分为高张性脱水、低张性脱水和混合性脱水。

（一）高张性脱水

高张性脱水（水缺乏性脱水）→出汗多、水分摄取极端减少，纯粹的

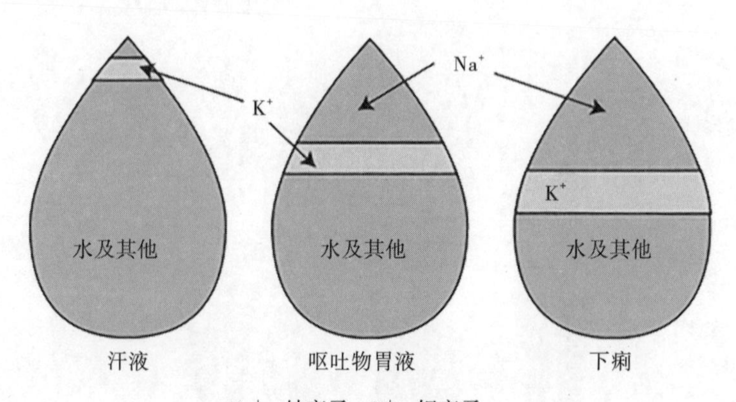

Na^+：钠离子；K^+：钾离子

水分减少状态→细胞内液减少。

[原因]：不感蒸发的增加，水分摄取的极端减少，渴中枢的障碍，尿崩症。

[症状]

轻度时（减少水分为体重2%），出现口渴和尿量减少。

中度时（减少水分为体重6%），出现强烈口渴感，舌黏膜干燥，唾液减少，乏尿（一天尿量400ml以下，50~100ml以下为无尿），尿比重上升，眼球凹陷，脉数，血压升高。

重度时（减少水分为体重8%~14%），出现意识障碍、错乱、昏睡、兴奋、幻觉等。

（二）低张性脱水

低张性脱水（钠缺乏性脱水）→腹泻、呕吐等水分丧失的同时，电解质的丧失更严重→致使血浆中电解质浓度以及血浆渗透压下降。

[原因]：呕吐、腹泻引起消化液的丧失，肾脏疾病引起的保钠能力下降（食盐减少性肾炎），或者有了上述症状，并没有补充电解质，而只是补充了水分时也可以出现。

[症状]

轻度时（NaCl=0.5mg/kg以下的缺乏），出现头痛、乏力、全身倦怠感、口渴、头晕、食欲不振。

中度时（NaCl=0.5~0.755mg/kg的缺乏），出现恶心、呕吐、眩晕、Ht值上升，血清/尿中Na值下降。

重度时（NaCl=0.75~1.25mg/kg缺乏），出现尿中NaCl缺乏，口腔、舌体干燥，血压下降，意识障碍（注意：不出现尿量减少，由于循环血量减少可以出现循环障碍）。

（三）等张性脱水

等张性脱水（混合性脱水）→水及钠均缺乏。

[原因]：出血、腹泻、烧烫伤等急剧细胞外液丧失时出现。

[症状]：血浆渗透压不变，循环血量减少引起血压下降明显。

重症时出现口渴、尿量减少，口腔、舌黏膜干燥，血压下降、意识障碍。

一般来讲老年人的脱水多为高张性脱水。

第二节 饮水管理的注意事项

一、掌握老人饮水习惯，掌握老人对于摄取水分的认识很重要

了解老人日常的水分摄取情况，如摄取方法、喜好（喝茶、咖啡等）、饮水时间、饮水量、频度、供水环境、气温等情况。

老年人由于身体原因，如体内对渗透压调节功能下降、对于体内缺水反应不敏感加上忍耐等原因，不主动饮水的老人很多。有时等注意到的时候就已经很严重了。

还有，对于饮水老人的理解各不相同。有的老人认为多喝水可以保持血流通畅，保持年轻；也有的老人由于这会增加去卫生间次数，尤其是夜间会很不方便而控制饮水；有的认为这会增加肾脏或心脏的负担，有意识地减少饮水量。除了本人以外，其家人是怎样认识的也应该把握。由于介护负担的加重，尿频、失禁、疾病等原因，家庭成员的判断使之饮水减少等情况也有可能。也有相反认知的。

所以，掌握其习惯和认知情况，了解家庭护理环境情况很重要。

二、掌握体内水分的出入情况

水分的摄入与排出情况：

一天早中晚 3 餐，外加零食之中的水分情况（饭菜之中的水分），饮水情况；

医疗处置，如静脉滴注、胃瘘、中心静脉营养、透析情况；

排尿情况（量、颜色、浓缩情况）；

排便情况（观察便的形状、含水量等）；

是否伴有腹泻、发热、发汗、呕吐、呼吸症状等，这些都会影响体内水分代谢。

三、观察体重的变化情况

体重的增减可以反映食物和水分的摄取情况。

食物和水分摄取量减少会引起体重下降；相反，摄取过多会引起体重增加。

偶尔会有这样的情况出现：老人过于注意饮水导致体内水分潴留，主要是因为老年人肾脏的滤过功能和心脏功能下降，引起体重增加、水肿，有时出现关节积液等。这时可以建议老人：水就放在身边，随时可以喝，不限次数，每到感觉口渴时就喝一小口，每次饮水量不要多。

四、观察皮肤干燥情况

老年人的皮肤与年轻人比较，其主要特征是皮肤薄、松弛，皮下脂肪少、弹力低下，表面温度低、干燥等。

通过皮肤情况了解体内水分情况时可以检查老人的腋下，如果皮肤特别是两侧腋下干燥，那说明体内可能水分不足。

五、全身状态情况

观察老人的体温、血压、呼吸、脉搏等基本生命指征，观察其精神状态、食欲、意欲等。如果体内出现脱水，外在表现可能会出现倦怠、无力、嗜睡、没有食欲、会话不明了、持续低热、皮肤捏痕（捏起皮肤不能迅速恢复）、眼窝凹陷等。

六、口舌干燥

口唇、口腔黏膜，舌面干燥，有时舌面可以出现裂纹，口腔唾液少而黏稠。

七、疾病与服药

老人往往患有多种疾病，如高血压、糖尿病、慢性呼吸道疾病、心衰、肾功能衰竭以及认知障碍等疾病，有的因服药（如利尿药、治疗便秘药、血管扩张药、支气管扩张药等）、饮食限制（盐分、糖分、进水量等），有的因疾病影响（张嘴呼吸、肾脏滤过功能）。

八、环境状态

主要是温度和湿度。四季以及房间的朝向、通风情况、室内环境大不相同。理想的居住环境：冬季室温 20～21℃，夏季室温 24～25℃；白天

18~25℃，夜间13~17℃；理想湿度为60%。

第三节　预防脱水的介护方法

一、饮水习惯的培养

人饮水的多少与代谢情况、环境情况、运动情况、疾病情况等有关。水分应当补充充分，但也不是越多越好。在肾、心脏功能良好的情况下，每天饮食中含有水分以外，饮水大概需要1.5L。

除了就餐时饮水以外，两餐之间也要注意饮水。除了饮水，还可以饮茶、咖啡、饮料等。在运动之后要追加饮水量。随时在需要饮水时能够饮上水。

有心肾疾病时，最好养成携带饮水器具的习惯。为了掌握每天饮水量，使用的水杯、水壶等最好带有刻度，以便掌握每天的摄取量。

二、选择合适的饮水器具

根据具体情况选择饮水工具。

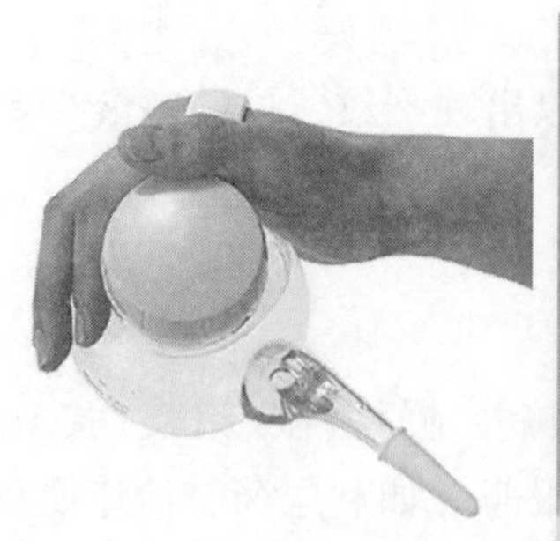

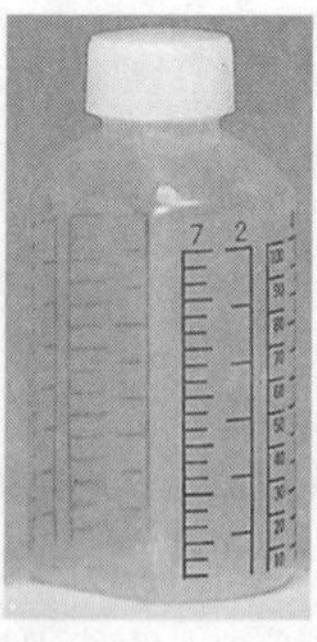

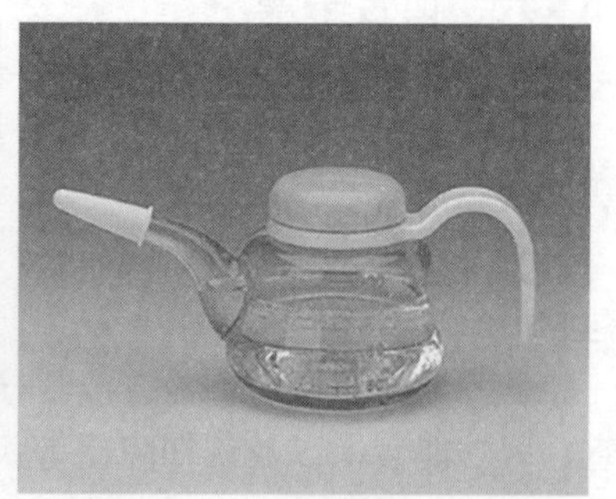

三、环境温度、湿度调整

环境过热会加大不感发汗和有感发汗，环境寒冷会出现尿频，环境干燥会加重呼吸道失去水分和易发呼吸系统感染。

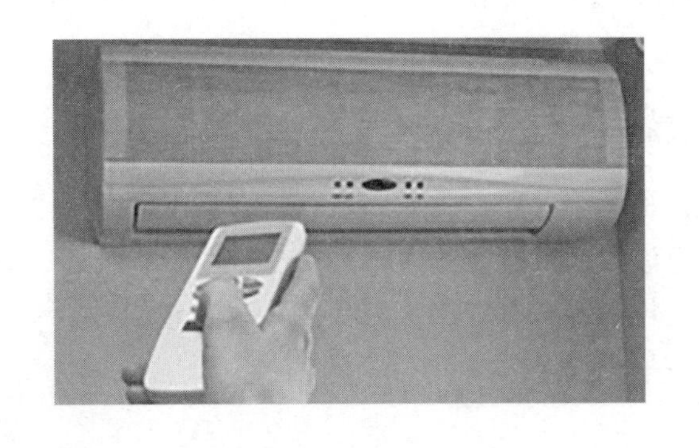

四、饮水管理

首先，①督促和鼓励饮水，说明饮水的必要性和意义。鼓励少量多饮，就餐时和两餐之间要饮水；②根据习惯和嗜好选择饮水方法，如饮茶、咖啡、饮料等；③尊重摄取习惯，可以调整温度、味道，像冰镇汤汁、果汁饮品等，以适合饮用；④将喝的东西放在随手能拿到的位置；⑤调整饮水时间：进餐时饮水过多会影响进食，临睡前饮水过多会导致夜尿；⑥根据疾病调整：如心衰、肾衰竭、糖尿病、高血压等若有医疗上的限制时应严格遵医嘱，可以使用有刻度的容器以便于记录，有吞咽功能障碍的要在补水方式上下功夫，如饮料中加增稠物质，或者食用果冻，或者使用工具以帮助其补水等，有呕吐、腹泻、发热等消耗性疾病时要遵医嘱，积极补充水分。

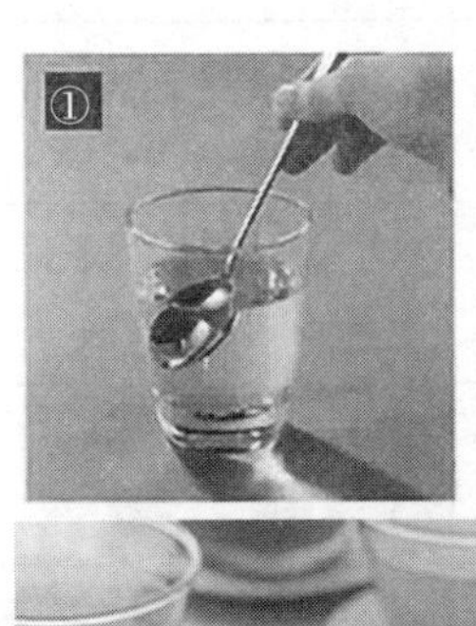

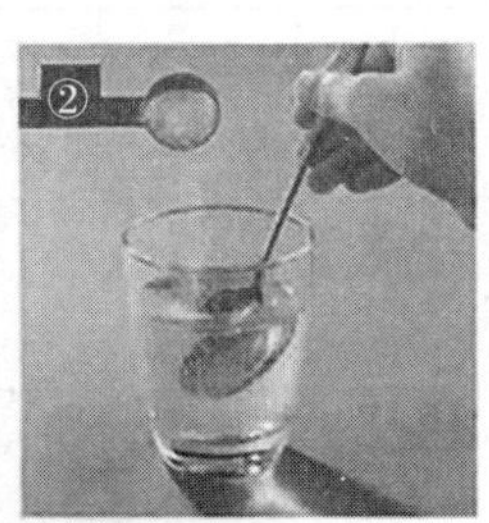

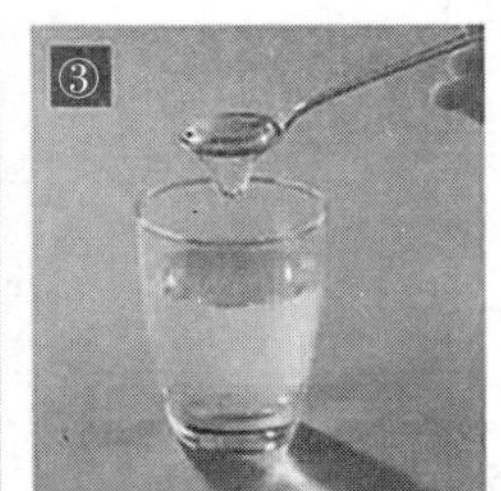

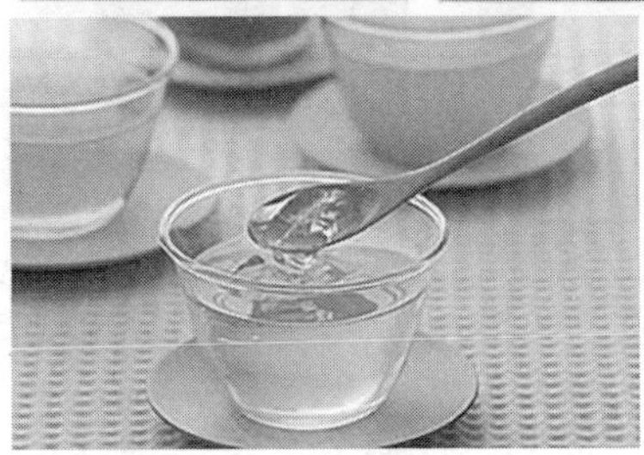

五、积极就医

脱水、中暑是老年人死亡的病因之一。在日本仅7~9月份3个月，每年急救车搬送急诊的人就有5万人，其中有一两千人死亡，以80~90岁的高龄者为主。全年来看会有三四十万人因中暑就诊急诊。一天之中中暑的高发时间带为下午3~4点。

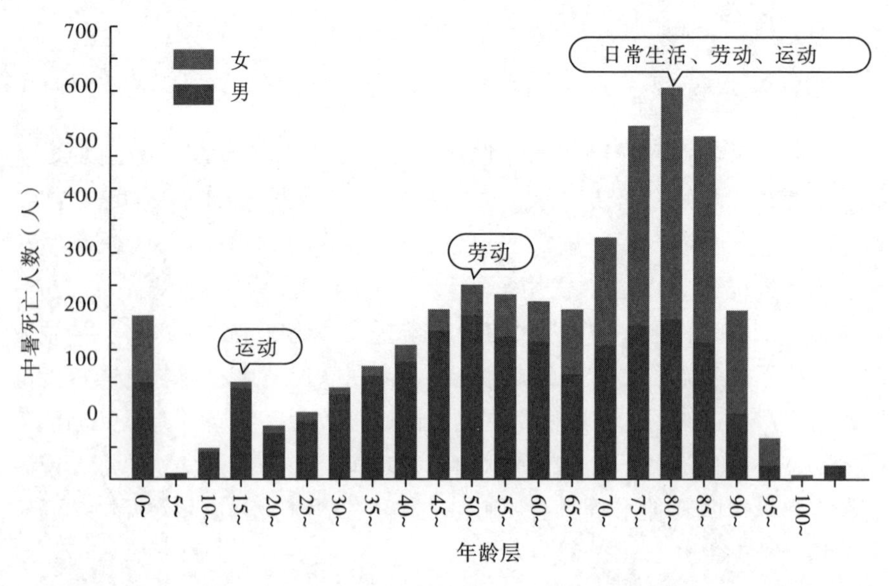

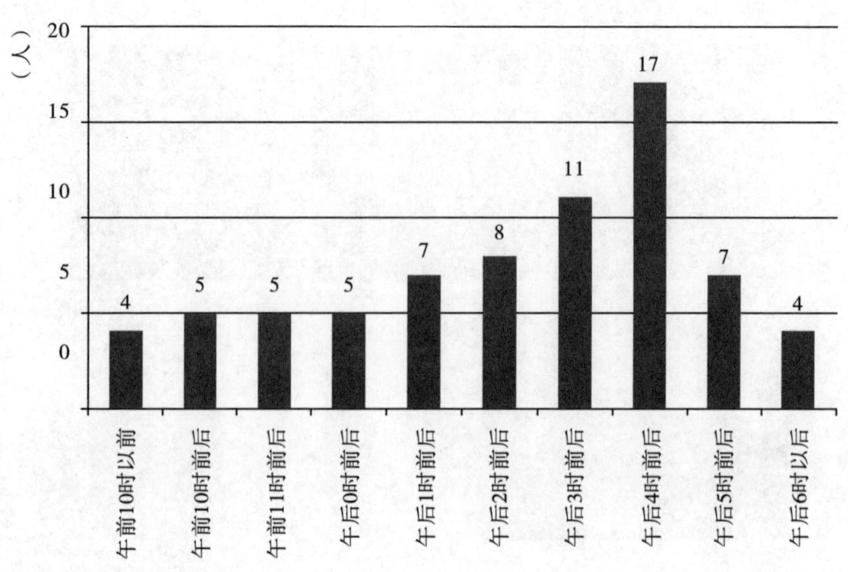

第四节 饮食介护方法

一、老年人饮食能力的身体特征

感觉能力，如味觉、嗅觉以及视觉能力的变化，导致老年人的饮食特征发生变化，如盐味加重、喜好酸味、喜欢多汁食品、喜欢柔软食品等。不喜欢或者不适应的饮食会影响老人对饮食的乐趣，导致食欲低下。

除此，老人自身由于疾病等原因摄食能力低下，影响进食，如：

- 手，上肢的操作能力下降，影响对食物形状的整合、运送、搭配等；
- 牙齿缺损，义齿齿列不整合，咬合关系不好，咀嚼以及搅拌效果差；
- 口腔干燥，唾液分泌量减少，食团的搅拌、掺和、成形效果差，不利于吞咽；
- 口腔肌力，如咀嚼肌、口颊肌、舌肌、咽喉部肌肉的肌力下降，导致切割、粉碎、研磨、搅拌、吞送等效果差；

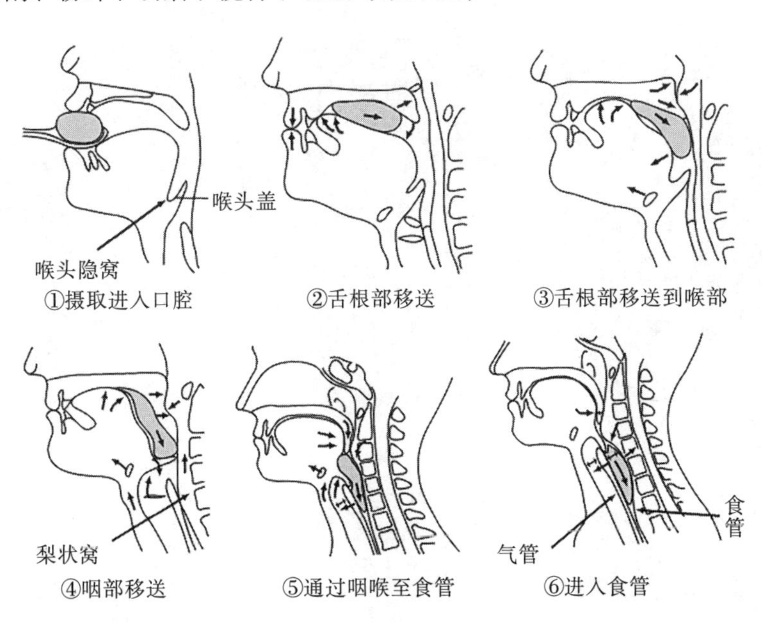

• 消瘦、肌肉萎缩、组织松弛等原因，导致老年人的舌体、软口盖、喉头下垂，致使在吞咽过程中的动作，如喉头的上举、食管的扩张、喉头的闭锁发生障碍，引起误咽；

• 吞咽能力下降，包括反射能力、吞咽动作、胸部腹部肌力等，容易发生误咽，咳嗽反射能力下降，致使误入气管和肺部的异物不能咳出，引起误咽性肺炎；

• 食管的滑润、蠕动运动能力下降，出现哽噎等症状；

• 认知能力等大脑功能下降，包括日间节律、饥饿感、食物理解、环境理解等。

大多数老年人伴有内脏疾病，会从不同侧面影响进食，最终关系到全身营养状态。老年人的营养不良很常见。

二、吞咽功能障碍的征兆

如果出现下列症状，提示有吞咽障碍：①进食时咳嗽；②饮水等出现反呛；③痰多；④口腔中食物残留，咽喉部有异物感；⑤声音发生变化；

呛水、呛食
咳嗽
痰的量和性状
咽喉有异物感
声音发生变化
食欲下降
食物内容及
嗜好变化
进食时间、方式变化
消瘦、体重下降

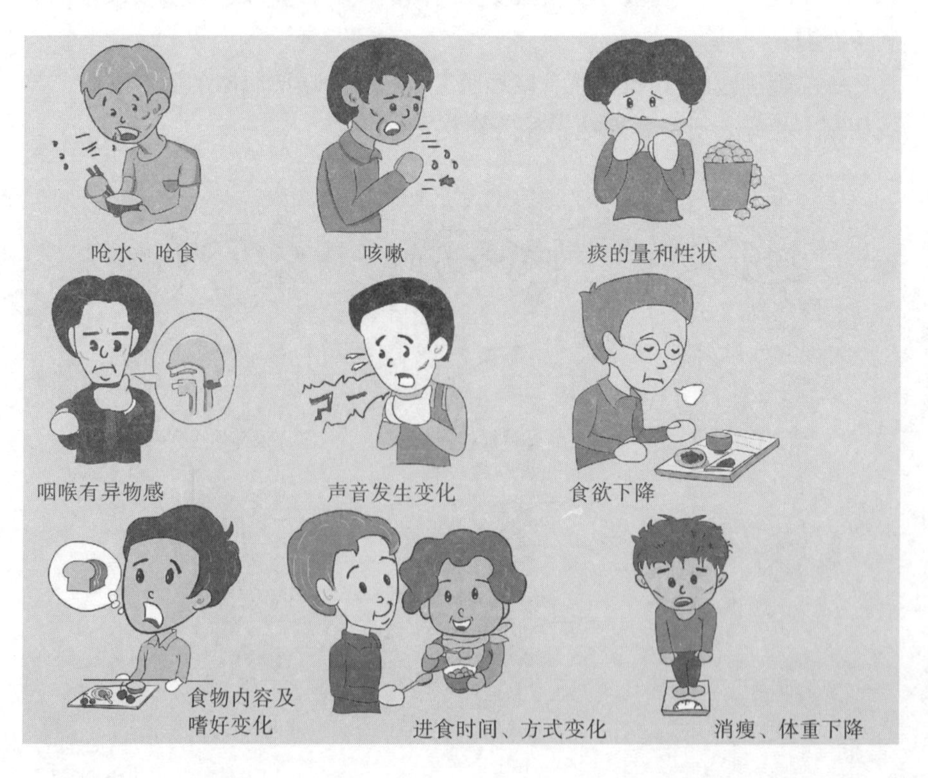

⑥食欲低下；⑦饮食嗜好发生变化；⑧就餐时间以及饮食方法发生变化；⑨出现消瘦及营养不良。

三、饮食介护前要确认的内容

- 疾病及障碍的有无：主要看有无摄食以及吞咽功能障碍，牙齿是否有缺损，有无口腔感染、认知障碍、脑血管疾病、口腔肿瘤、神经肌肉疾患等疾病；
- 咀嚼及吞咽功能情况：反呛，呼吸变化，咳痰，口腔运动功能异常（口唇、牙齿、舌体运动、口颊运动、咀嚼运动、口唇闭锁不全等），饮食时间较以往延长，饮食嗜好变化（不喜欢容易成渣的食物，不喜欢汤汁的食物，喜欢软的容易成食团的食物，中途饮食中断）等；
- 必要时需进行专科的医学检查，如反复吞咽试验（RSST）、饮水试验（MWST）、饮食试验（FT）、吞咽造影检查、吞咽内镜检查、颈部听诊检查等；
- 基础疾病：既往史以及药物的使用情况；
- 肢体运动情况：坐位情况：坐姿，座椅与餐桌的高低、距离；上肢的功能情况（关节运动、肌力、握力、手功能），坐位平衡能力，就餐环境（噪声、行走、空气中的气味以及人际关系要素等）；
- 饮食习惯等。

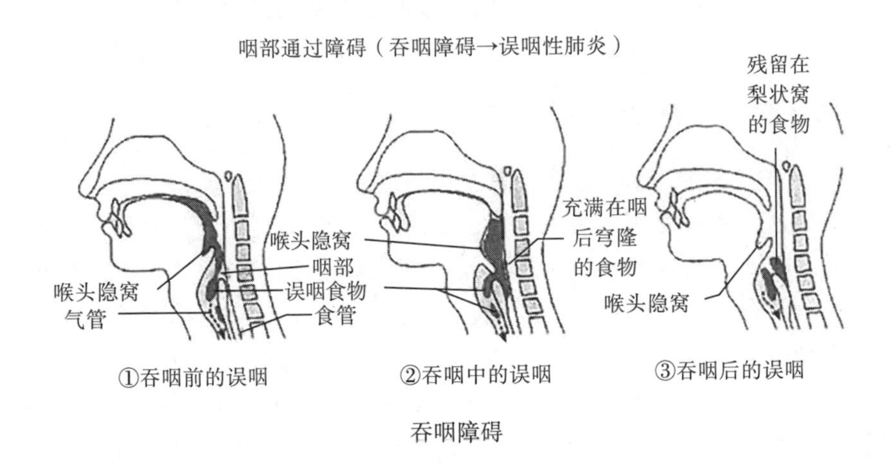

吞咽障碍

四、饮食介护的一般观察事项

首先，要理解饮食介护是介护工作中最重要的一项，既要保证饮食愉快，又要保证安全，不引起反呛和误咽。

饮食及老人的营养状态可以通过一般状态的观察了解。

观察项目包括：体重、皮下脂肪、血液检查情况等；注意摄食过程中的食欲、咀嚼及吞咽动作，消化系统症状（恶心、呕吐、嗳嗝、排便情况等），摄食动作中是否有疲劳和情绪情况，饮食过程中的生命体征（特别是血压）变化，还有所需时间和介护方法的变化等。

五、临终状态的饮食介护注意事项

在临终期，当老人进食困难时，作为家属多数的反应是哪怕知道老人已不久人世了，但也尽可能想让老人多吃一口等，家属的心情可以理解，但是往往因此发生误咽，造成严重后果。

一般认为，已经明显进入临终期的老人不应勉强进食。

一般原则是在“能吃的时候”“想吃的时候”提供“想吃的”和“喜欢吃的”食物。

房间里要有一定的照明，开着电视或者收音机，进食时要耐心，多花一些时间，不要让老人孤单，老人的视线前方最好是有外景。

还有，这时的进食，已经不必要考虑营养维持等事情。此时的进食是临终老人与这个社会最后的关联和维系，愉快和满足是第一要素。

个人认为，临终状态的摄食应从伦理、感情、科学等多个角度考虑。

六、饮食介护的顺序和方法

1. 介护用具的准备　饮食工具及用品的准备，包括以下内容：

符合这个老人使用的餐具、用具。每个人的障碍情况、程度、自立度，就餐方式、内容和环境不同，使用的用具也不同。像勺子、筷子等，根据意识状态、上肢和手的技能情况和饮食内容等，合理选择不同用具。

选择饭菜的容器时，也可以根据其障碍情况选择。盘子、饭碗、汤碗、水杯、茶碗等，有一些针对残障者开发的有防滑、倾斜和便于持握等功能的容器可以酌情选购。选择用具时要因人而异。可根据左右手使用以及障碍情况和程度选择不同用具。

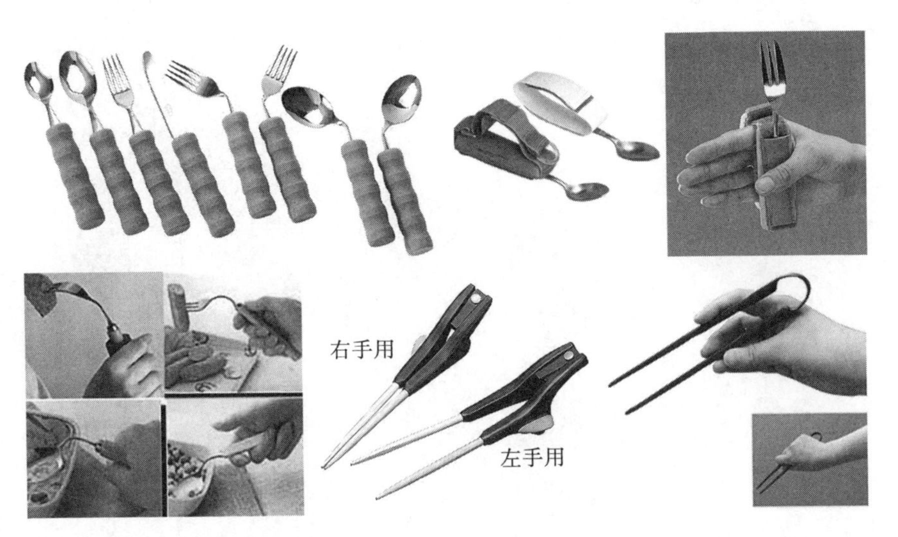

饮食工具及用品

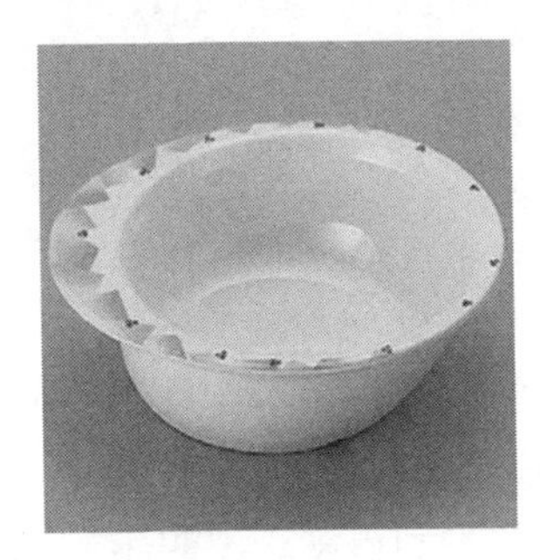

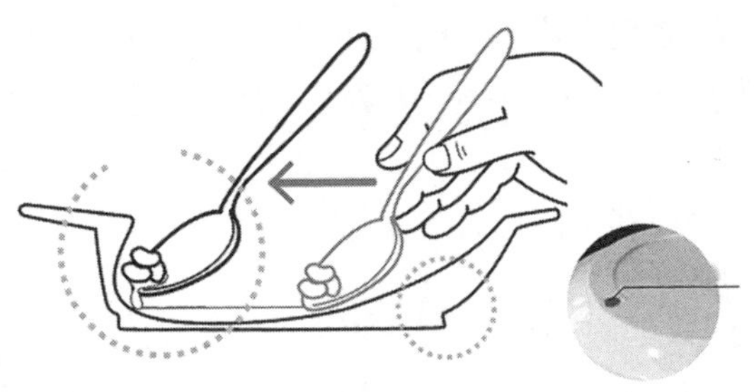

左侧：容易用勺铲起食物　右侧：盘底带防滑橡胶垫

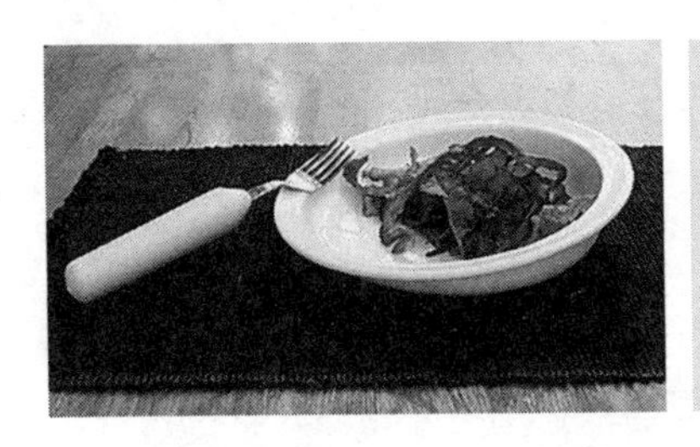

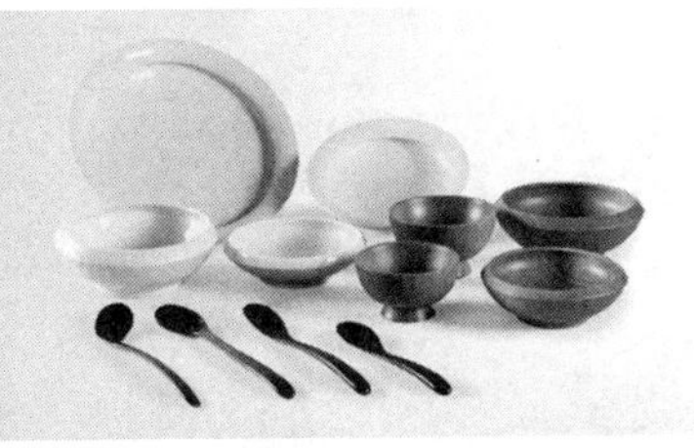

盛饭菜的容器

为了防止污染衣物可以使用围巾、餐巾纸、湿巾、特种水杯、防滑桌布、防滑餐具以及餐后用口腔清洁用具等。

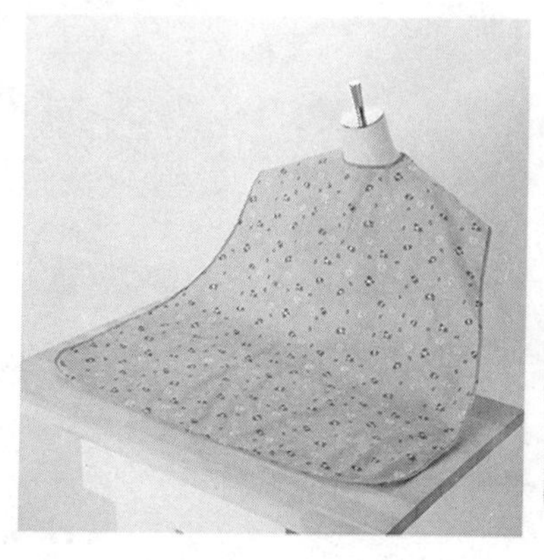
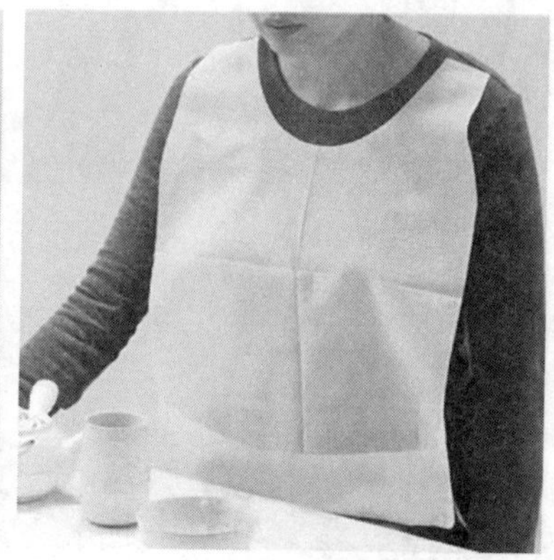

围巾

2. 食物的准备　吃什么，吃多少，什么形状，什么温度，用什么容器和就餐用具，这是一个科学而复杂的问题。本书只涉及其中的介护方法等内容。

（1）首先，确认进食食物形态：根据本人的口腔牙齿和咀嚼能力、吞咽功能情况决定进食食物的形态。一般分为普通、一口大、碎食、粉碎食。

优先考虑吞咽功能，尽可能避免因进食引起反呛和误咽，尽可能保留食物原有的形态和色泽，尽可能利用和维持老人的咀嚼能力，并通过咀嚼

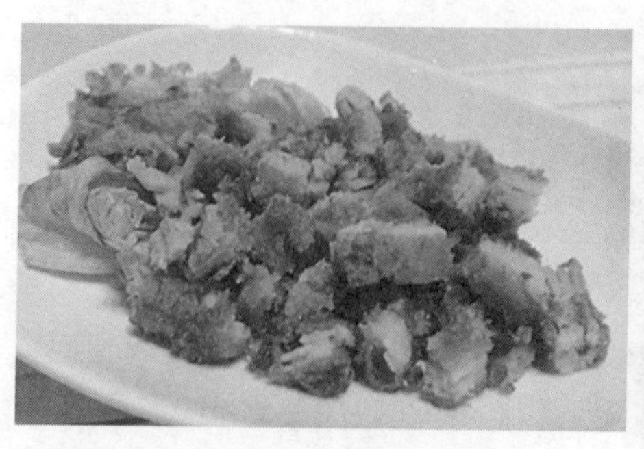
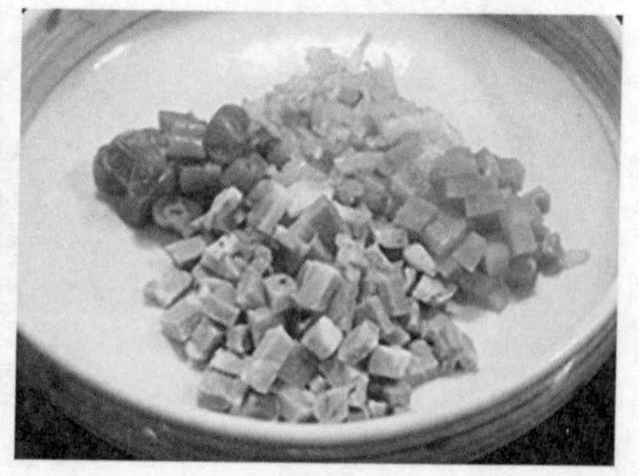

动作刺激唾液分泌，并尽可能维持老人对进食的乐趣和食欲。

吞咽功能差、经常反呛的老人，除了调整食物形态外，还可以适当使用食物增稠剂，如胶质物质、果冻类、淀粉类物质。

少用干燥、松散、不易成团、容易起渣和容易造成口腔渣滓残留的食物。特别是吃年糕样的食物时，要注意防止窒息。

（2）综合考虑营养素、丰富品种和花样：要考虑老年人的疾病和营养情况，如盐分、糖分、水分、蛋白质、微量元素等。饮食摄取不足时，可以考虑使用营养辅助食品。

每个人对于饮食的嗜好都不同，也与每时每刻食欲的变化等有关。季节、食材、进餐气氛等要素要尽可能结合到摄食之中。

饮食是关系到生命质量的重要因素。

（3）科学合理的使用介护用具：根据老人的认知情况、ADL、上肢及手功能、吞咽、咀嚼功能不同，选择合适的介护用具。比如，偏瘫的老人可选择杯盘带防滑功能的或者杯盘下使用餐巾布防滑；根据开口大小和舌及牙齿功能选择大小合适的勺子和叉子等。要根据视觉以及肢体功能情况调整餐盘位置。

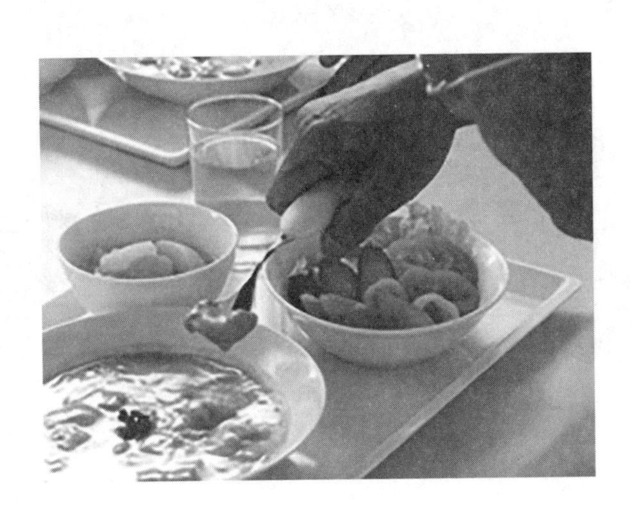

3. 老人的就餐准备

（1）就餐时的体位准备：有些老人由于身体动作调节功能障碍，很难持续保持合适的进食体位，就餐时的体位调节就成了第一主要的过程。

就餐时间及其他物品准备就绪后邀请老人就餐。除了洗手、漱口、移动等一般准备外，首先是应考虑就餐体位，分为坐位、半坐位和卧位。

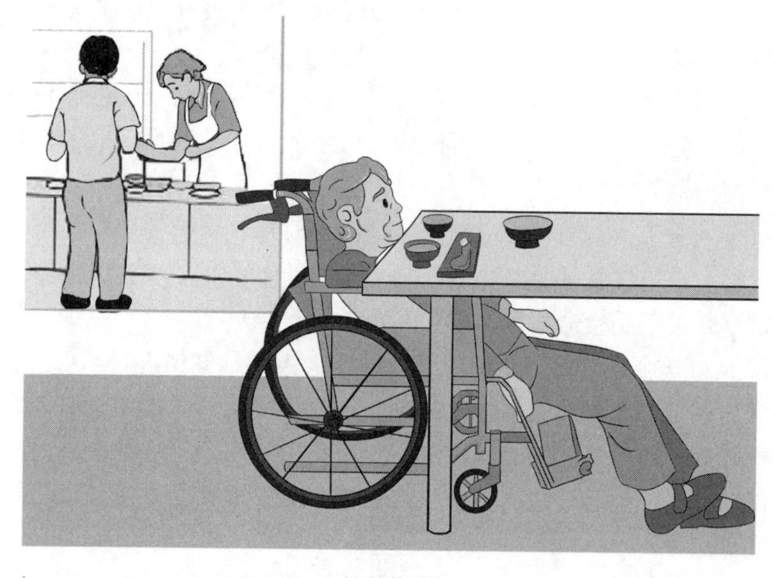

就餐体位

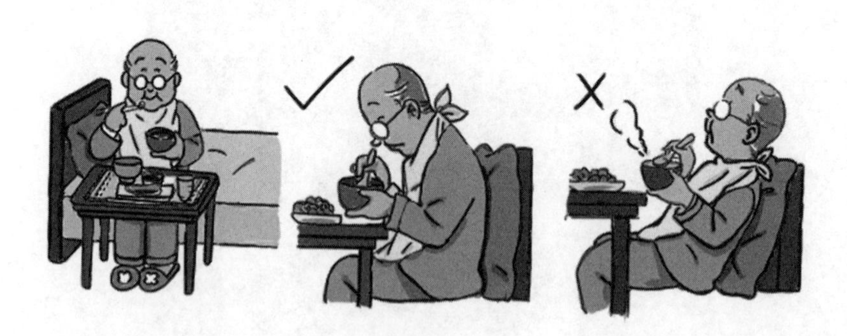

就餐体位

坐位时如果能保持稳定的坐位，最好是坐位直立或是稍稍前倾；如果不能完全坐位，可以坐位倾斜 30°~45°，但是颈部稍稍前倾位。有吞咽障碍者原则上采取上半身 30°倾斜体位。

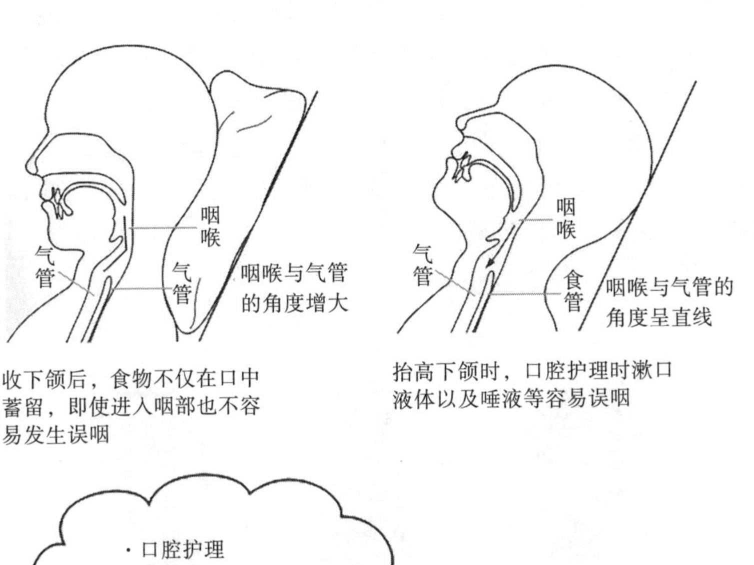

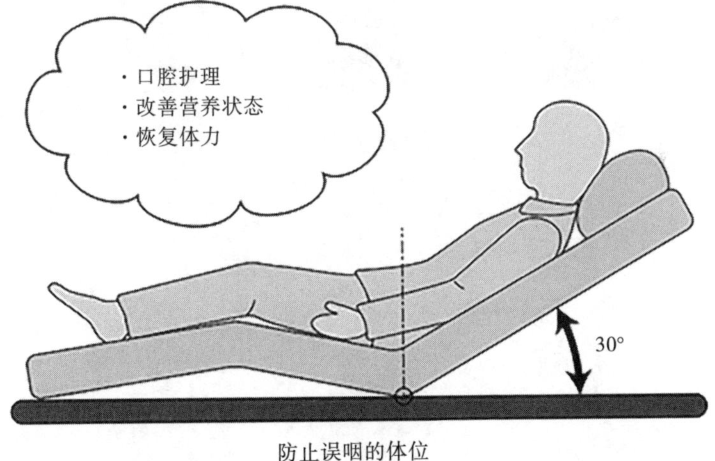

防止误咽的体位

吞咽障碍者进食体位的选择

采取卧位体位进食时一定要注意卧位的舒适度，可以借助使用枕头、垫子、毛巾等用物，保持体位稳定、颈部前倾和腹部松弛。这种体位有利于食物流入食管，可以促使残留在咽部喉头盖和梨状窝的食物通过重力进入食管。

当侧卧位进食，特别是患有偏瘫的情况下，要采取健侧卧位（健侧在下）、侧卧位45°的体位，这时食团比较容易吞咽，原因是患侧多有运动和感觉障碍，咽反射迟钝容易引发误咽。

误咽有时并不限定在进食过程中，有时在饮水或是吞咽唾液时也可出现。反复的哪怕是微量误咽，有可能出现误咽性肺炎，造成严重后果。

（2）就餐前的其他准备：进食前准备和安装好义齿。平时为了防止齿龈退化和义齿的不合口，尽可能在不进食的时候也佩戴义齿。

根据情况，可以考虑进行漱口和口腔体操、颈部体操。目的是刺激和湿润口腔，促进口颊、口唇及舌体的运动，也可以进行口腔、唾液腺按摩。

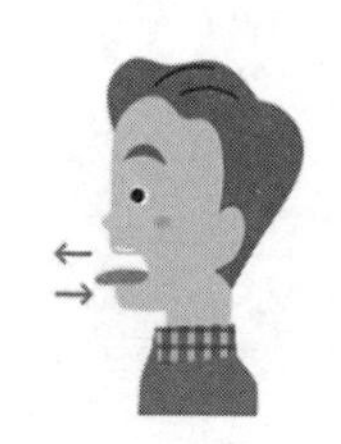
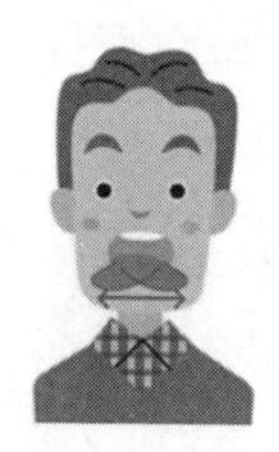
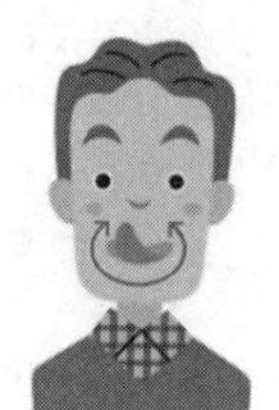

口腔体操

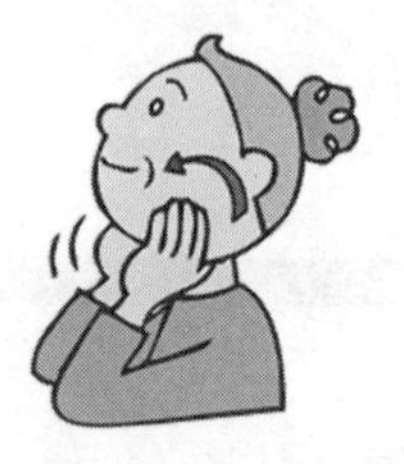
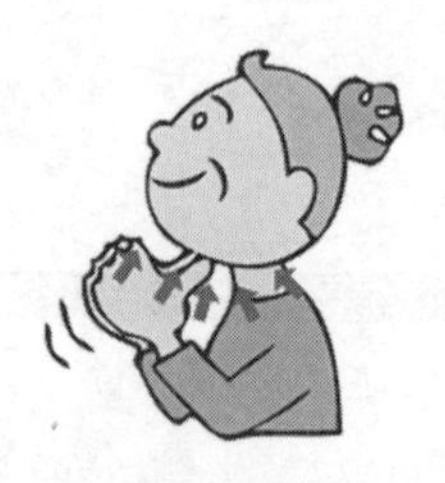
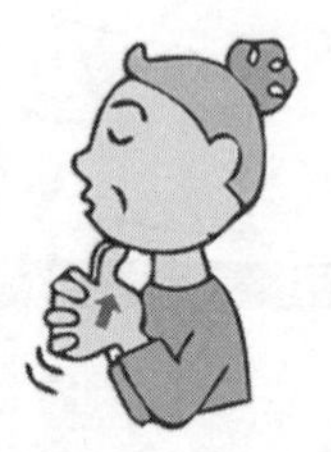

唾液腺按摩

通过这些体操可以缓和颈部、口腔、咽喉部紧张，有利于吞咽。

就餐前洗手、消毒，适当使用各种围裙、毛巾等。

4. 饮食介护方法

（1）调整环境，包括桌椅、室温、气氛等，有认知障碍等情况时，注意分隔或调整坐的方向等，消除噪声，使之能集中精力就餐。

（2）配餐时注意食物摆放位置、角度、距离。

（3）说明饮食内容，特别是对视觉有问题的人要进行简易说明。对于

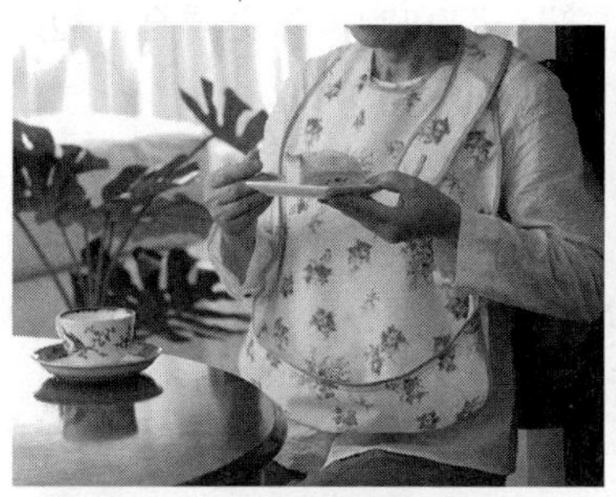
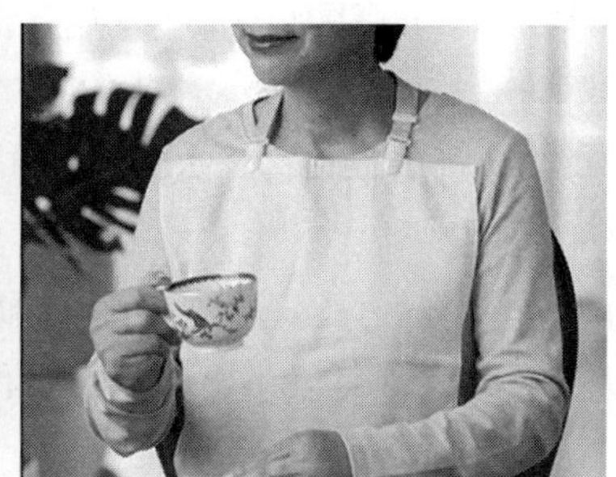
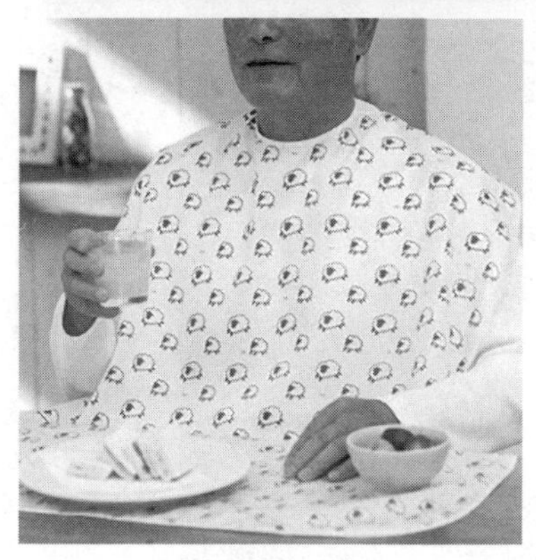
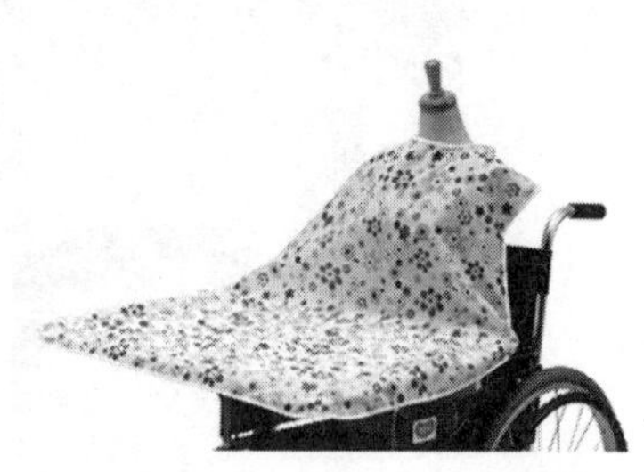

脑卒中病人中出现“半侧空间无视症”等有视野缺损或有视觉障碍的人尤其要注意。

（4）进餐中保持安静，尤其是对有吞咽障碍的人，在其咀嚼过程中要减少问话，以免造成吞咽过程中产生时差，引起误咽。

（5）避免介护过度，能自己吃的，促进其自立自助、借助工具等，尽可能自己就餐。不必介意速度快慢、吃相和吃的方法如何，是否动作得体，是否利索，是否有掉和漏饭菜的现象，鼓励自己动手，不足之处才提供帮助。

（6）就餐与生活康复结合，每天都自己动手就餐，是生活能力维持和动作康复的重要一环。

（7）与老人视线平齐，帮助老人就餐时，首先要调整好位置，注意自己使用的左右手和老人视线。介护者视线基本要与老人视线高低相平齐，切忌“居高临下”，一是不尊重，缺乏基本介护心态；二是这种姿势使得老人吞咽时颈部后仰、下颌上举，很容易引起误咽。

（8）介护就餐先从汤汁类开始，湿润口腔和刺激味觉器官，做好进一步进食准备。

（9）有认知障碍的老人，可以口头提醒“开饭了”等，做好精神准备。

（10）选择大小合适的饭勺，这要根据开口程度、吞咽能力和饭菜种类等选择，一顿饭可以使用多种大小和形状的饭勺。

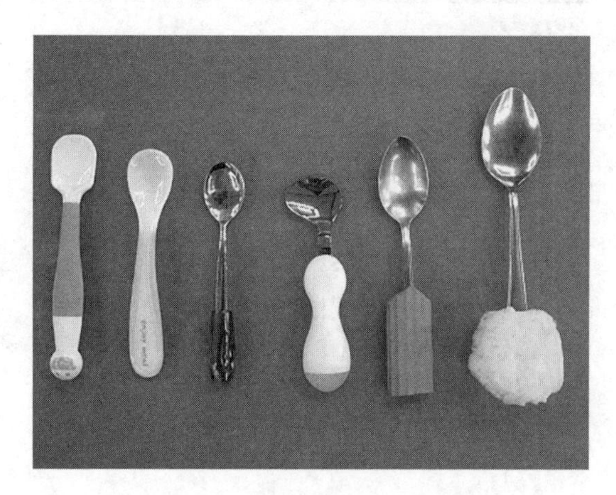

自助用饭勺

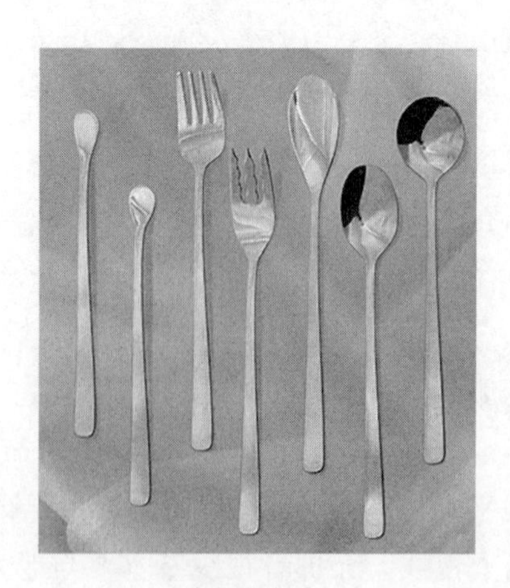

介护用饭勺

（11）喂饭时，要先让其本人能看到要吃的饭菜，饭勺递过来时先从眼前通过，让其确认之后，再将饭勺静静置于舌中央，可以用勺子背面轻轻压一下舌面，然后取出勺子，使其闭口咀嚼。

（12）有吞咽障碍的老人，可以增加勺子与舌头的接触面和按压力度，刺激唾液分泌和吞咽反射。

（13）吞咽障碍者的介护：一般是小口进食，完全吞咽后，小有间歇再进行下一口。越是吞咽功能差的老人，喂饭时越是要小口开始。切忌急躁，切忌一口还没有结束又喂下一口。

（14）有视觉障碍时，介护位置应在老人能看到或意识到的位置。像脑卒中病人，偏盲尤其是患有“半侧空间无视症”的老人，更是要注意。偏瘫老人的介护一般是从健侧介护。

（15）督促其增加咀嚼次数。咀嚼有磨碎、搅拌、感觉食物、刺激消化腺等多种作用，搅拌成合适的食团也有利于吞咽。

（16）边确认边示范，观察老人的吞咽动作，让其在吞咽过程中可以夸张一些动作。

（17）采取颈部的辅助动作协助吞咽

屈颈吞咽：是在闭唇、收缩颊肌和咽部肌肉，并利用颈部前屈动作，强制性增加吞咽压力，促进咽下动作。

颈部侧旋吞咽：是在有偏瘫等一侧咽部肌力下降、运动不良的情况下使用。因为这种情况容易出现梨状隐窝处的食物残留，采用颈部向患侧侧旋，同时吞咽可以预防发生。

交互吞咽：是指饭菜类食物、果冻类与液体类食物可交替进食。

颈部侧屈吞咽：当一侧咽部肌力下降，食物容易在患侧残留，通过颈部向患侧屈曲，可以使健侧食物利于重力下行，容易吞咽。

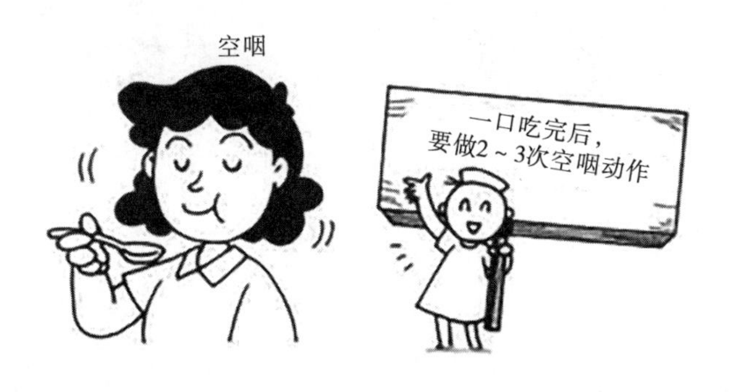

间隔空咽（空咽一两次后）。

食物在一口一口完全吞咽完之后，再进行下一口摄取。速度不能过快，食物在口中有残留时，容易发生误咽。

注意：当吞咽肌力下降时，为了防止误咽，可以在每一口进食后空咽一次。

（18）老年人容易误咽，还有一些解剖学上的原因：人随着年龄增长，喉头位置下降，在做吞咽等动作时老年人的咽部运动要比年轻人上下幅度大，由于喉头的代偿性上举，使老年人的声门上空间比年轻人大；同时喉头周围肌肉的肌力下降时，食管入口的开口不足，一次的吞咽不足以使食物全部吞咽到食管，引起食物的咽部残留。

总之，老年人的吞咽功能稍有异常，吞咽的时机稍有差池，使之喉头的代偿运动不足，可引起误咽。

（19）在整个介护过程中，注意身体的触碰，肘袖之类不要碰剐到物品。

5. 饮食介护观察

进食过程中要注意观察：

（1）观察有无误咽：咳嗽、反呛、声音嘶哑、喘鸣、呼吸困难、哽噎感、发热、颜面红紫或者脸色苍白等。

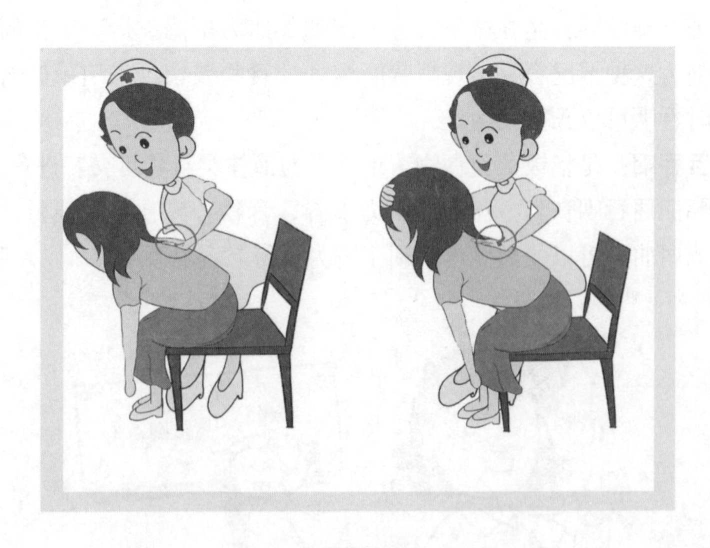

背部叩打法

怀疑有误咽或者咽部有食物残留时，可以让老人在吞咽后发声，“啊……，啊……”，如果声音发生变化则说明有食物残留，或者有声带麻痹。

（2）发现误咽时处理：发现有误咽时要立刻中止进食，进行观察。

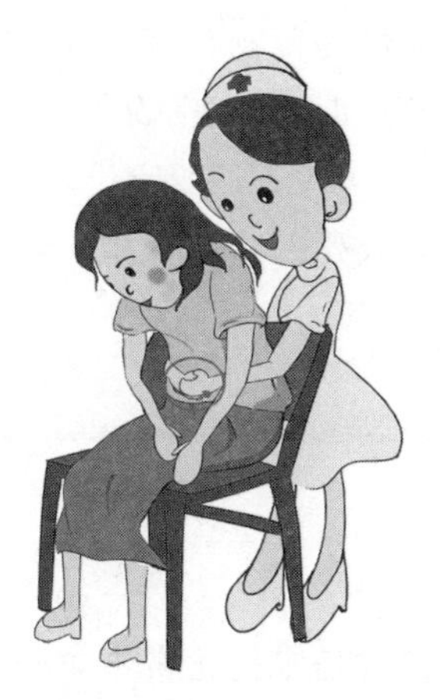

腹部按压上提法

老人出现咳嗽或反呛时，让其不要惊慌，使低头慢慢吐出口中的残留食物；如果是食物误入气管，让老人用力咳嗽排出，可以用背部叩打法或者从身后抱住，用两手掌按压胸廓下部，与其咳嗽节奏使呼出气体增幅，咳出异物；或者用手抠出口中的残留物，此时注意手指不要往深部抠，一是有可能将食物推向深部，或者引起窒息。

（3）吸引与体位排痰法：当发生窒息时，可以进行口腔内吸引、气管内吸引或气道插管进行呼吸道管理。如果误咽的食物进入深部，在紧急情况安定后可以采用体位排痰法，促进食物排出。采取的体位要根据沉积部位而定。具体参考排痰术章节。

进食后的观察：

怀疑有误咽发生等可能性时，首先观察口腔内有无食物残留；其后进行颈部的听诊（左右）以确认颈咽部有无食物残留；有时还要进行胸部听诊，看看有无误咽物进入肺部的可能性。确认没有问题后可以继续进食。

进食完毕后，要保持口腔清洁，用茶或温水漱口，进行口腔清洁护理。

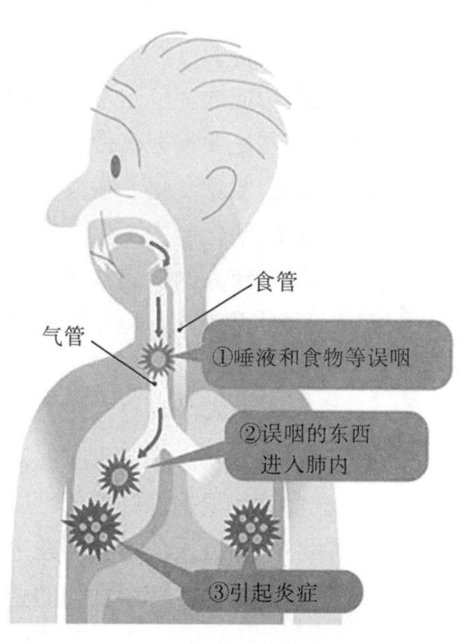

对于患有胃切除等胃肠手术的病人、患有逆行性食管炎或者易感疲劳的老人，在进食后30分钟内宜保持安静，注意腹部不要加压。

老年人的贲门括约肌功能低下，食物入胃后由于体位原因引起食物逆流，逆流的食物含有强酸可以破坏食管的碱性环境，引起食管炎；胃酸与食物有时混合口腔的细菌，反呛到气管及肺内而引起肺炎，病情往往较重。

老人死因中肺炎排在第3位，因肺炎死亡人群中95%的人是65岁以上的老人。

第五节　摄食以及口腔功能训练

摄食是维持正常生命的最基本行为。

满足食欲，维持基本营养状态，维持水电解质平衡，维持免疫功能，维持生命等基本需求。安全无障碍地进食，需要有健全的口腔咀嚼功能和咽喉的吞咽功能。

摄食动作实际上是一个几乎关联到全身运动功能的行为。上下肢、体干、胸腹、颈肩、口腔以及咽喉和内脏运动，这里有的是自主神经支配的，有的是运动神经支配的，咀嚼及吞咽等直接关联的动作和功能通过训练是可以改善的。

摄食功能的理解是掌握介护技术的前提，直接关系到介护质量。

首先还是要掌握高龄者的身体特征，包括口腔功能、牙齿、咀嚼、吞咽、味觉、知觉变化、唾液分泌、口腔咽喉构造及肌力变化，食管的蠕动及消化管的消化能力变化，还有中枢神经功能变化。

掌握老年人的疾病状况，如脑血管疾病、帕金森病、老年认知障碍等疾病。这些疾病本身就影响咀嚼、摄食和吞咽功能，直接影响老年人进食。

掌握老年人的摄食需求，取向嗜好，进食的量、质、水分等情况。这些关系到营养状态和脱水状态，关系到老年人的免疫力和疾病发生。

进食动作根据训练需要可以分解成几个区段，分析各个区段的功能情况，针对不同区段的不同问题进行训练。

摄食训练分为使用食物的直接训练和不使用食物的间接训练。

一、摄食动作的分期与训练

摄食动作可以分解为 5 期。

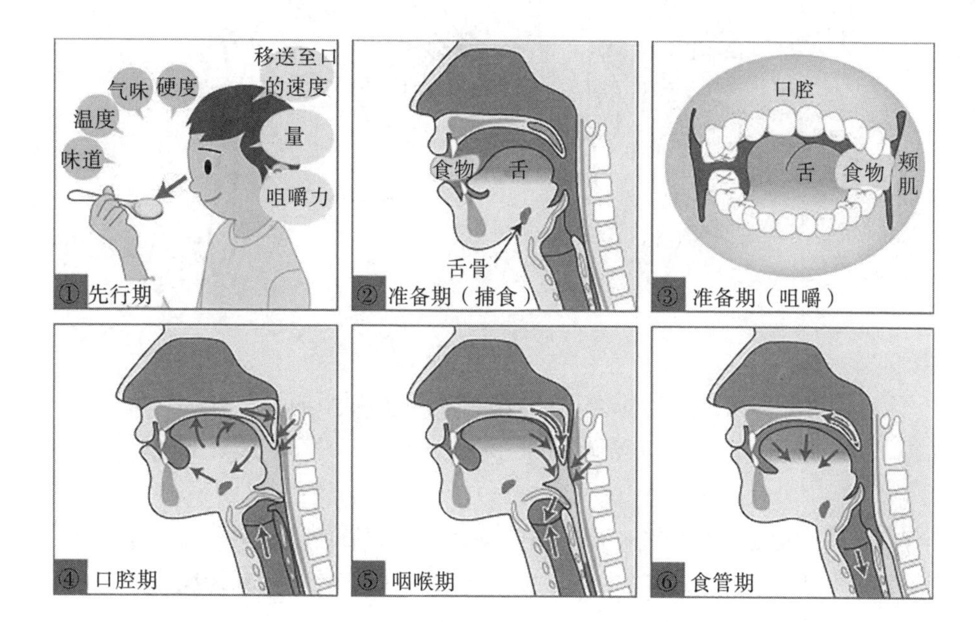

先行期：对食物确认至食物运搬到口这个过程。

包括心理精神准备，如觉醒状态、神志、环境认知和理解状态、进食意欲等；还有身体的准备，如手指及上肢功能、呼吸调整功能、口腔消化液分泌功能等。

包括全身体力、活力、情绪状态、疲劳感、食物的嗜好、摄取时间带、身体有无疼痛和尿便排泄障碍等要素。

训练时要注意安全，绝不能勉强。有意识或精神症状不能理解和确认时，不能勉强行事；要合理选择训练方式和用具。

准备期：包含两个动作，使用唇舌齿将食物纳入口腔，使用口腔齿颊等部位将食物改变成可以吞咽的食块，准备吞咽。

还可以进一步分解为纳食、咀嚼、食团成形和准备吞咽的几个动作。注意张口程度，口唇闭合状态，口颊、舌、上下颌骨运动状态等。

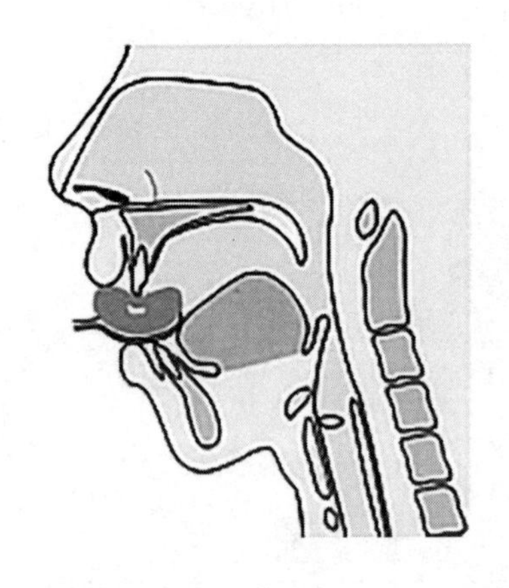

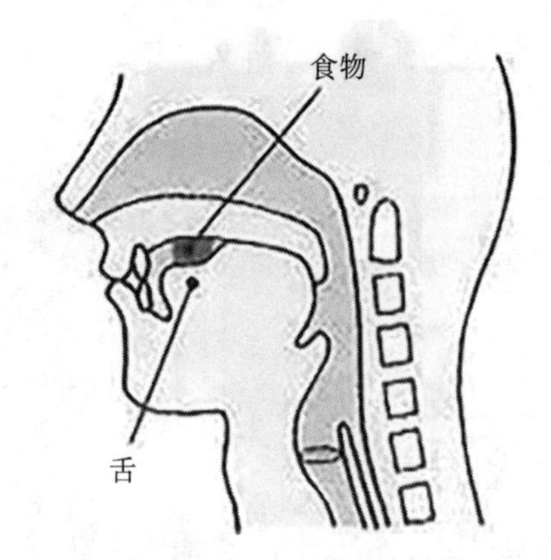

有关口腔各个部分的肌肉运动情况，可以用以下简易检查法确认：

1. 口唇运动　吹口哨，拱嘴和声音检查。发爆发音“PA、PA、PA”等。

2. 唇齿运动　发“ZI、ZI、ZI”等音，观察唇齿运动情况。

3. 舌体运动　发“TA、TA、TA”等音，观察舌体运动情况。

4. 咽部运动　发“GA、GA、GA”等音，观察舌体后部、咽部运动情况。

5. 喉部深部运动　发“KA、KA、KA”等音，观察咽喉深部位置肌肉运动情况。

6. 面颊运动　通过鼓腮、漱口等动作观察是否有不对称、漏气等情况。

准备期中，咀嚼效果还与其他很多要素相关，如齿科疾病、口腔溃疡、口腔炎、舌部疾患等。牙齿缺损、义齿不合适等很常见。

口腔期、咽喉期、食管期：主要是指成形的食团由口腔到咽喉、食管到胃的一个过程，是一个连续、短暂的进食过程中最重要、最容易出问题的过程。

主要问题表现：咳嗽、反呛、声哑、哽噎堵塞感、食物反流等。

主要原因：喉头声门闭锁不全、吞咽反射异常、舌咽喉部运动异常等。

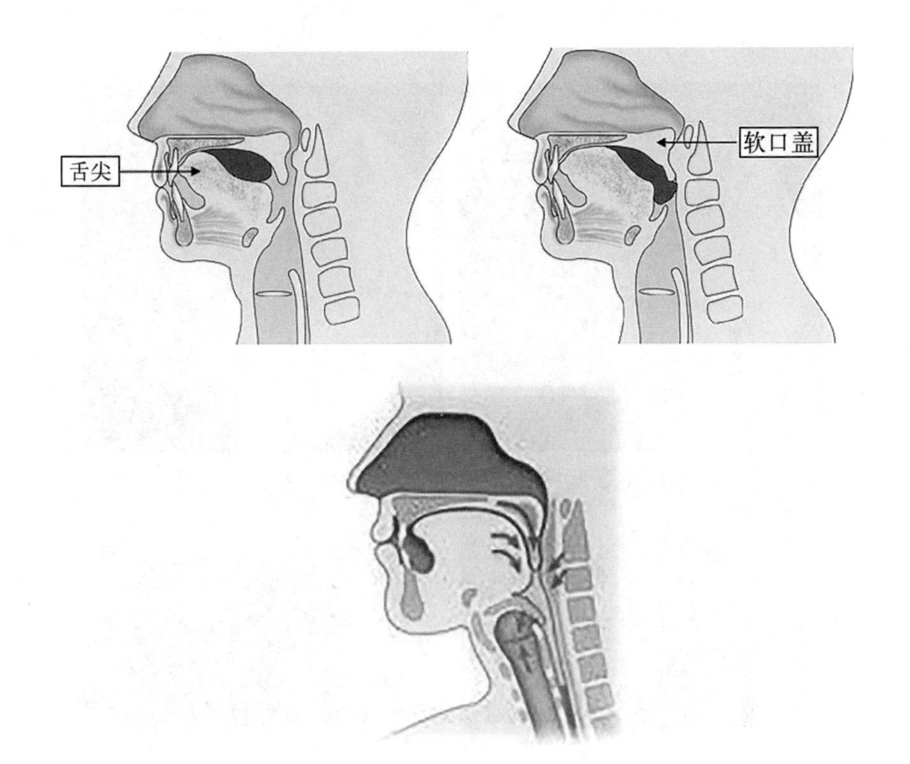

常见疾病：假性球麻痹等。

医疗上的专业检查和评价法有以下几种，可以供专业人士参考。

吞咽造影检查（VF）：动态检查和评价吞咽过程。

吞咽内镜检查（VE）：唾液残留，食团的口腔、咽喉、梨状窝等处的残留。

反复吞咽试验（RSST）：检查空咽次数，30 秒内 3 次以下为异常。

改良饮水试验（MWST）：检查有无吞咽反射。

进食试验（FT）：观察有无口腔残留、呛咳、呼吸困难等。

二、口腔功能的基础训练方法

1. 事先说明　在老人意识清醒、状况理解的情况下，就其目的和方法充分说明。

吞咽功能相关的运动与其他器官一样，符合用进废退的规律。与摄

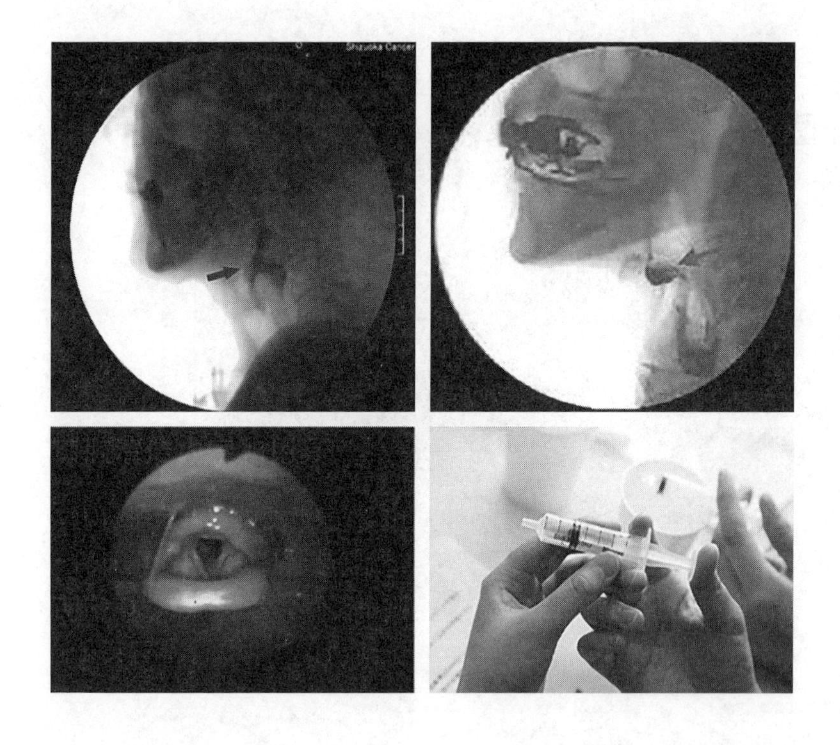

食、咀嚼、吞咽相关的组织器官、神经、肌肉，由于疾病、年龄等因素引起相应的功能下降，是可以通过各种直接的刺激和训练使其功能得到明显改善或维持。

2. 内容和方法　体操分两种：主动体操（吞咽体操）和被动体操（他动运动）。

吞咽体操：包括颈部可动性，舌、口腔周围、胸腹部肌肉的紧张以及运动障碍的有无，体位维持和吞咽动作的情况，呼吸功能情况，疲劳感和动作完成情况。

口腔冰块按摩：对于软喉盖上举困难、吞咽反射延迟和开口障碍者有效。

自主体操：每天次数不限，坐位进行。

口腔冰按摩：用竹筷等物，一端用脱脂棉缠绕，用冰水蘸湿后挤出多余水分，然后张口，在舌体、口腔上颚等部位，从前往后左右刺激，到咽喉部，注意不要引起咽喉反射。刺激后让老人空咽数次。

关于吞咽功能改善的体操，放松状态下，运动颈部、肩部、面颊、舌部肌肉。每餐前进行。

①深呼吸

鼻子吸气，口腔呼气，慢慢地进行数次

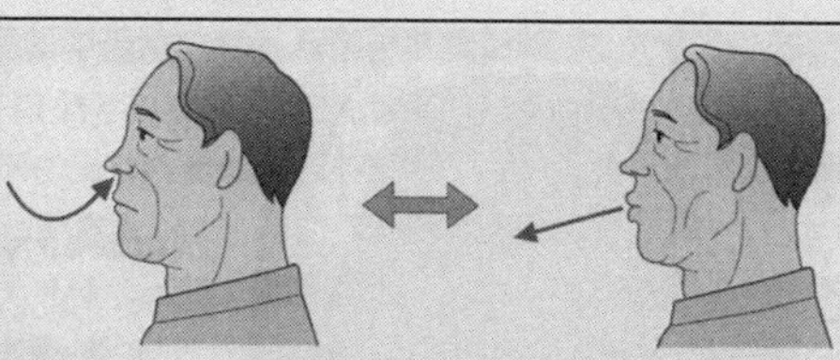

②颈部运动

颈部左右侧屈1次，前后屈伸1次，重复2～3次

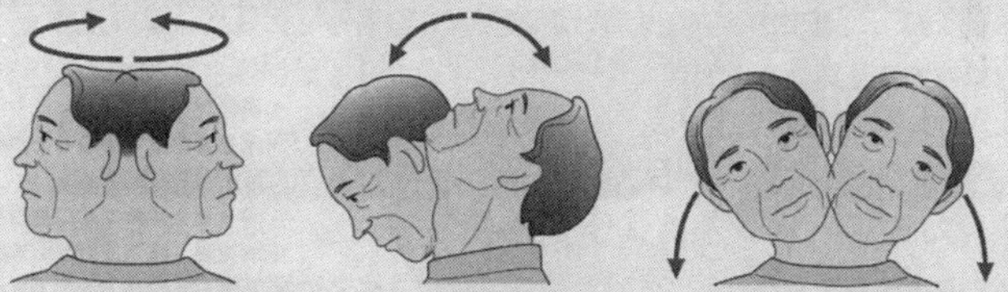

③肩部运动

先将两肩上举，然后放松下沉，重复2～3次，再将两肩向后旋转2～3次

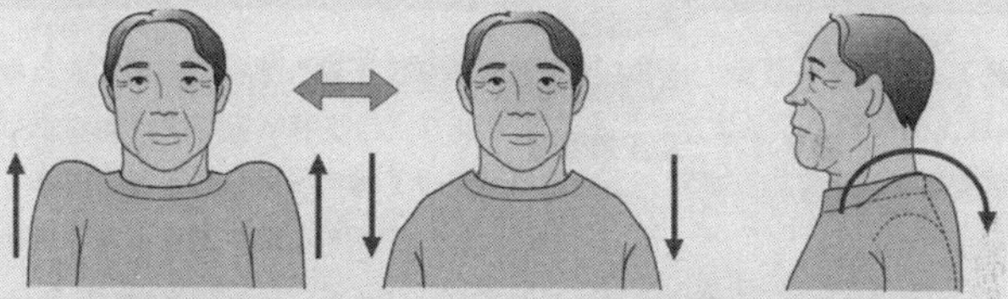

④颊部运动

闭唇鼓气，然后吸颊。重复2～3次

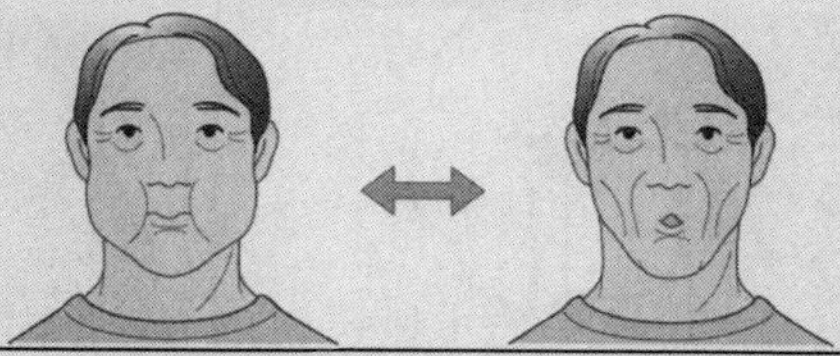

⑤舌部运动

张大口唇，最大限度伸舌、收舌2～3次，然后张大口唇，用舌尖舔上下口唇2～3圈

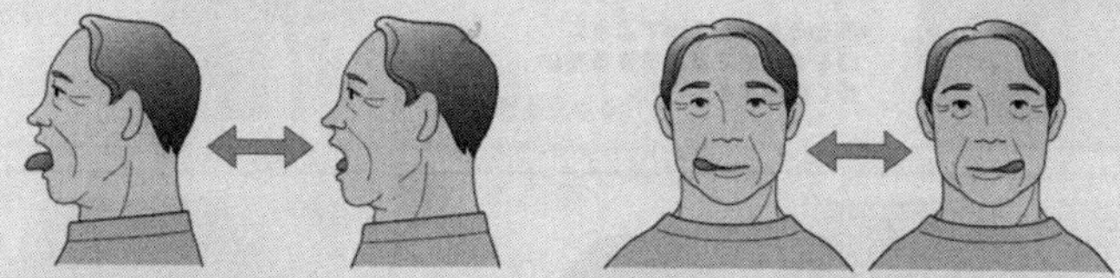

⑥构音练习发声

啪嗒咔啪嗒咔，2～3次

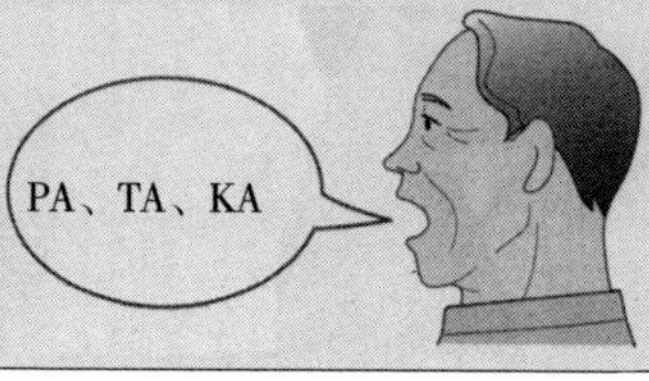

PA、TA、KA

被动体操：

首先，调整好姿势（坐位，有偏瘫者或者无法维持坐位者可以取卧位）。

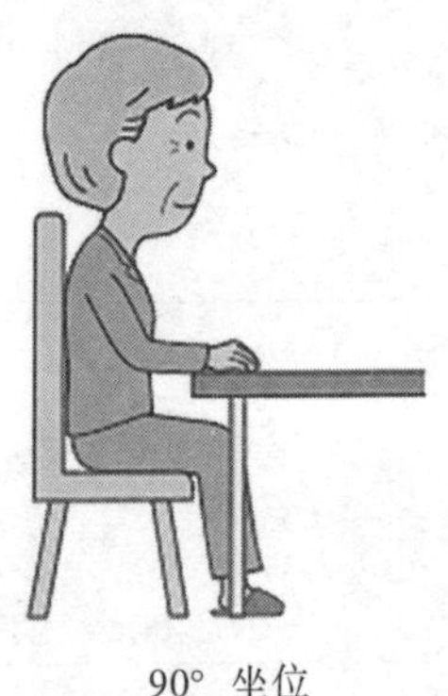

90° 坐位
（自己可以独立进食）

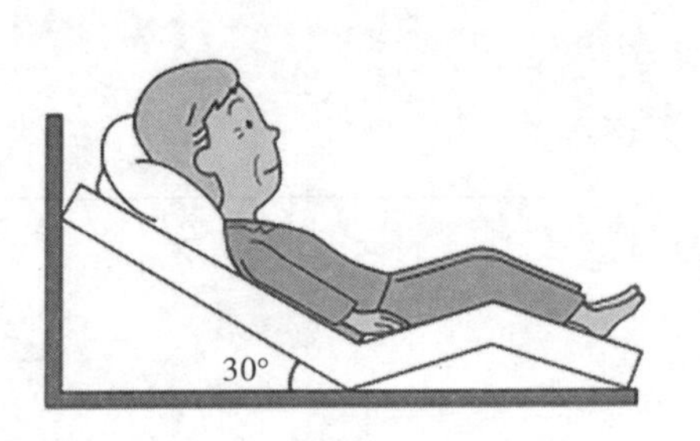

30° 仰卧位（介护进食）

接下来做几次深呼吸，全身放松。

然后，被动做颈部、肩部运动。运动内容包括：颈部的前屈后伸，颈部的侧屈及其回旋运动等；肩部的上举下沉运动，肩部的旋转运动，根据老人的身体状态可以调整运动幅度和强度。坐位进行时也可以配合躯干部的屈伸运动，如挺胸、收腹等。

接下来做舌体运动：张口伸出舌头，手托下颌，用纱布捏住舌后，向各个方向牵拉活动。可以配合自主运动，如舌头的伸缩、顶腮等。

颊肌运动及按摩：除了鼓腮、吹口哨、吹气等自主运动外，可以进行相关肌肉按摩。口腔外的肩颈部按摩，还可以戴上手套进行口腔内的口颊肌肉按摩和牵拉运动。

吹气训练可以参考以下几种方式：吹气球、吹吸管和吹纸（前方悬挂纸张，用力吹）等。

颌关节运动：

张口运动：用力张口、闭口，扩大颌关节可动性，每日重复数次。

咬肌训练：用一个粗棉棒练习咬嚼，以练习咬肌肌力。

3. 适用范围　吞咽体操对于包括急性期、慢性期疾病，凡伴有吞咽摄食障碍的所有人员均有效。

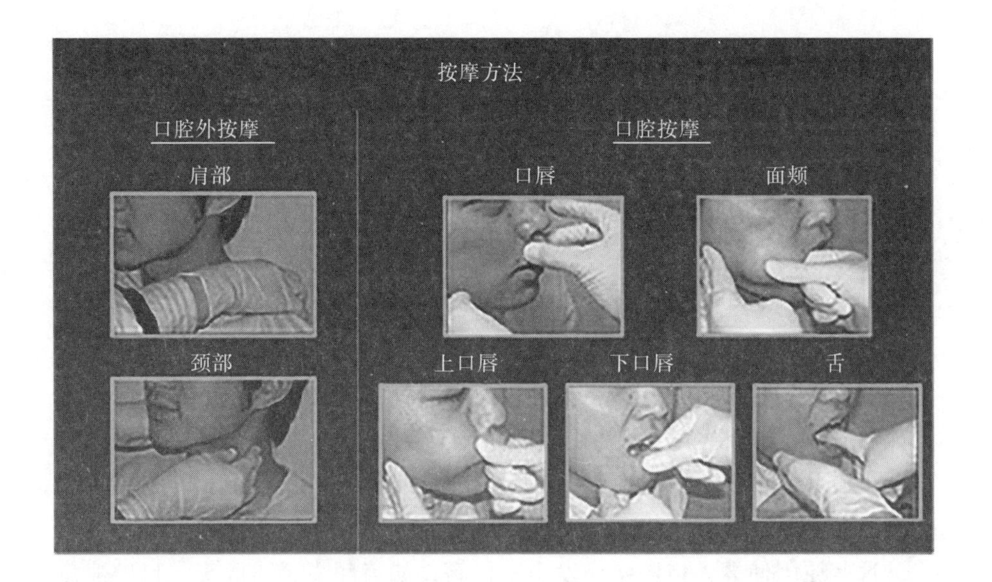

口腔以及舌体的体操和肌肉按摩，特别是对于有肌肉僵直、动作缓慢、有开口障碍、口唇闭锁不全、舌体运动不良、口颊及咀嚼肌运动不良、口腔唾液分泌不足等准备期和口腔期障碍者有效。

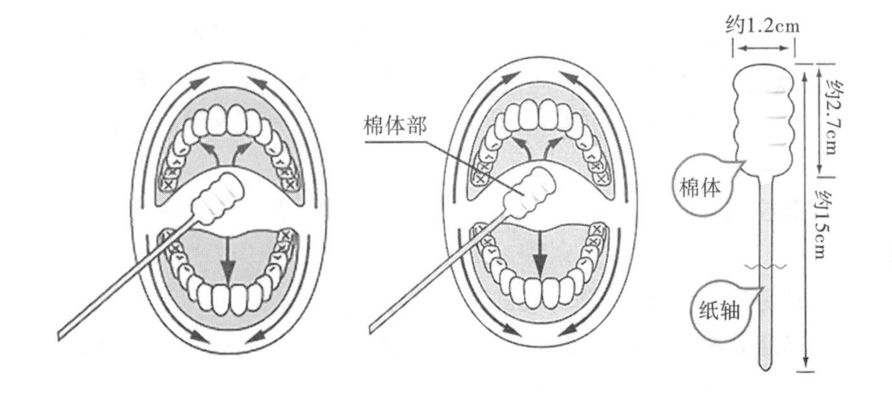

4. 注意事项（禁忌）

（1）颈部、下颌有运动障碍（骨折、癌症的骨转移、下颌关节疼痛等）。

（2）呕吐反射异常，有可能出现误咽、痉挛、开口和维持困难等。

（3）在整个操作过程中，注意不要引起误咽事故及从椅子上摔倒。

第六节 口腔清洁介护方法

一、老年人的口腔特点

老年人口腔发生变化：①牙齿及齿龈发生变化（缺损、磨耗、退缩、暴露和咬合关系不良等）；②口腔内唾液分泌减少，口腔干燥，自净作用下降；③如糖尿病、帕金森病、认知症（旧称老年性痴呆）、脑卒中（中风）偏瘫以及年龄引起的肢体关节运动障碍等，肢体障碍等原因，使之对口腔清洁保持的能力下降；④疾病引起的摄食、口腔运动和吞咽功能下降等。

这些原因使老人口腔疾病发生率很高，如齿龈炎、口腔炎、口腔溃疡等，加上服药等原因引起全身免疫功能下降，口内细菌容易繁殖。

口腔的清洁对于老年人来说不仅是卫生问题，也是防止误咽性肺炎发生，更是老年人全身管理的重要一环。

二、口腔状态确认

- **一般状态**：疾病情况，治疗内容（手术、用药情况、功能障碍情况、认知症等），以及生命体征、意识、精神、心理状态和家庭环境等；
- **日常生活动作能力情况**：行走等移动能力，有无麻痹、饮食动作的自立程度等；
- **口腔清洁动作情况**：刷牙动作及义齿保洁，含漱动作等的自立，介助与介护；
- **营养摄取状况**：经口、经管、静脉营养等；
- **口腔状况**：舌体、牙齿、齿龈、口唇、面颊、唾液、摄食动作、吞咽、味觉、触觉、咀嚼等情况；
- **开口动作等方面**：在形态、构造、功能、疾病等方面的情况，口内感染情况，如溃疡、口臭等；
- **口腔保洁习惯和意识**：口腔清洁的意识和习惯因人而异，有的人一日一次，有的人餐前餐后均做保洁，个人意识和习惯的改进也是很重要的。

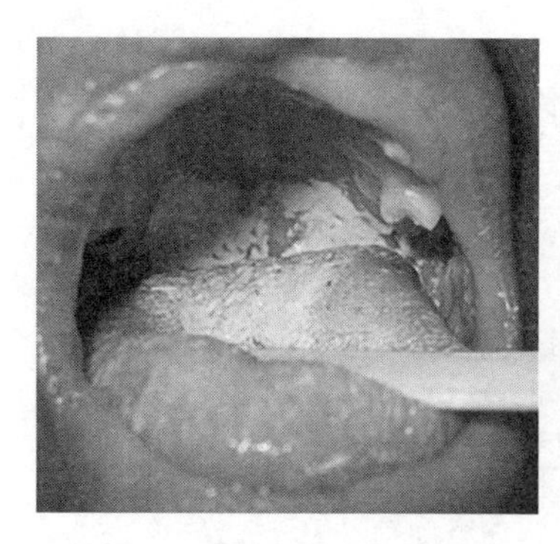

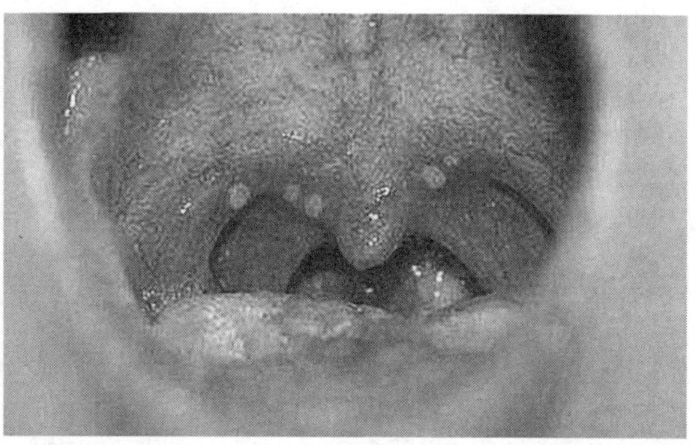

三、口腔清洁内容和用具

目的：①保护牙齿，预防齿病；②预防肺炎，预防口腔感染；③保持口腔功能，保证生活质量；④维持尊严。

适用范围：适用所有老龄者，特别是有吞咽、摄食障碍的脑血管疾病，神经脊髓疾病等。

物品准备：

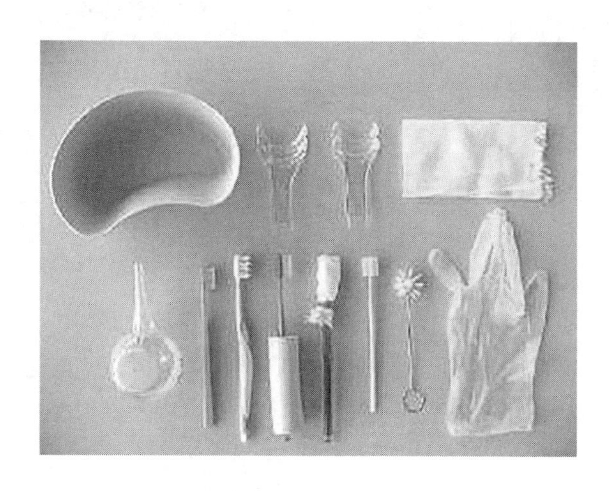

1. 牙刷类　针对齿面、齿根、齿间、齿龈袋等部位选择不同形状的牙刷。

由于握力下降和手腕活动范围缩小等原因，可以选择握柄粗一些、握柄长一些的牙具。

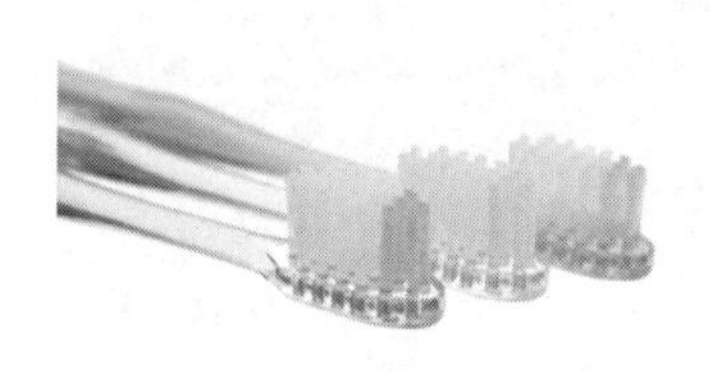

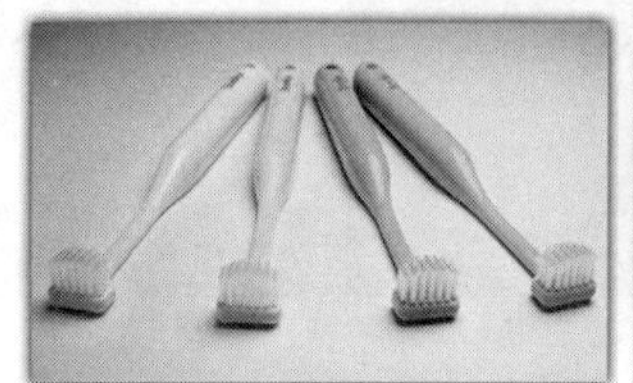

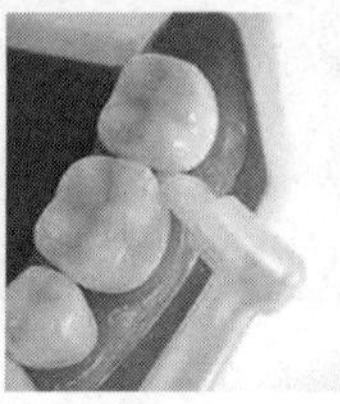

2. 舌面清洁类　分刮、擦等物品。

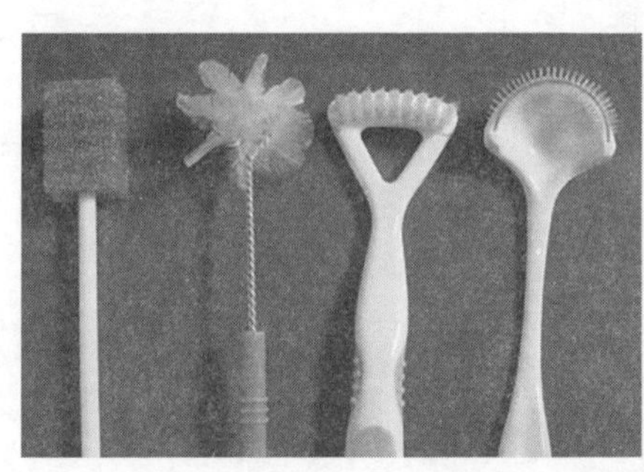

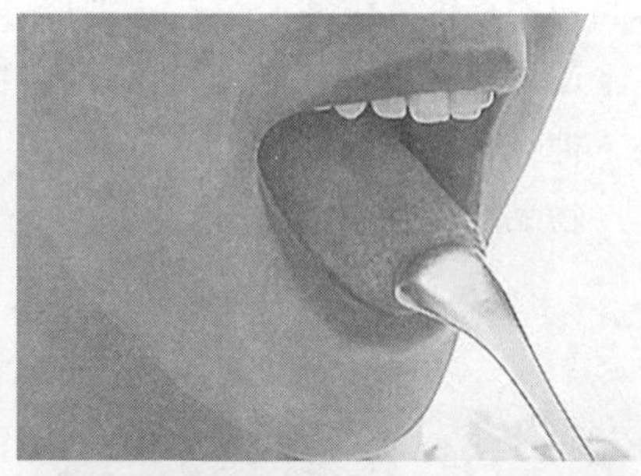

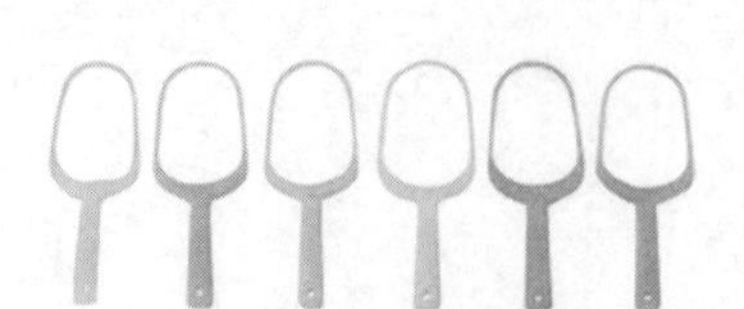

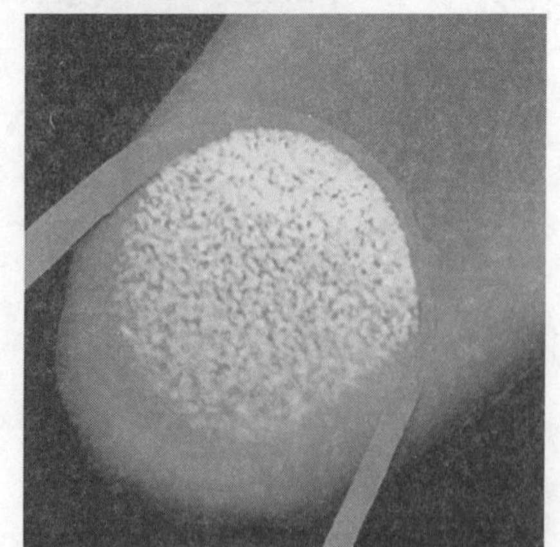

3. 口腔内清洁类。

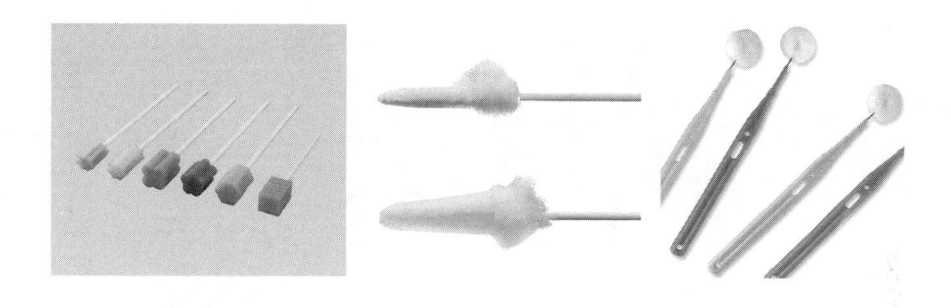

4. 吸引类。

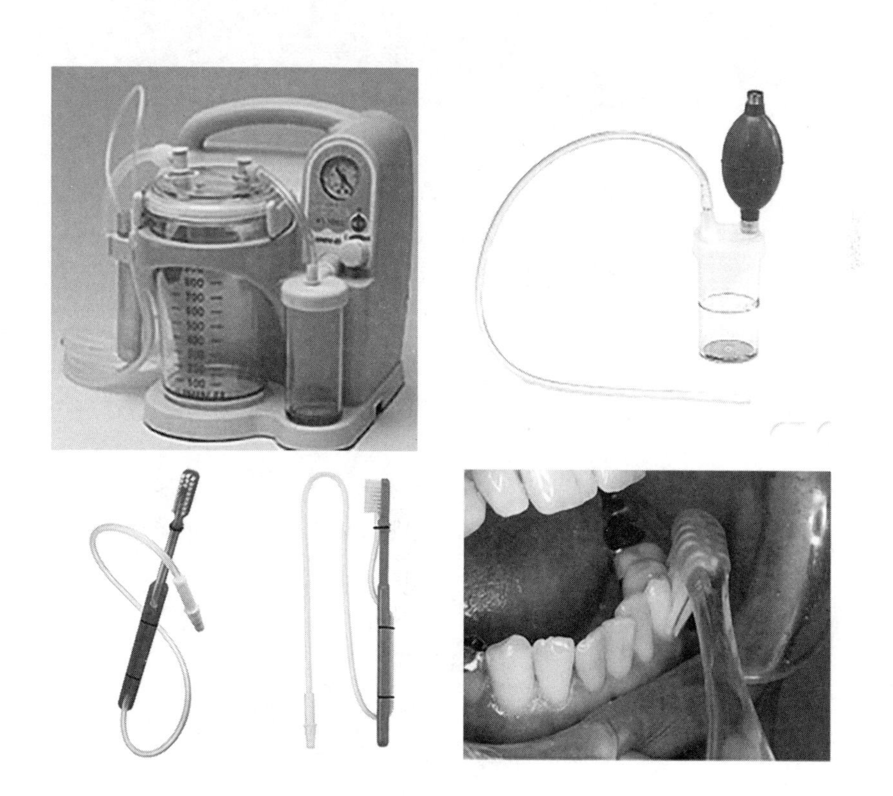

5. 齿间清洁类如下图。

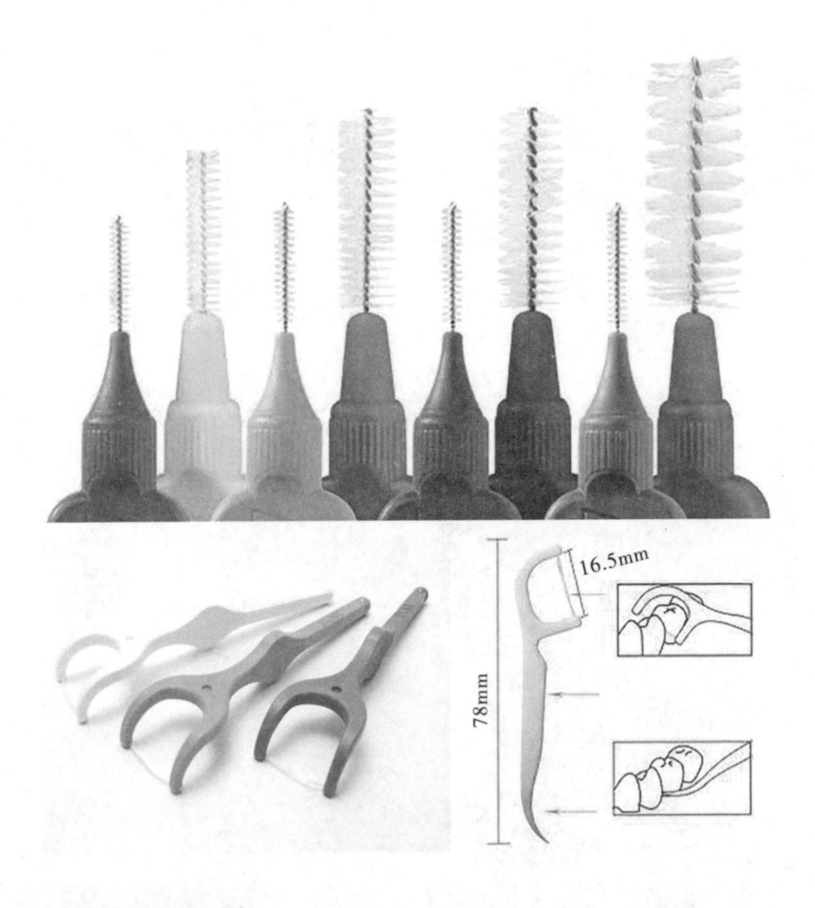

6. 保湿剂　用于口唇、口角、口颊内，必要时用于舌面的保湿。

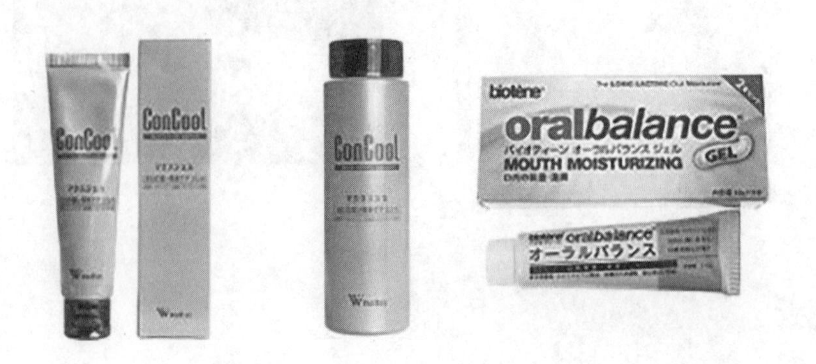

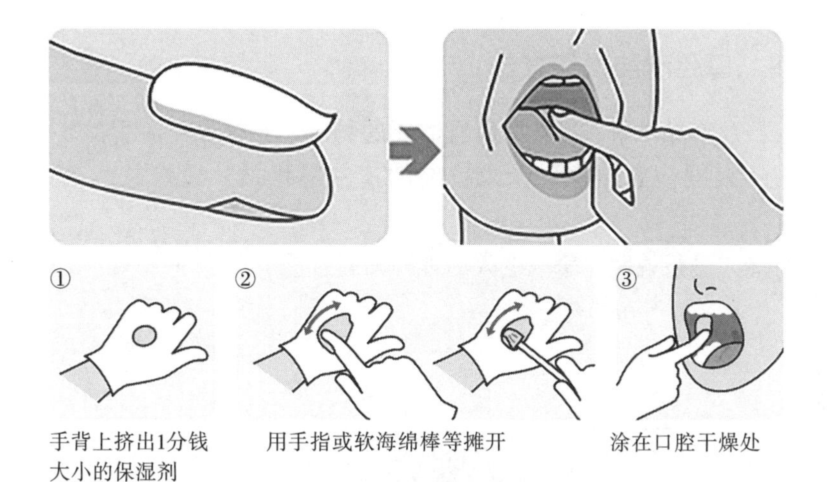

①手背上挤出1分钱大小的保湿剂

②用手指或软海绵棒等摊开

③涂在口腔干燥处

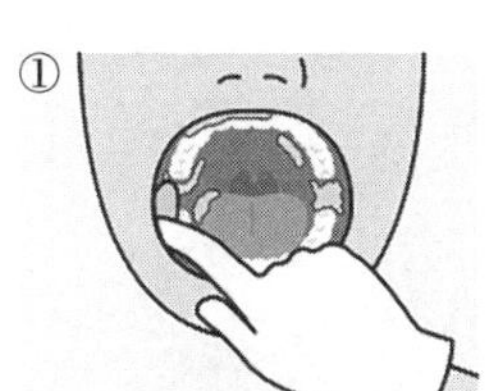

①将保湿剂涂在口腔残留物或黏膜脱落处

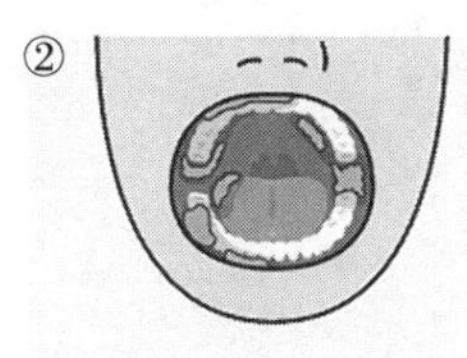

②等候20～30秒（根据情况可以延长）

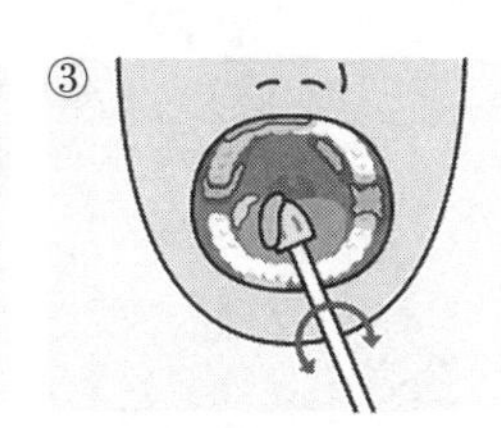

③用海绵棒或湿巾擦拭，不要用力

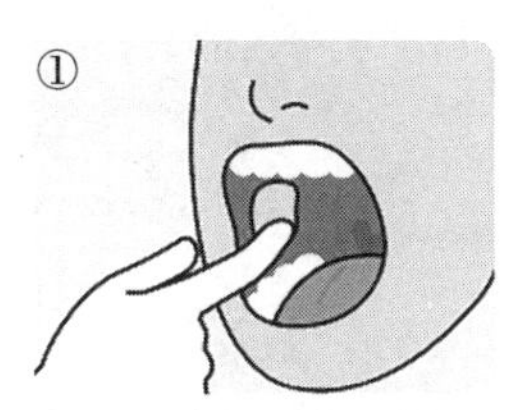

①在口腔干燥处涂保湿剂

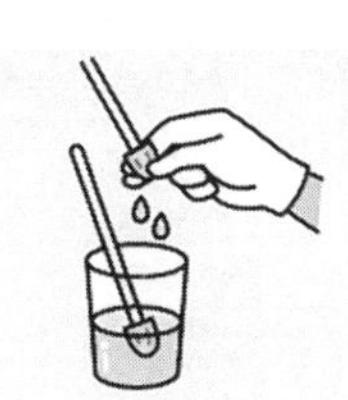

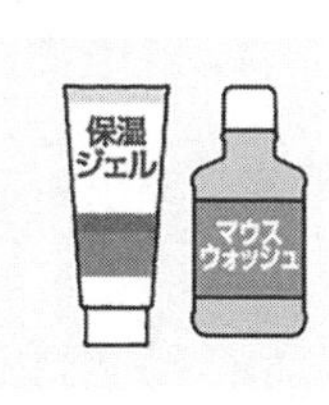

②用海绵棒蘸水，挤掉多余水分；用口腔保洁湿巾缠在手指上

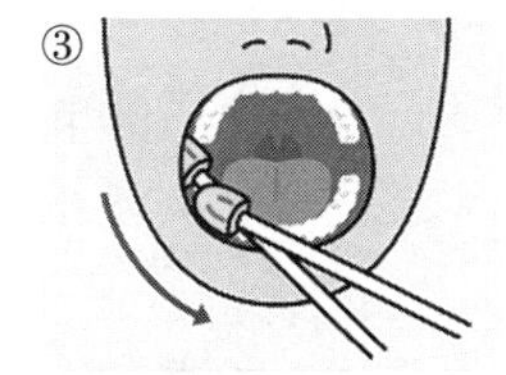

③口腔内牙齿之间等部位，用海绵棒或湿巾擦拭

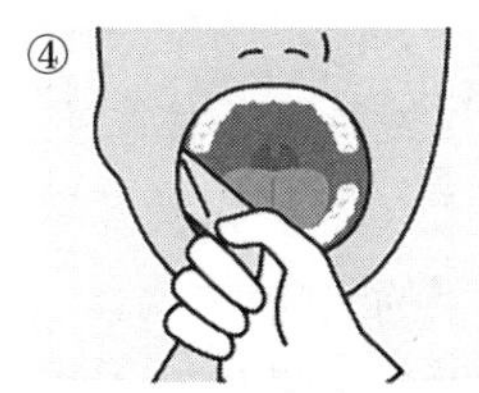

④用手指裹湿巾在口颊内侧擦拭去污

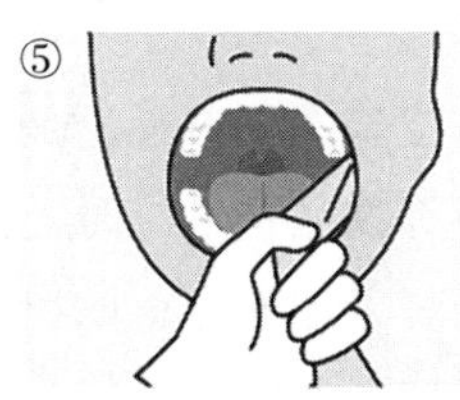

⑤上下左右擦拭所有部位

四、口腔清洁操作方法

人员及物品准备：准备好所有需要的物品，并按操作流程摆放在合理的位置，根据内容，像牙齿或口腔的清洗等摆放，最好是两个人协助操作。

对老人进行说明，争取老人的理解和配合。

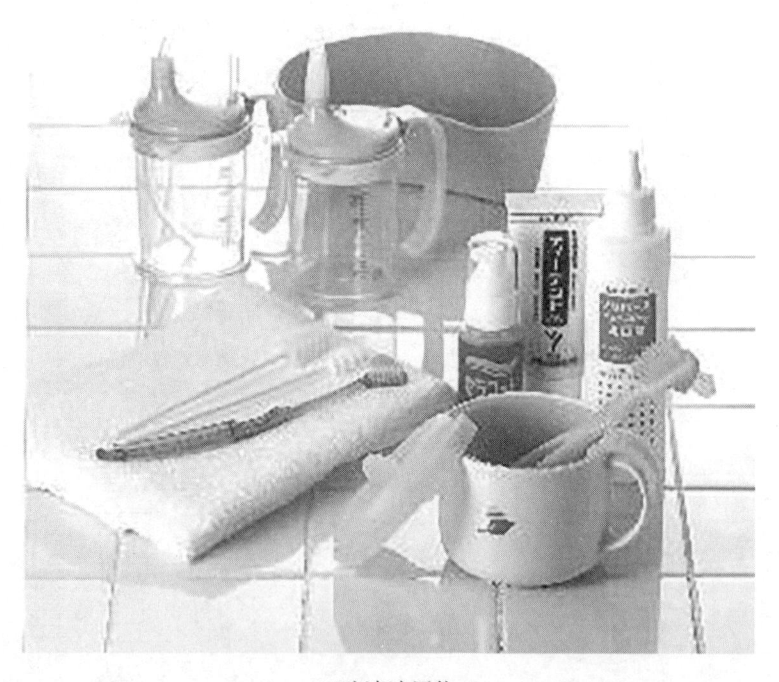

口腔清洁用物

体位等准备：无论是坐位或卧位，体位要舒适；合理使用围巾、毛巾和软垫等物品；坐位时，坐面（臀部和股部后面）要安稳，腰背部要有支撑，足底着地安定；取出使用的义齿。

保持舒适的安定体位，以便于操作和不要污染身体、衣物和床单及被褥等周围物品。特别是对有腰痛、颈椎有问题的老人要注意，避免体位不良引起或加重疼痛。还要有充分的操作空间以便于操作。操作人员要注意体位，以利于操作人员的身体保护。

无论是坐位还是卧位，颈部不能后仰。以颈部腹屈 30° 为宜。这样可以防止老人口中液体流入气管引起气道和肺部感染。

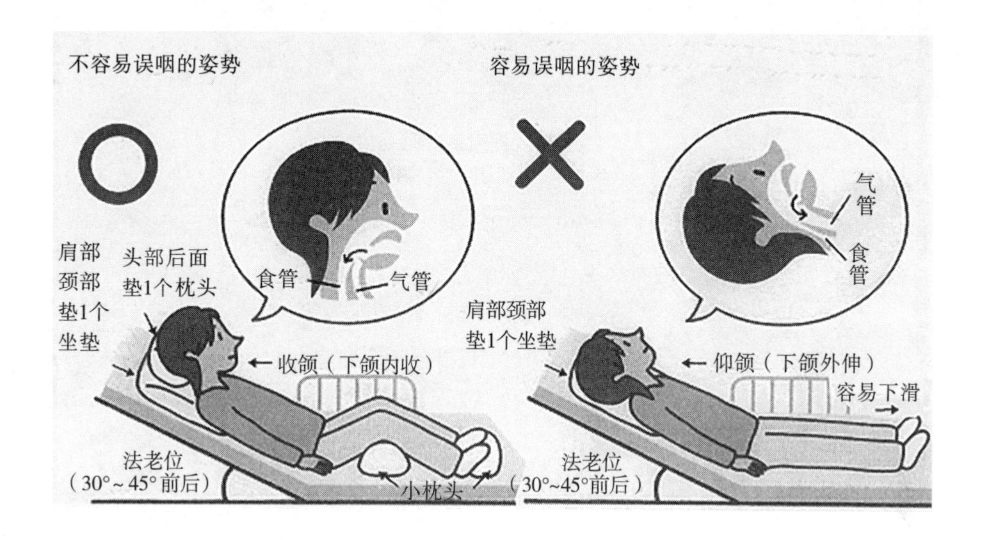

具体体位大致可分卧位、坐位、侧卧位。操作人的体位可以参考以下示意图。

有偏瘫的情况下，如果需要侧卧位，要健侧在下。

操作开始：

操作人员戴上一次性手套，预防感染（操作者与老人间的相互感染，以及由操作者介在的传播）。

取出假牙。

漱口，用 10~15ml 水进行口腔含漱，然后将水吐出。

目的是减少口腔内细菌数量，湿润口腔，活动口腔肌肉，缓和局部肌肉紧张，有利于预防误咽。

必要时使用开口器和防咬器具。

主要是对于有认知障碍者使用。

进行口腔清拭。

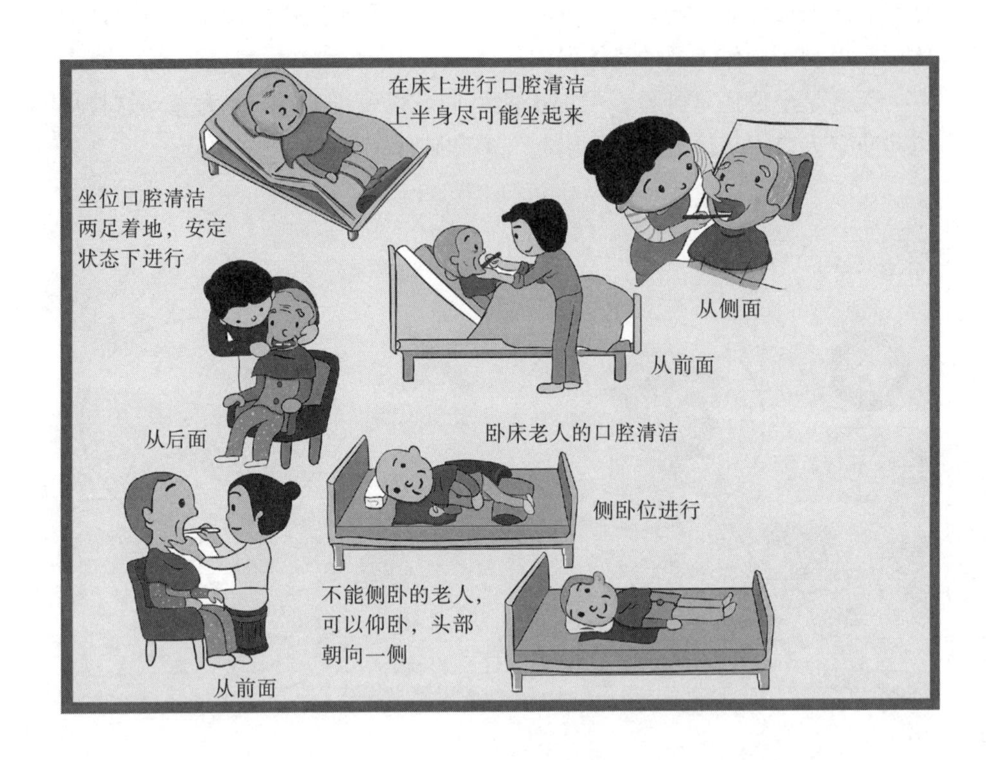

在床上进行口腔清洁
上半身尽可能坐起来
坐位口腔清洁
两足着地，安定
状态下进行
从侧面
从前面
从后面
卧床老人的口腔清洁
侧卧位进行
不能侧卧的老人，
可以仰卧，头部
朝向一侧
从前面

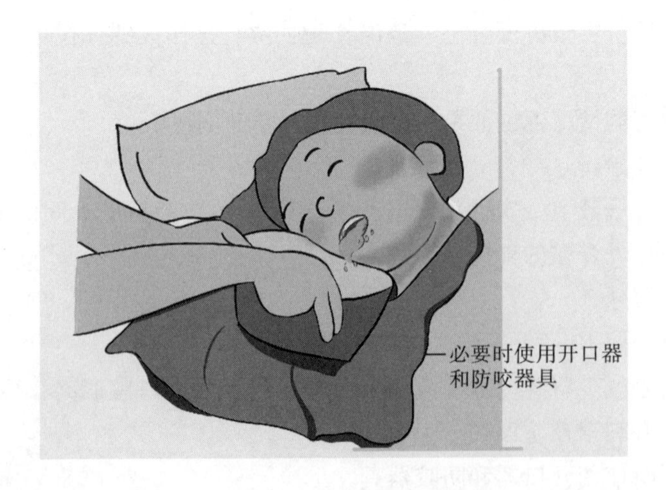

必要时使用开口器
和防咬器具

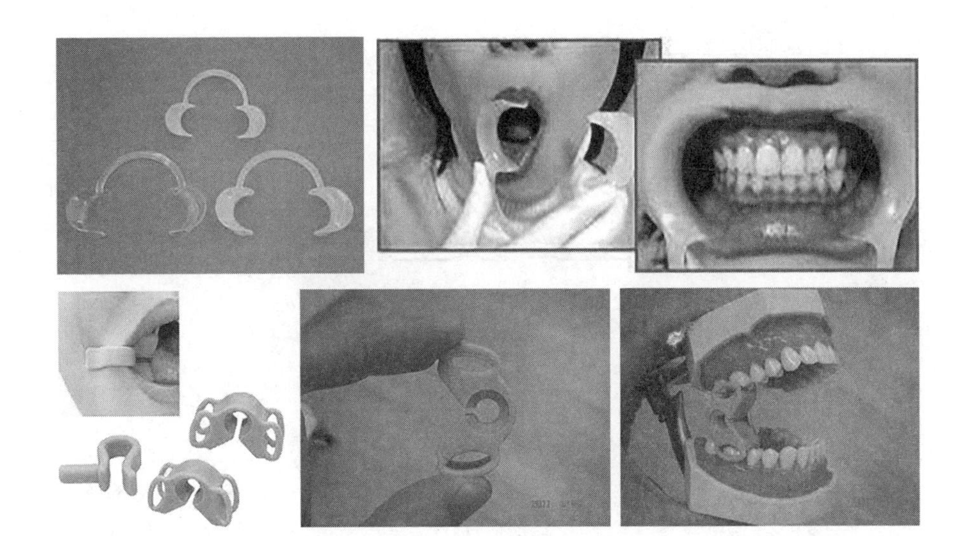

使用海绵棒、大棉签等蘸水清拭（为防止误咽，稍稍挤压棉棒去水），从口唇→口腔前庭（唇齿间）、口腔、口颊内部进行清拭，对使用的海绵棒不断清洗，注意不要引起老人误咽。

由于口腔干燥，唾液分泌减少，口腔内有食物残渣，黏膜剥脱，咽喉及气管分泌物蓄积，口腔内细菌繁殖、菌块堆积等，很容易吸入引起肺炎。

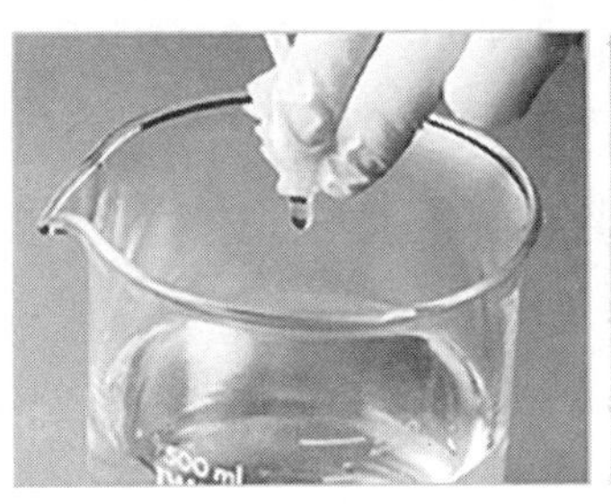

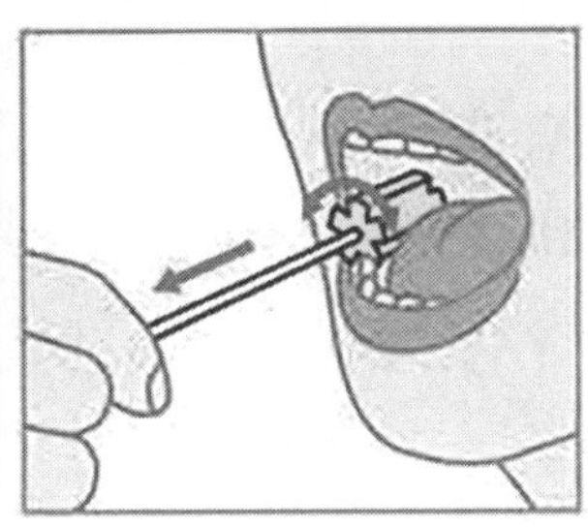

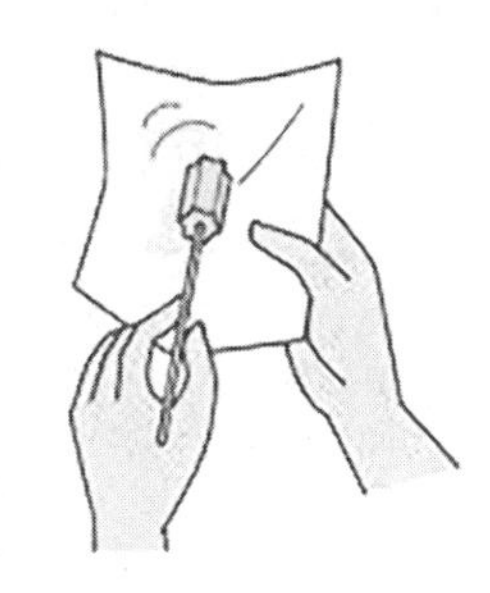

口腔内的操作顺序如下图所示。

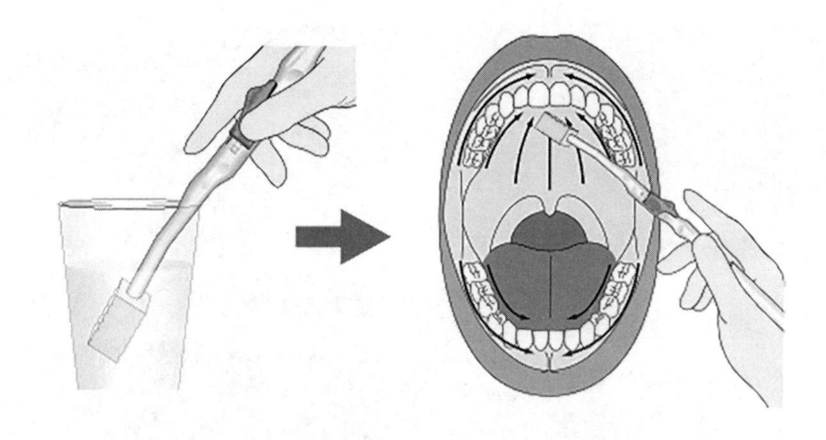

用牙刷刷牙时要使用牙膏；来回动作幅度不要太大；牙膏也不要用量过多，否则会引起口腔内发泡过多；刷牙时要特别注意牙齿的内侧和后面，齿龈与牙齿间的齿龈袋以及麻痹侧的食物残留；根据部位配合使用齿间毛刷。

可以采取以下顺序进行：

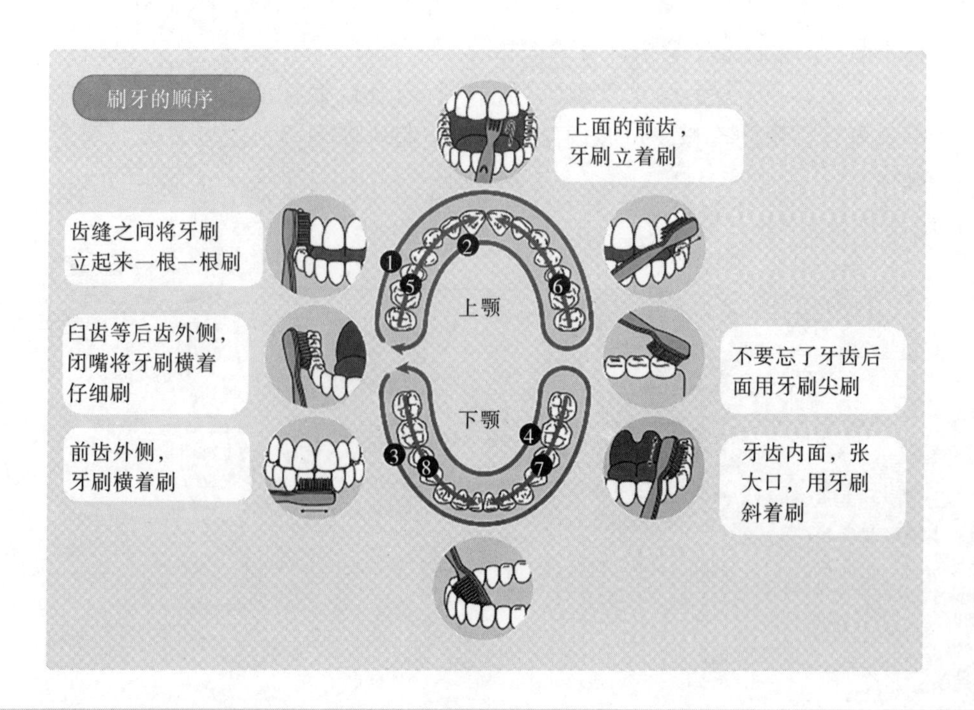

齿缝的清洁可以使用齿缝毛刷。

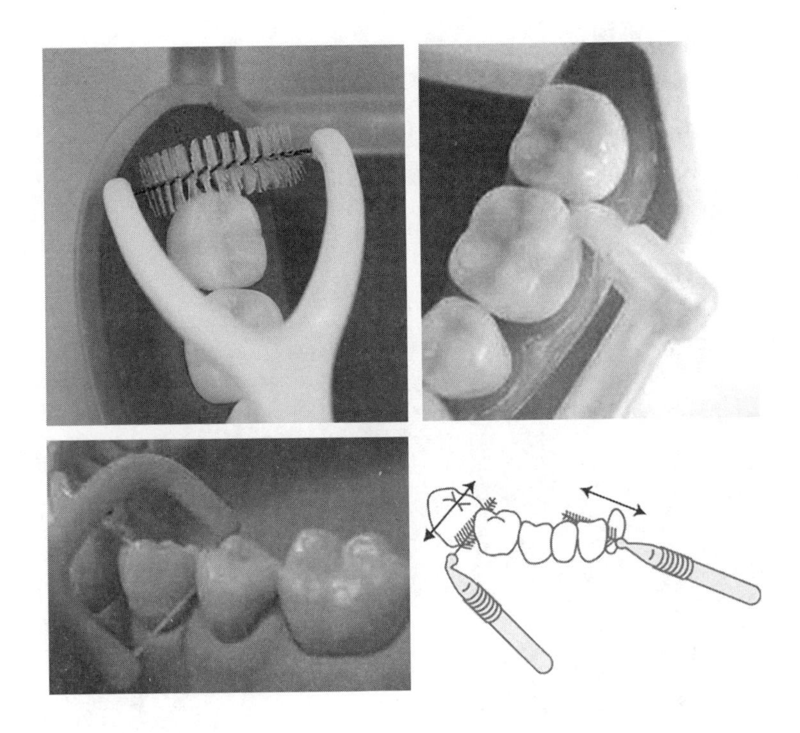

使用吸引式牙刷：

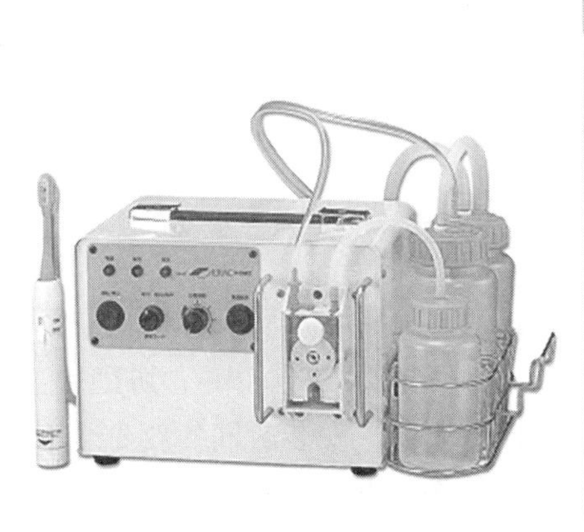

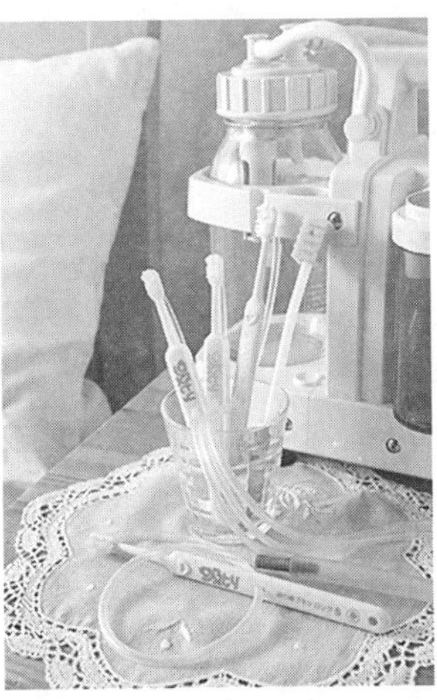

注意不要引起误咽，不要太用力刺激咽后壁和舌根等周围，以免引起咽反射，诱发呕吐。

舌面的清洁处理：

舌体表面平时有舌苔、口腔脱落的黏膜细胞，混杂很多食物残渣和细菌。舌苔的清洁与口腔特别是口臭（细菌繁殖）密切相关。舌苔在口腔干燥时容易附着，舌苔中还存在高浓度癌症诱因物质，引发咽喉癌。在低营养状态下很容易引发误咽性肺炎。

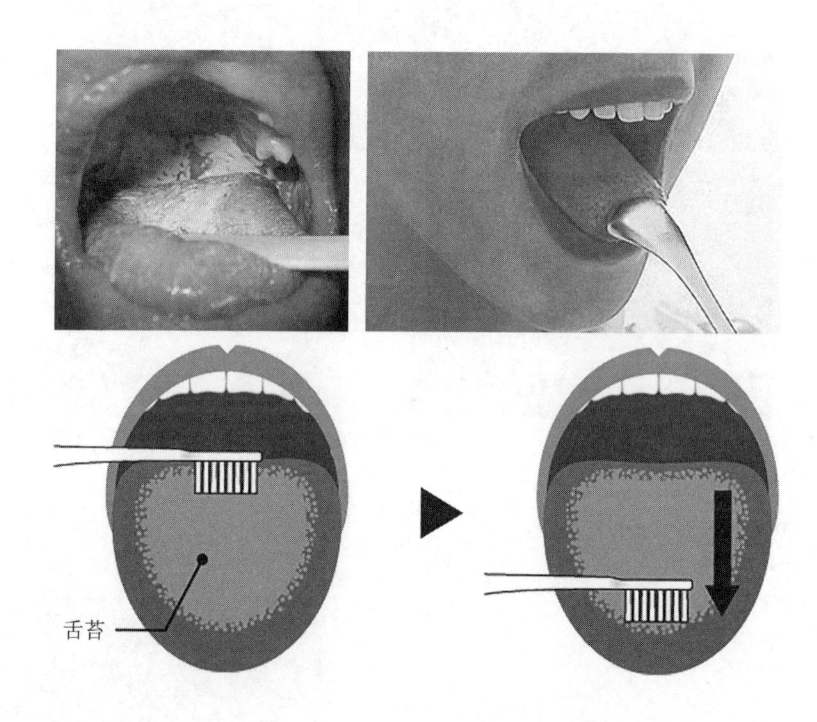

义齿的清洁：

首先，取出义齿，放在专用的洗泡液中浸泡。

对需要协助取出义齿的老人，介护者可以戴上手套，协助取出义齿。上下均有义齿时，先取出下牙，这样方便些。安装时同样要先装下牙。有部分义齿的老人，取出时应注意不要将义齿脱落到咽喉部，以免引起窒息。

取下义齿的方法如下图：

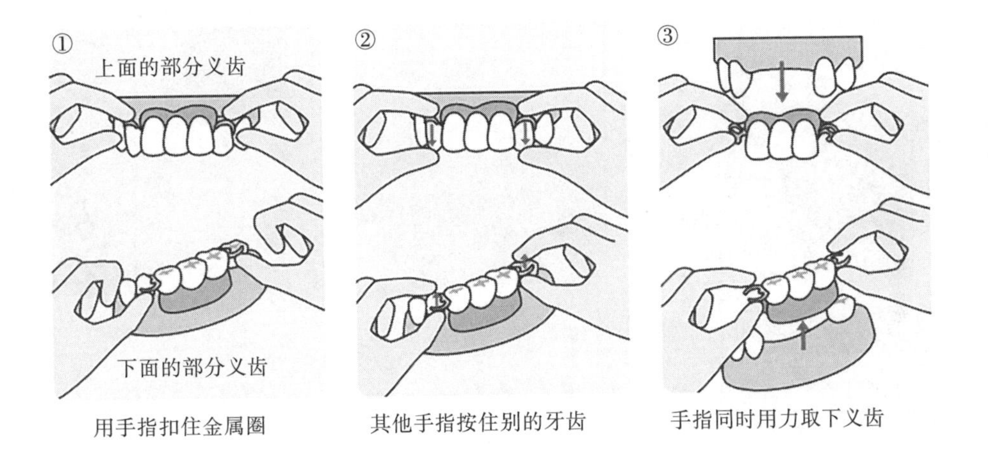

用手指扣住金属圈　　其他手指按住别的牙齿　　手指同时用力取下义齿

口腔清洗的过程中要清洁义齿。义齿的污染会引起口腔感染，继而引起肺炎。

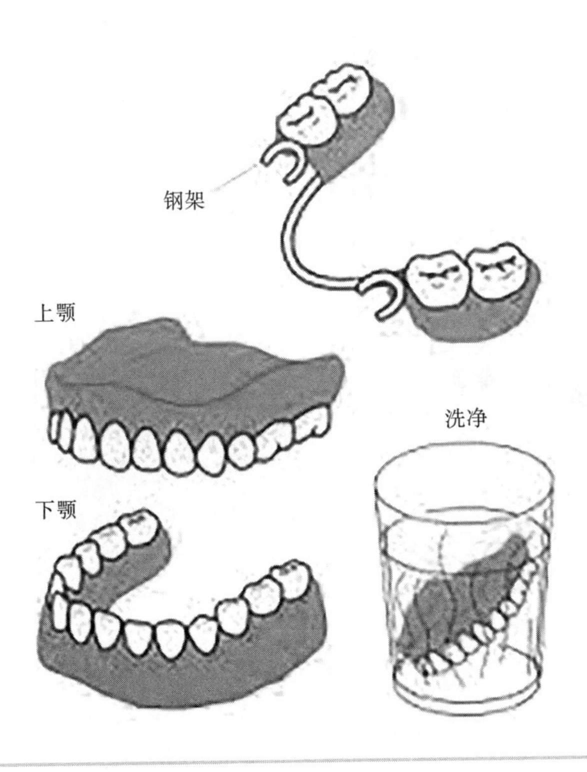

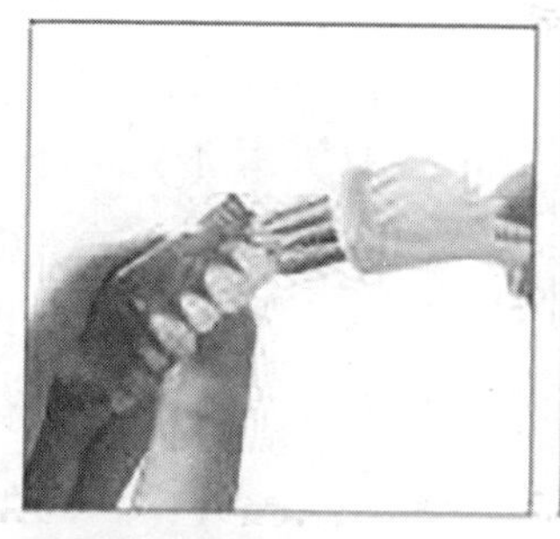

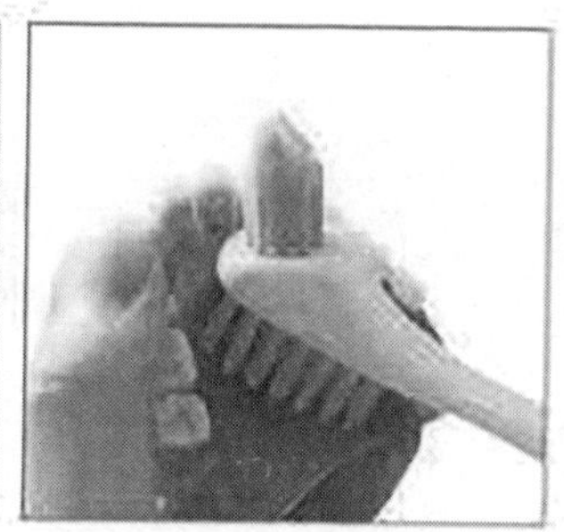

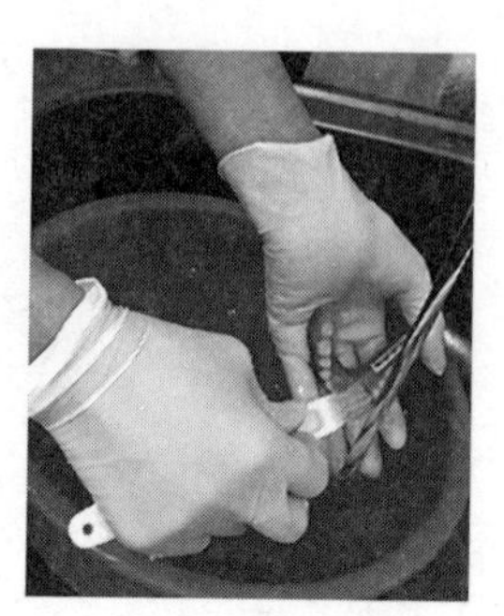

蓝颜色毛刷	用于金属部分以及齿缝间狭窄处的清洗
白颜色部分	用于牙齿以及齿根等部位清洗

清洗义齿时毛刷不要损伤义齿，不要用牙膏等研磨，不要用私自配制的消毒剂或漂白剂，以防义齿变色或变质，不要用热水烫，否则会导致其变形。

义齿往往都很昂贵，千万注意不要损坏和丢失。一旦发生，又不能马上装配得到，后果会很严重。

为了防止齿龈变形、萎缩等，义齿即使在饮食以外时间，也还是使用为好。

专业的义齿浸泡剂有消毒、消臭、除菌、除垢、消除沉着色素和预防口臭等效果。

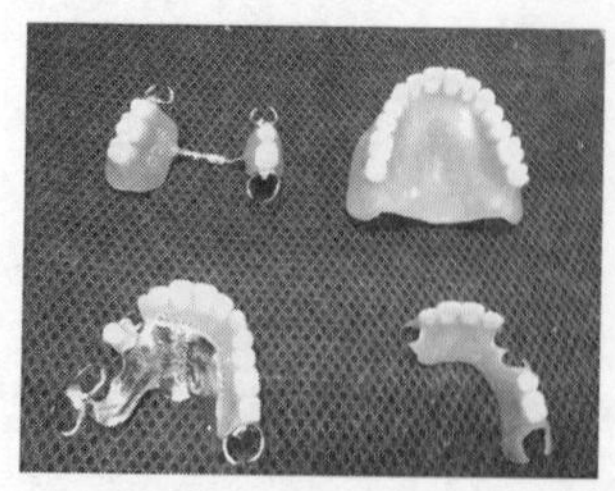

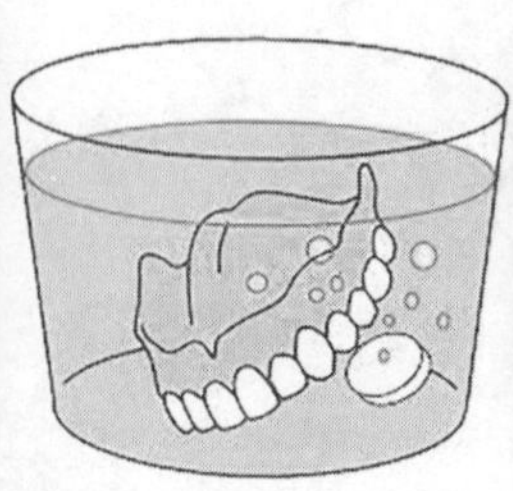

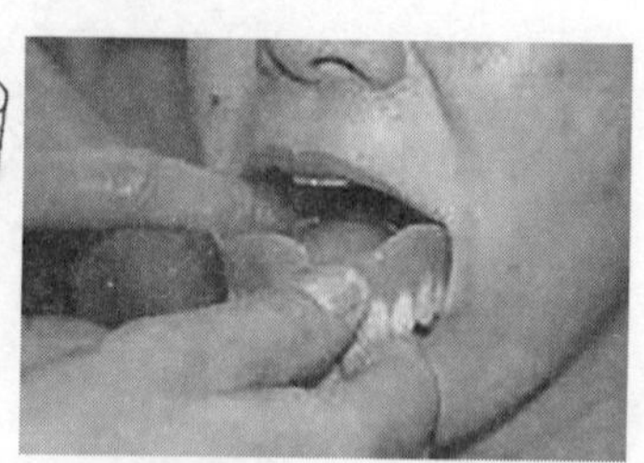

第七节 老年人的营养管理

一、营养的摄取方式

有关营养管理的必要性，这里不必赘言。

当经口营养困难、不能满足需要时，另外的两种营养管理方法也就进入视线，即经管营养和静脉营养。

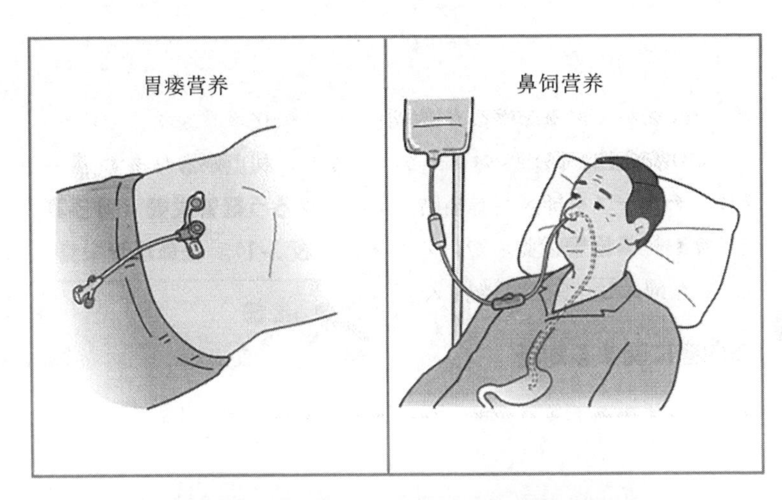

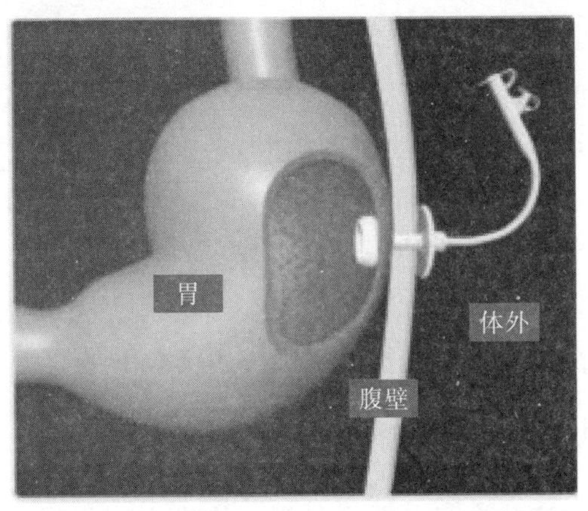

胃瘘（PEG）

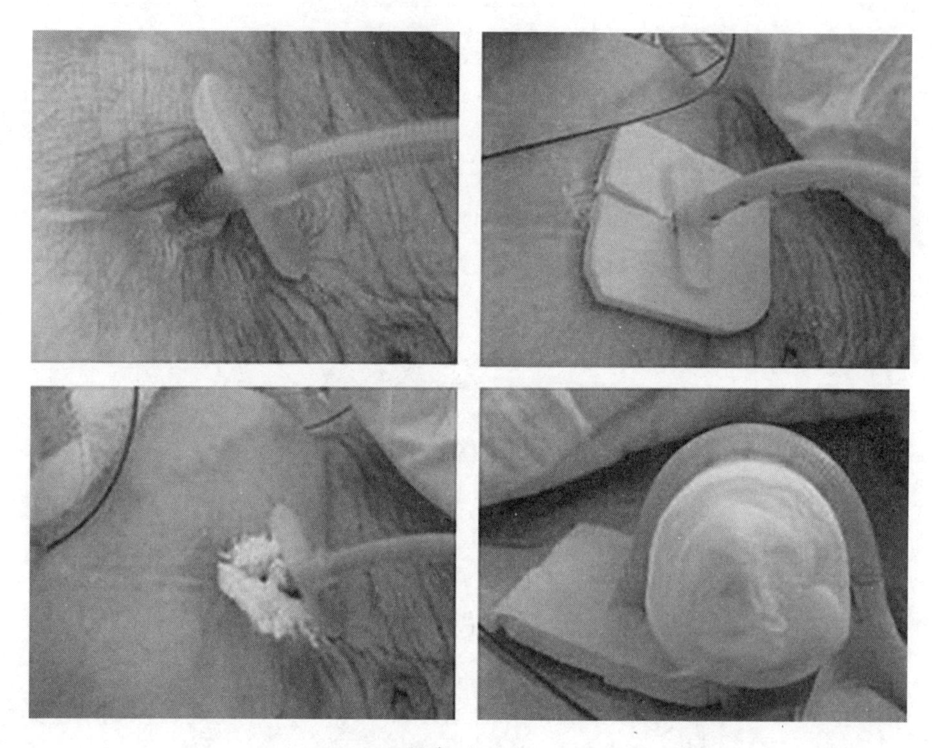

肠瘘（PEJ）

其中经管营养为第一优先，原因是经管营养不像静脉营养，不使用肠管，不会或很少引起消化管功能萎缩和失用，而且营养和生理效果都很好，并发症也少。

经管营养又分两种，一种是经鼻，称之为鼻饲；另一种是经腹壁造瘘[胃瘘（PEG）和肠瘘（PEJ）]。

鼻饲的留置简单，非创伤性，短期应用（4~6 周）时为首选。

二、老年人的营养失调

高龄者随年龄变化全身各器官各组织均发生变化，如肌肉量，健康男性 60 岁以后每 10 年肌肉量减少 10%，其主因为蛋白质低营养状态。

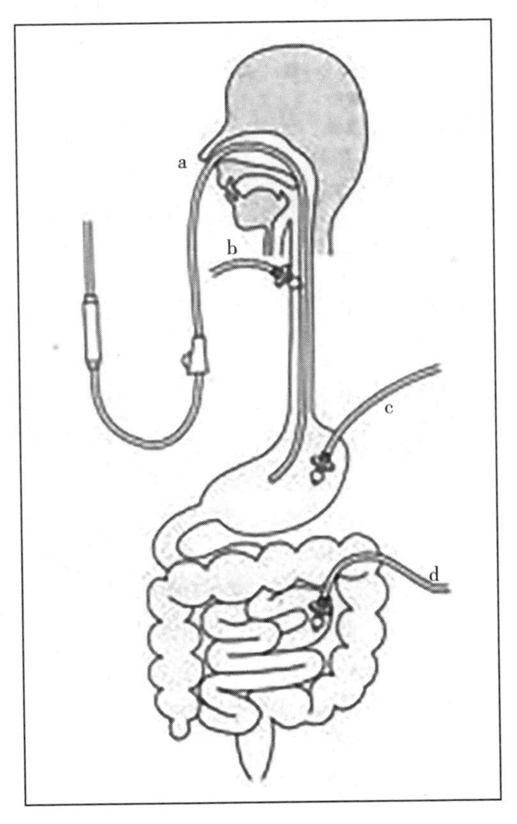

经管营养摄取方式

注：a 经鼻营养；b PTEG 营养；c 胃瘘营养；d 空肠瘘营养。

老年人的低营养状态多由蛋白质摄取不足引起。低营养状态引起很多全身变化，如生活功能下降，容易感染，疾病恢复慢，容易出现压疮（褥疮）等各种并发症，最终危及生命。

三、如何判断老年人的营养状态

老人到了鼻饲或采用其他营养管理的时候，他最关心的是这种方法是否合适？质与量是否合理？那么如何判断呢？此时就需要对老人进行营养评估。

营养评价：包括问诊、触诊等内容，有一系列计测程序可参考。

参考主观综合评价系统（subjective global assessment，SGA），内容如下：

体重变化：过去6个月的体重变化情况反映出长期营养障碍的有无，过去2周之间的体重变化反映短期营养状态变化。

身高情况：身高与体重在计算基础代谢量时需要，最好是提前确认好，实际上测量会有困难。

饮食摄取量的变化：包括零食在内，每天的摄取内容和总量变化直接影响老人的营养状态。

消化情况：尿便情况、饮水情况以及身体状况，如食欲不振、恶心、呕吐、便秘、腹泻、腹胀、疼痛等，这些症状持续时间过长（超过2周）就会影响营养吸收。

活动状况：日常活动情况（是否卧床，步行情况，运动量等）及体力情况等。

疾病情况：如糖尿病、甲状腺疾病、肝脏疾患、肾病等。

全身状况，外观状态：皮下脂肪情况，肌肉状态、毛发、皮肤及指甲状态，各种症状（恶病质、恶心、呕吐、发热、腹泻等），腹腔积液，肠瘘，胃瘘，人工肛门，尿瘘等。

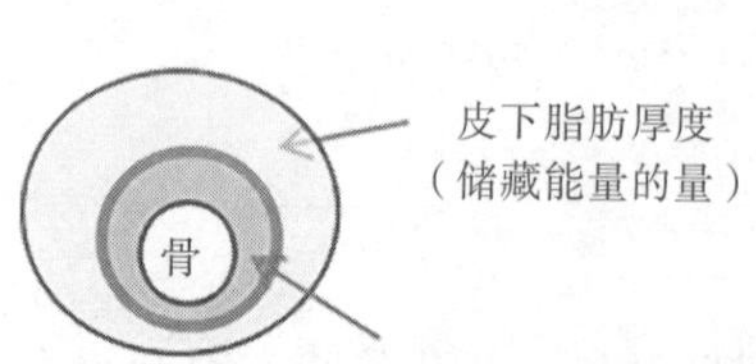

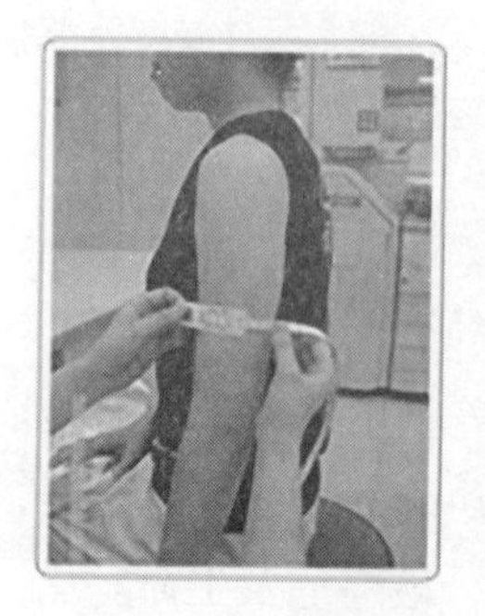

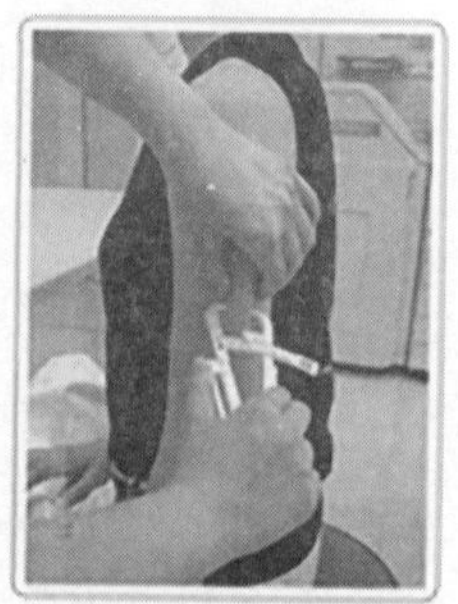

身体测量：

1. 身高　用于体质指数（BMI）计算：BMI=体重/身高×身高。

2. 体重　在评价营养状态时，常有3个数值：

（1）理想体重（IBW）=身高×身高×22

人体所需合适的卡路里量为：25～30kcal×理想体重（IBW）

（2）%理想体重（%IBW）=现在体重/理想体重×100

75%以下为高度营养不良，75%～84%为中度营养不良，85%～95%为轻度营养不良。

（3）体重减少率(%LBW)=(平常体重－现在体重)/平常体重×100

6个月以内体重减少10%以上，或者1日减少率为0.2%持续进行时，为中度以上的营养不良。

3. 骨骼肌量　参考方法是在取上臂中点处，测量周径（AC）和肱三头肌处的皮下脂肪厚度（TSF）。

$$骨骼肌量=AC(cm)-\pi\times TSF(cm)$$

4. 皮下脂肪量（TSF测定）　皮下脂肪量的比较有助于观察该期间营养状态的变化，有利于判断体内的能量储藏量。

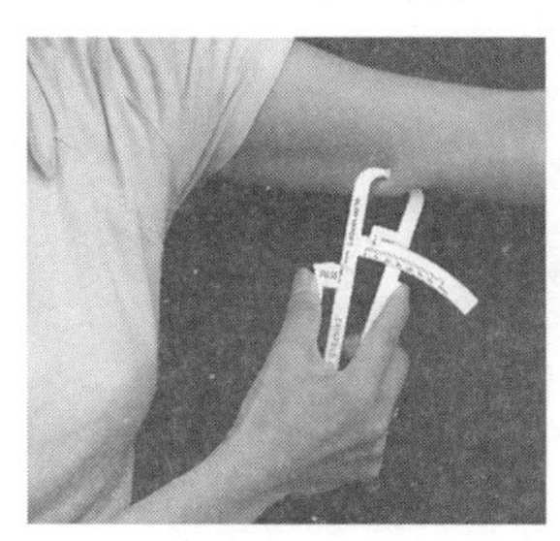

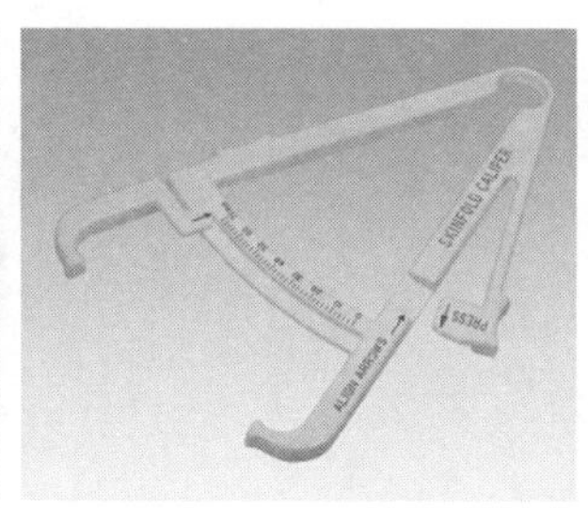

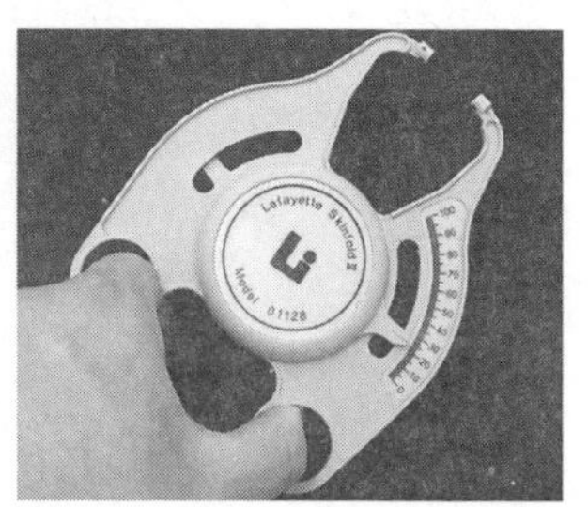

有关营养途径该如何选择，可以参考下图，最终要听取医师意见。

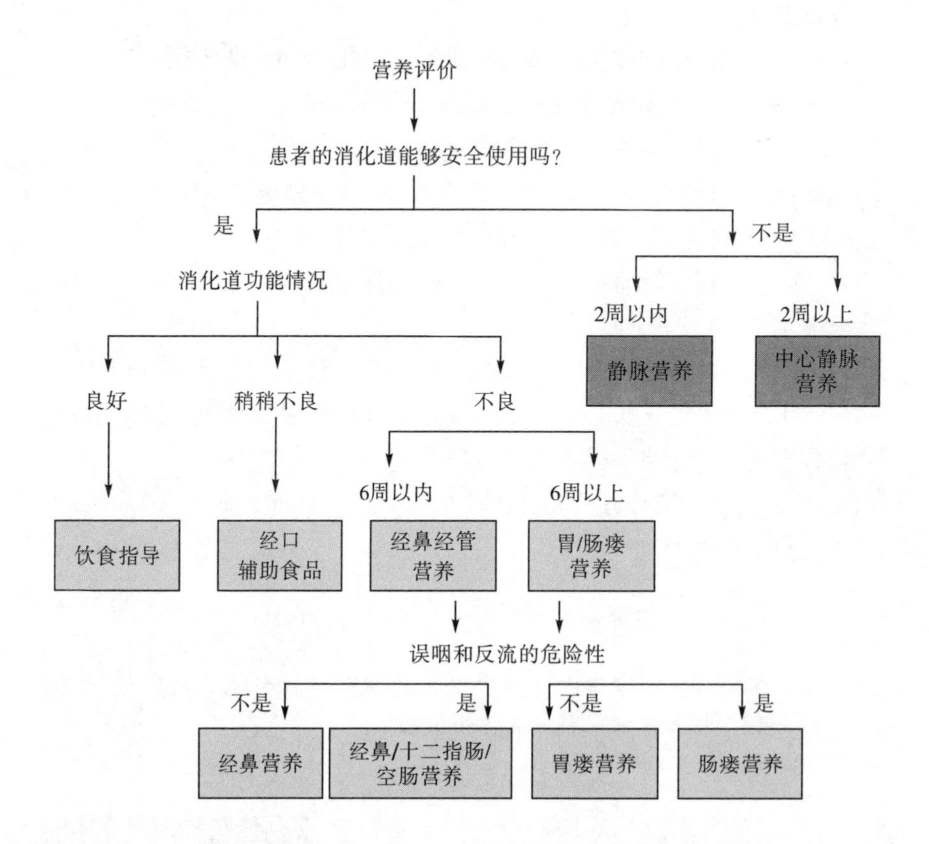
营养评价
患者的消化道能够安全使用吗？
是
不是
消化道功能情况
2周以内
2周以上
静脉营养
中心静脉营养
良好
稍稍不良
不良
6周以内
6周以上
饮食指导
经口辅助食品
经鼻经管营养
胃/肠瘘营养
误咽和反流的危险性
不是
是
不是
是
经鼻营养
经鼻/十二指肠/空肠营养
胃瘘营养
肠瘘营养

第四章　排泄介护技术

第一节　老人介护中的排泄问题

“吃喝拉撒睡”中的“拉”即排泄行为，是人类生存的根本，也是最隐晦、最不愿意别人碰、最不想让人帮助的部分。

排泄，事关生存，尤其是事关人的基本尊严，事关其生活质量。在多数情形下，介护对象往往是自己的父母，或婚姻对象者的父母，特别是异性父母的时候，也就成为家庭介护中最纠结的部分。

正因为纠结和心理抵抗，这部分也更接近于家庭介护的本质。

一、排泄行为的相关内容

排泄行为机制很复杂，相关机制至少有以下内容：

1. 排泄功能是全身功能变化的一部分。与其他身体功能一样，涉及排泄功能的肠管及膀胱平滑肌、内外括约肌和一部分与动作关联的横纹肌，随年龄变化而变化，如萎缩、肌力下降、蠕动障碍和控制功能不全。

2. 不仅是利尿药、镇痛药和便秘药，还有相当多的疾病本身以及对此使用的药物，都对排泄功能有重大影响，如心脏病、肾病、膀胱及肠道疾病、糖尿病和中枢性疾病（脑血管疾病、帕金森病等）等。

3. 排泄动作是日常生活动作的重要部分，排泄行为是一个一连串的组合动作。从精神神志状态，生活空间的认知，尿意、便意的出现，卫生间及便器的位置确认，行走与移动，便器的准备，脱衣，排尿排便，便后处理，着衣，移动等，这些动作要有中枢功能的理解和判断，按程序组合和完成动作去实现。任何一个环节出现故障，都会影响动作的完成质量。

4. 生活环境的改变，如入院、入住养老机构等，生活节奏、生活内容、饮食内容、卫生间等排泄环境或排泄方式的变化等，也会引起排泄异常。

5. 排泄失败的原因很多，对策也很多，根据不同原因采取不同对策。

6. 尿便排泄物的处理是介护的核心，要及时、得体的处理，对于保持卫生、防止出现皮肤障碍、维护老人的尊严都很重要。

二、排泄介护的关注点

与其他介护内容一样，排泄的介护也不是靠爱心就能做到、靠热情就能做好的。老人介护是一项职业技术，是一种职业技能，是一种科学化的操作技巧。排泄的介护辅助，往往是双方都不愿意正视，想避讳的。职业化、专业化、科学化的意识应该是解决的必经之路。

（一）常见排泄障碍

1. 有关尿意和便意方面的问题　老年人的多种疾病都会引起尿意与便意异常。像尿路感染、中枢神经疾病（尿崩症，神经源性膀胱，帕金森病，认知障碍）等，主要表现为尿频、尿急、尿痛、尿意和便意异常等。

2. 有关尿便的保持功能问题（感到了便意后是否能忍耐坚持）　有了便意、尿意，也知道去卫生间，由于尿便括约肌的肌力原因，坚持不到去合适地点排泄。

3. 有关排泄场所的确认问题　感到了便意、尿意，由于意识精神认知问题，不能表达，状况判断有问题和行动障碍。不知道卫生间在哪儿？不知道如何排泄及在卫生间以外的地方排泄等。

4. 移动动作障碍问题　由于身体肢体原因（骨骼、关节、神经、内脏衰老、疼痛、关节挛缩、强直、麻痹、萎缩、肌力下降、平衡障碍等），视力视觉障碍（视力低下、视野障碍等），移动动作出现障碍（如翻身、起床、坐位、起立、行走等）。

5. 环境配套不全问题　如台阶、扶手、有障碍物等。

6. 衣着不便　有肢体功能低下，又有衣物穿脱困难，穿脱复杂，不便原因等。

7. 便器、尿器的使用原因　设施配备问题（如座便以及周围设备没有无障碍设计，身体功能原因无法使用便器等）外，有一些原因是与老年人认知障碍、不会使用便器（手脚不便、笨拙和使用方法不当、失败等）有关。

8. 排泄后的处理困难问题　排泄后的擦拭、水冲、更衣、洗手等；动作不便（上提、解带、结带、解扣等，手的灵巧性下降）；动作不能（关节挛缩、麻痹）等身体原因；扶手、便器不符合无障碍要求；便器周边器具不配套等环境原因；还有认知障碍者对排便行为的理解认知困难等情况。

（二）精神障碍与排泄

时间、人物、场所等认知不能，会话及记忆障碍，日常生活自立程度下降，使老人对于排泄不能正确的理解、判断和行为处理。

出现这种情况时，要对老人有一个科学的专业判断，对老人认知障碍做一个基本评定（从症状、到影像、到认知症评估试验）。

一般顺序如下：

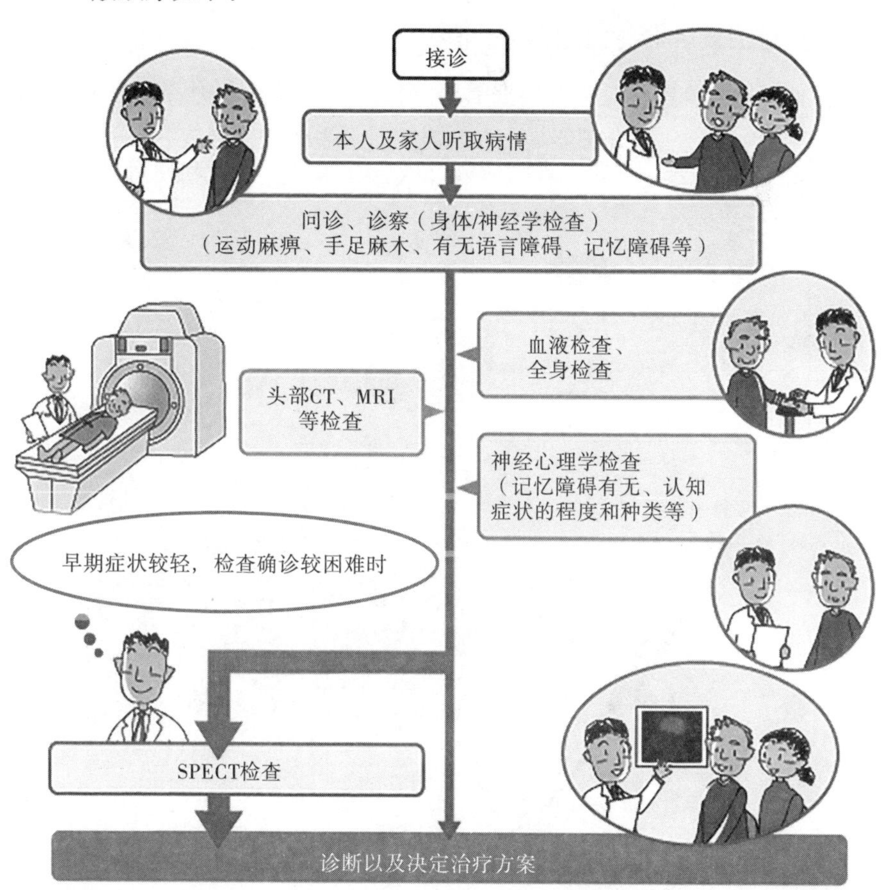

（三）服药情况与排泄

临床上，老年人常服的药物中有很多药物影响尿便，如抗抑郁药、安眠药、镇痛药、镇静药、抗痉挛药、抗胆碱药等，都抑制肠管蠕动引起便秘。

正确掌握老年人服用的所有药物，也是很重要的事。

（四）排泄相关的医学检查

包括问诊、腹部 X 检查、内镜、大肠检查、泌尿系（肾脏、尿管及膀胱）检查、血液检查、CT、MRI 等。

主要区分是功能性还是器质性等；是中枢原因，还是外周原因；是感染性的，还是占位性、变形性疾病等，针对原因进行治疗。

（五）排泄设备器材的选择

排泄相关的器具和设备要根据需要选择。要根据被介护者的介护状态，选择需要的介护方法和介护器具。有时需要对卫生间进行构造上改造。

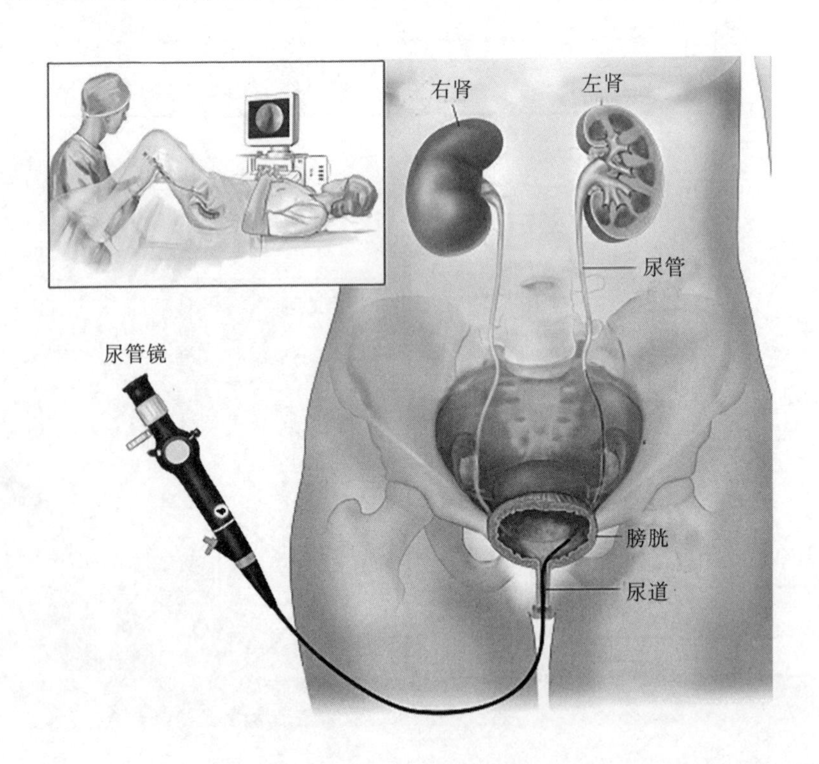

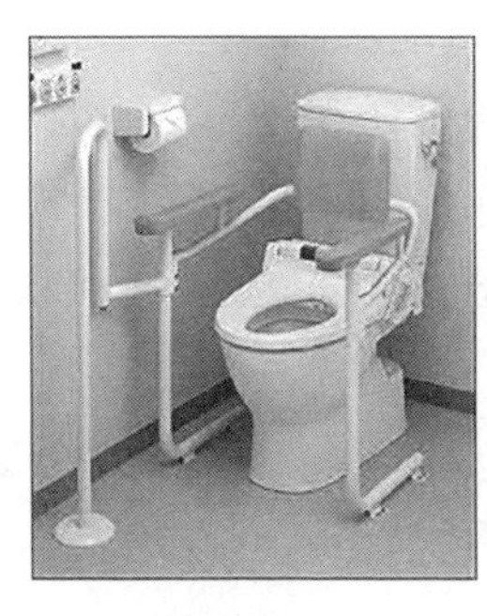

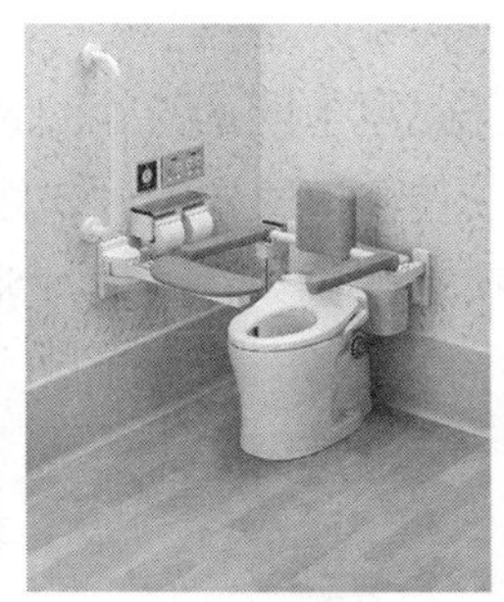

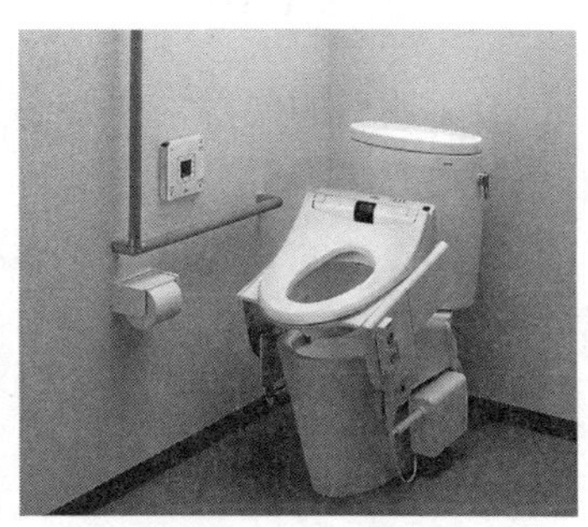

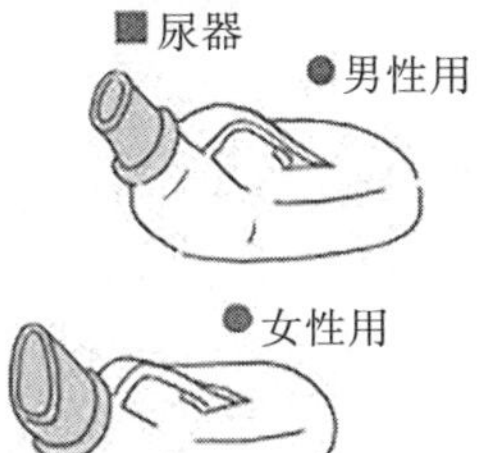

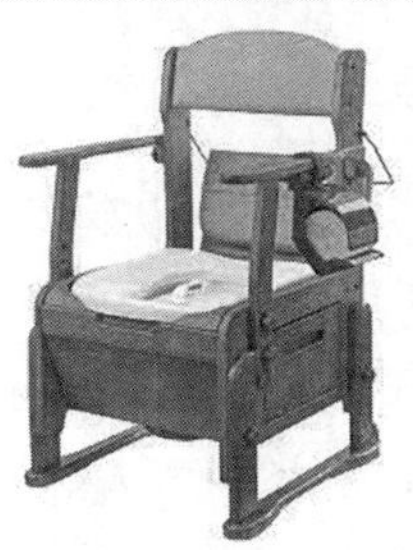

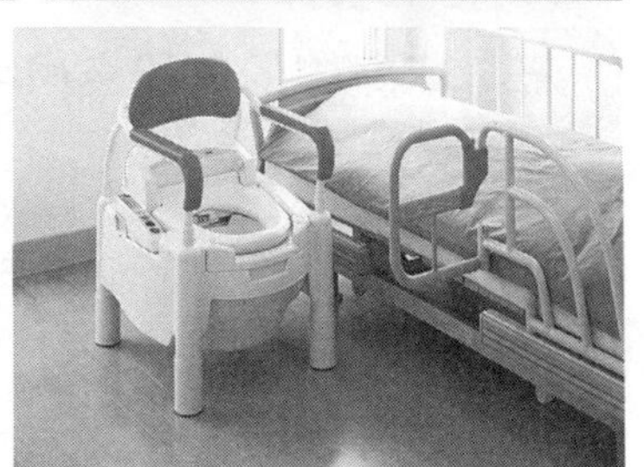

第二节　老人排泄介护的方法

一、尿意、便意的观察

每个老人都有自己的排尿、排便特征和习惯。

如清晨、饭后、每天的次数和频度、量与状态等因人而异，因时节而异，但基本都有规律可循。

当然，自立的老人没有问题。当老人有行动不便，甚至有身体功能障碍（包括语言）或认知等精神障碍时，尿意、便意是否能感知，是否能表达和信息传递，这些就需要周围人细心地观察和把握。

不能表达意愿的认知障碍的老人，当出现尿意或便意时需要细心观察，表现的可能是坐着两腿动来动去，看起来有些心神不宁；或者手伸向两腿之间，表现出一些特征性的动作，这时就要注意，这可能是一种尿意、便意的征兆。要及时诱导其去卫生间。

二、能否忍到去卫生间

有了明确的便意，在要起身到卫生间的这个过程中能否忍得住，对于有尿便控制障碍、失禁的老年人和介护的人来讲，面临的问题也很多。

尿便失禁的发生也有很多医学原因，往往需要治疗，如膀胱炎、糖尿病、中枢性疾病、脊髓中枢损伤等。

除了疾病的积极治疗外，处理方法也有很多，比如根据尿便间隔规律，提前向卫生间诱导等。

三、家庭中的自我空间与卫生间位置

在基本动作、本能动作等方面，人与动物有很多共同之处，如饮食、排泄、生殖等本能行为，生活空间、排泄空间的区分和自我空间的认知（家庭中自己的空间位置，平时坐的位置，习惯的动作和行为，以及对家庭内和周边环境的空间认知，理解和把握能力等）。

每个家庭成员中，大多数情况下，自己在哪个位置吃饭，在哪个位置看电视，在哪个位置看报纸或喝茶休息等，空间虽有交叉，但都基本相对固定。这个和家庭角色、作用、权威性、习惯等多种要素相关。

对于患有认知症（旧称老年性痴呆）的老年人来讲，自己的空间位置如果发生了大的变化，往往会令其产生混乱，如找不到自己的生活用品、无法收拾整理物品，甚至不知道卫生间的位置。

排泄环境的变化，如卫生间位置或座便器等排泄装置发生变化，有时可能表现出无所适从、思想混乱。所以，家庭介护老人时，包括床的摆放方向、生活空间中物品的摆放位置在内，在后期出现认知障碍的阶段时，最好不要轻易变更位置。

四、移动动作的介护

从有便意到移动到卫生间需要一连串的动作，介护有行动困难的老人时，每个动作环节都需要一定的动作理解和介护技术。具体举例如下：

起床的动作，坐位保持动作，起立动作，移乘动作（床与轮椅、座椅间的位置变更），移动动作（介护行走，使用各种手拐杖、扶手，使用轮椅等），衣物的准备，便器的使用，便后处理等一系列与排泄相关的动作，关联到哪些动作环节需要介护、如何介护的问题，需要细致观察，科学应对。

首先，起床动作。

根据个人能力，从动作自立到全介护状态方法各不相同。以自立自助为主、协助介护为辅是基本原则，注意不要过度介护，不要过度保护，要最大限度地维持老人自身的基本动作能力。

起床动作的参考动作图如下：

分别是自立时的起床动作、偏瘫时起床动作、借助下肢工具和上肢工具起床的动作和全介护状态时的介护方法。

起床后的坐位保持阶段，要先注意不要摔倒。坐位保持要注意以下几点。

两脚足底面着地，并一定程度两脚叉开；骨盆（臀部）及大腿后面着床的支持面要大些，骨盆脊柱不要倾斜；膝关节的屈曲度在90°左右，坐面过高容易站起来，但不利于坐位平衡，过低则不容易站起来；也可以借助于扶手、栅栏等物品。

从床边到卫生间或者使用床边便器，也同样分解出自立、介助和全介护等几种介护方法。每个人的身体条件和家庭环境不同，其略有不同。

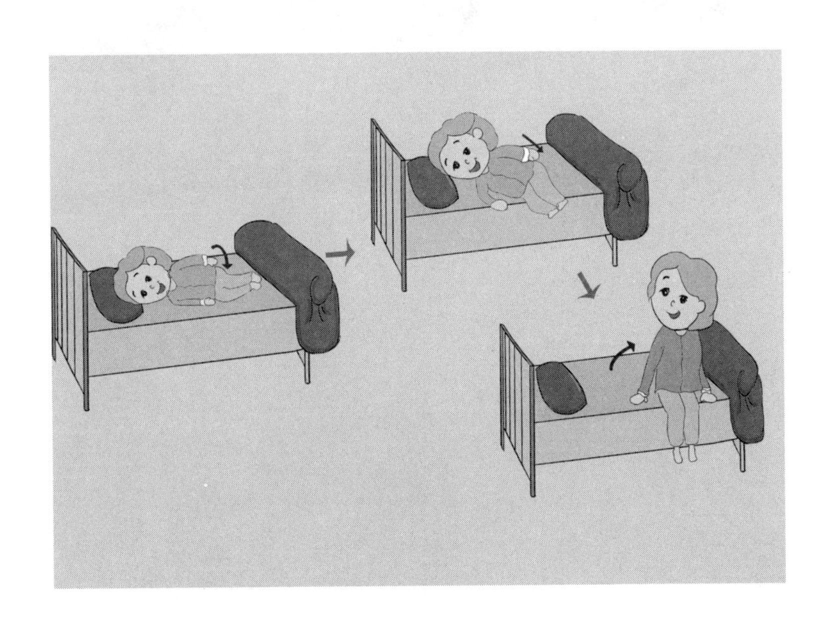

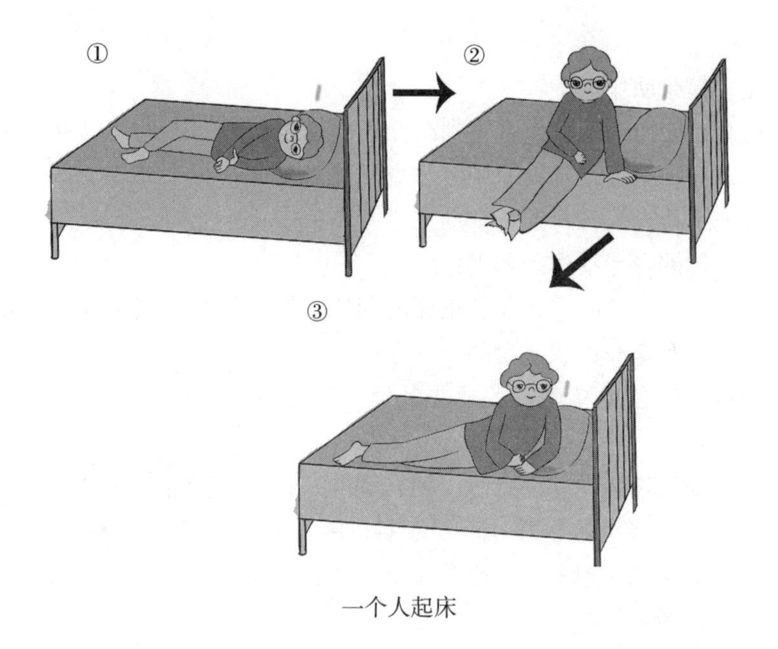

一个人起床

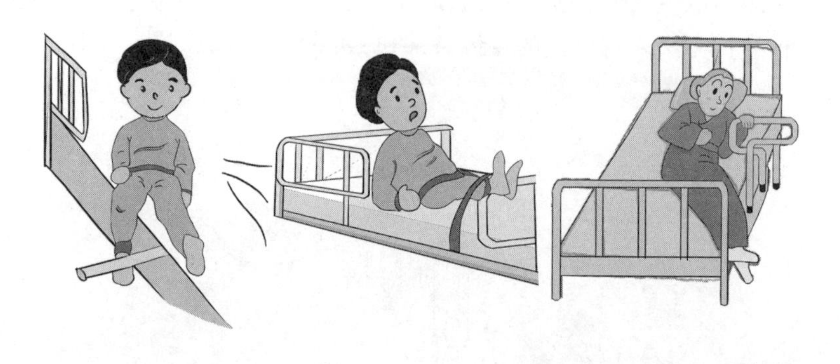

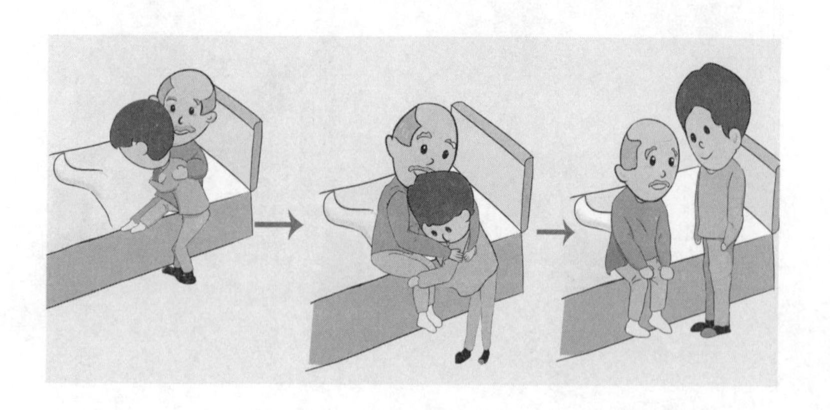

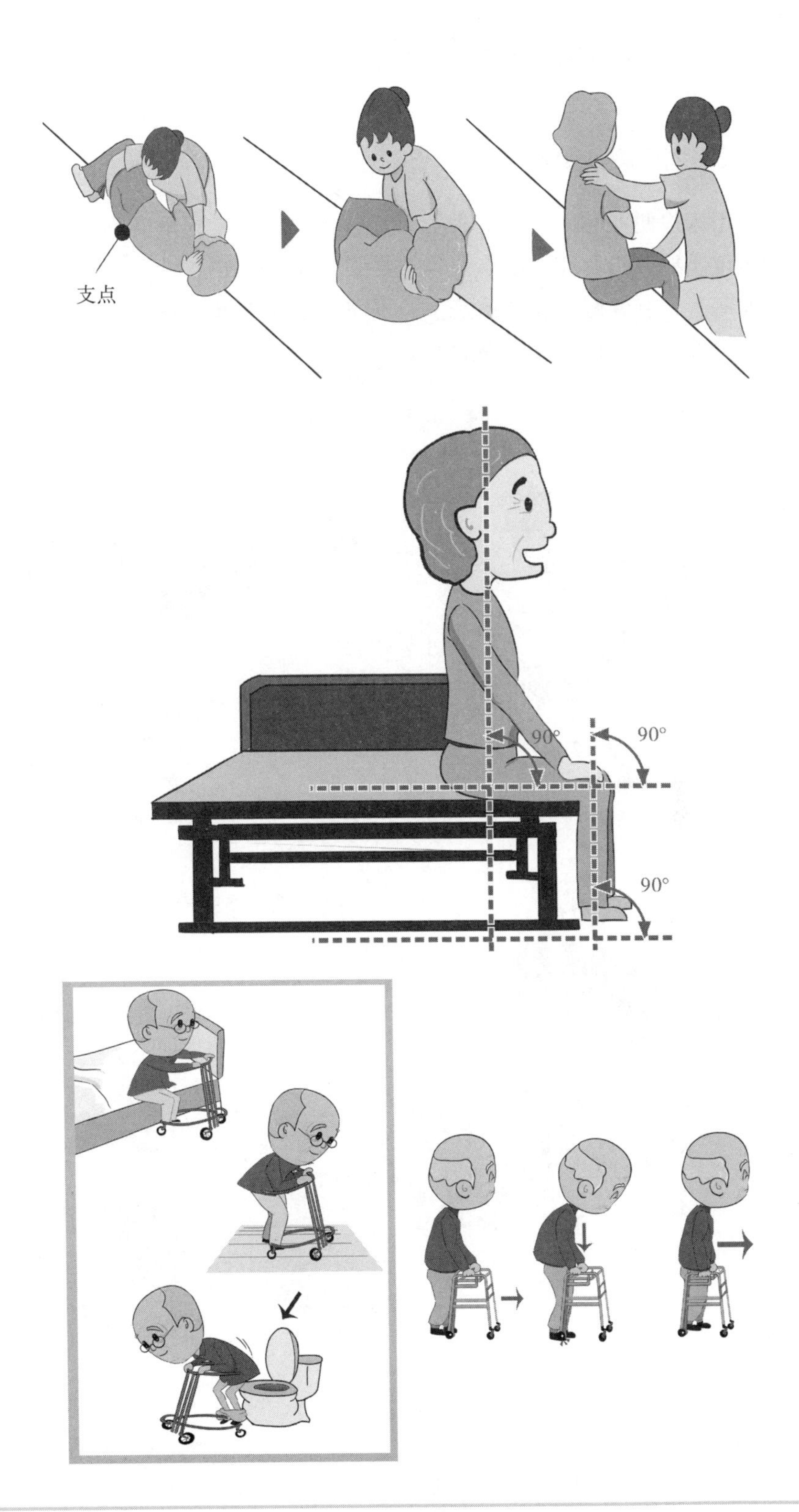
支点
90°
90°
90°

五、使用床边便器

使用床边便器时，便器的种类、式样、摆放位置、角度等要注意。从床边坐位诱导、指示和协助移乘等，要考虑整套动作。

偏瘫者，以健侧上肢抓扶扶手，下肢以健侧为轴、站立之后向健侧旋转，变更方向和体位，臀部面向便器。

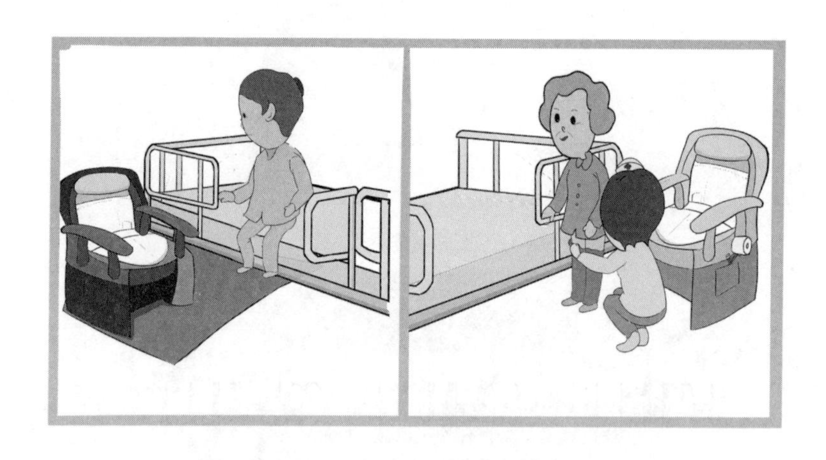

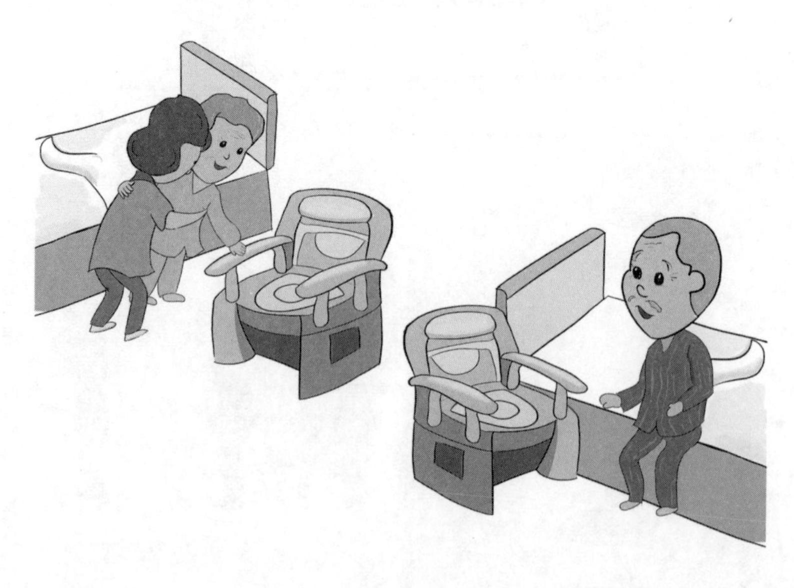

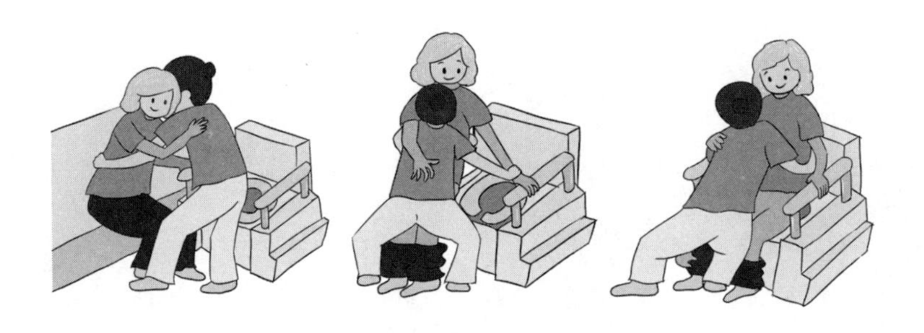

六、卫生间内介护动作方法

偏瘫病例：动作自立的情况。

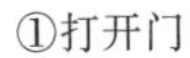

①打开门

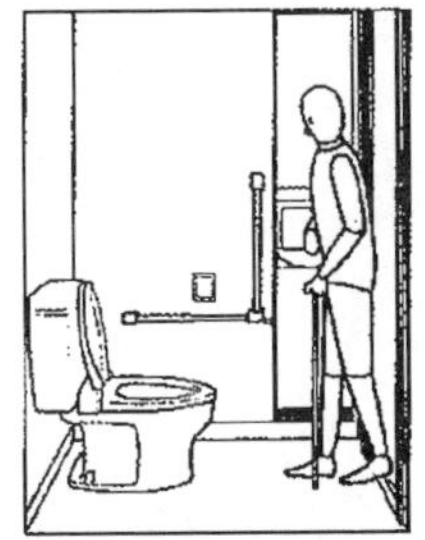

进入卫生间

②放下手杖

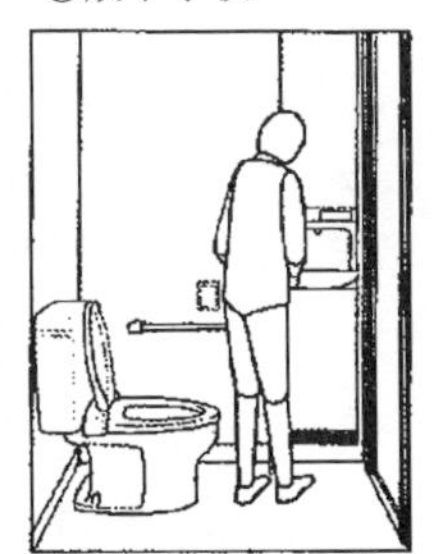

转身背向便器，将手杖挂靠好

③接近便器

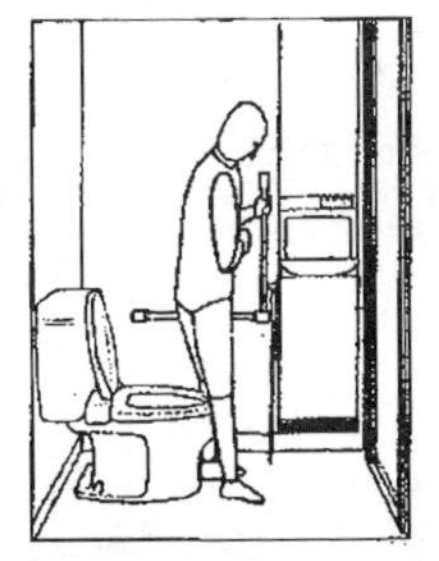

用健手把握扶手，进一步靠近便器

④脱衣服

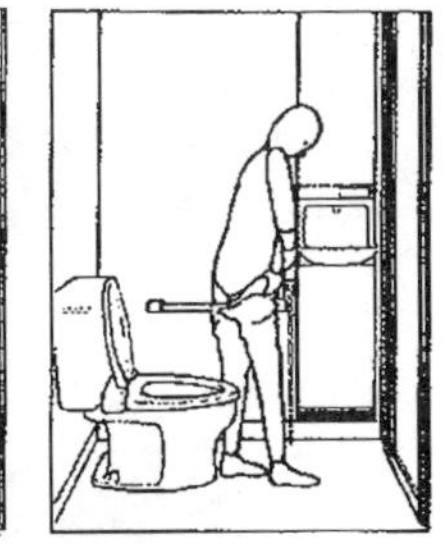

身体靠在立柱扶手上，用健侧手脱下衣服

⑤坐在便器上

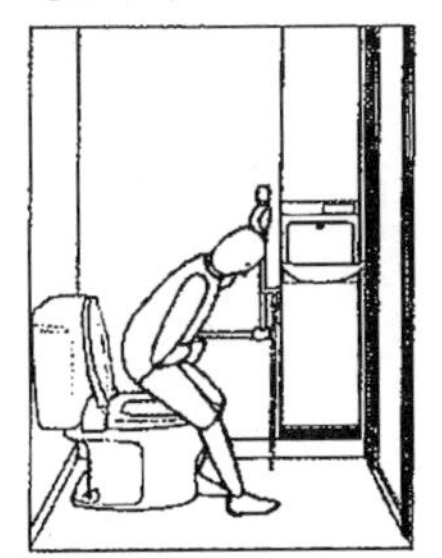

手握立柱扶手，慢慢坐下

⑥排泄

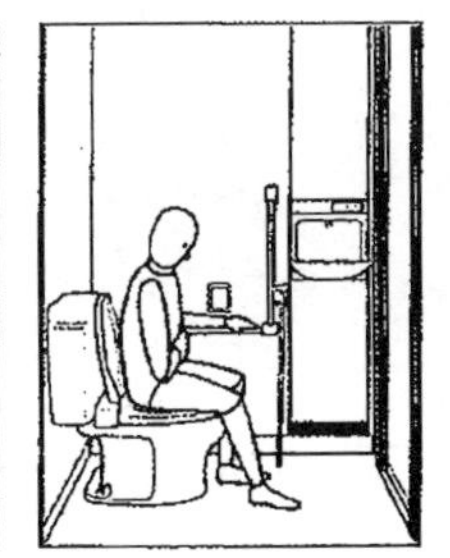

手扶横扶手，保持坐位，排泄

⑦擦拭

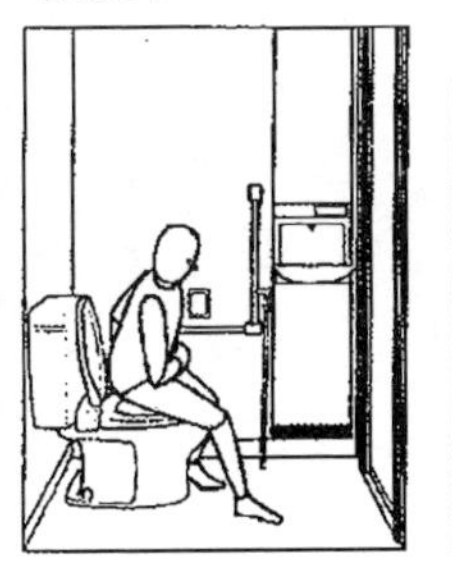

用健侧手擦拭

⑧洗手

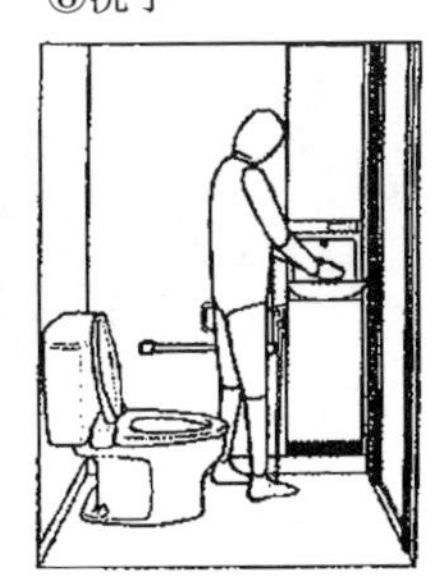

站立姿势洗手

偏瘫病例：需要介护时的情况。

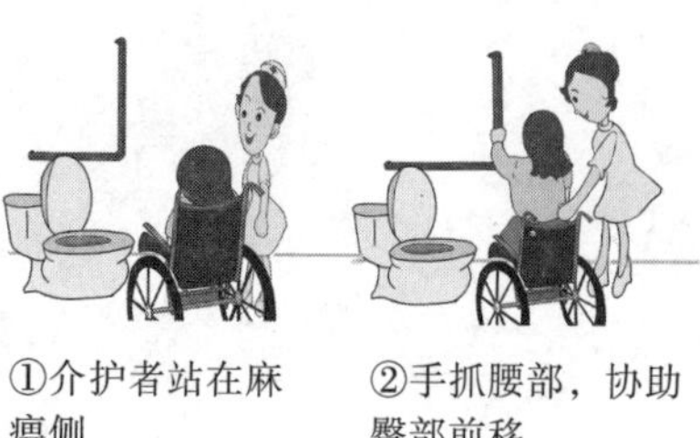
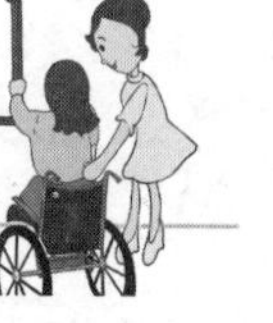
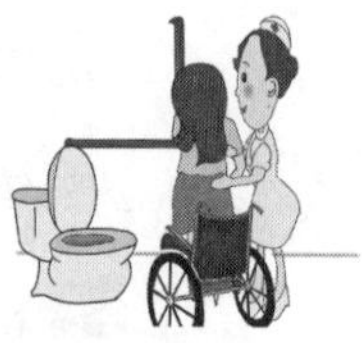
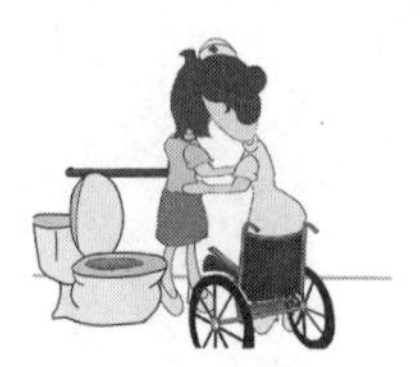

①介护者站在麻痹侧　②手抓腰部，协助臀部前移　③站立时用手扶住腰和腋下　④协助其转身

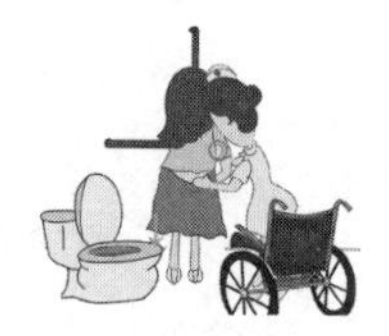
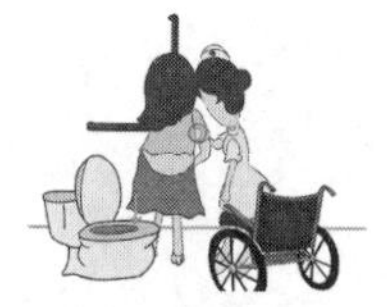
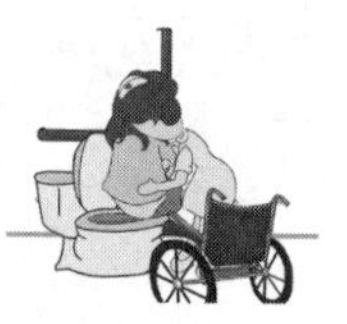
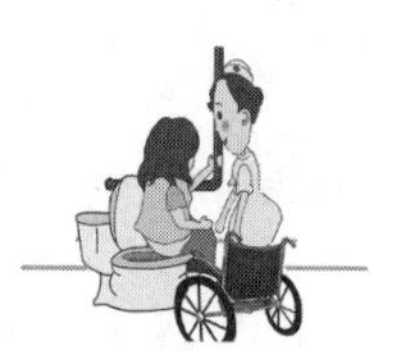

⑤边扶助其站立　⑥边扶助其脱衣　⑦协助其坐下　⑧稳坐于座便

一般老人的介护方法：

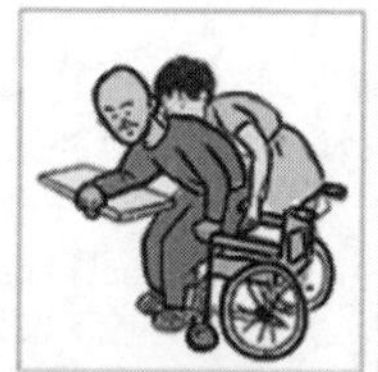
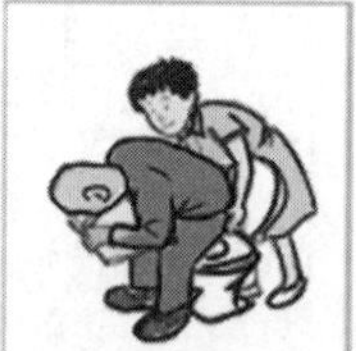
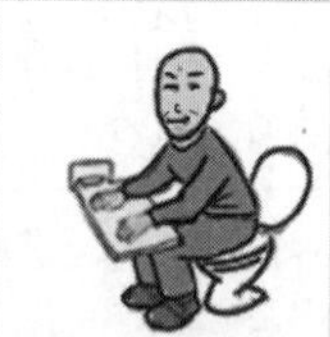
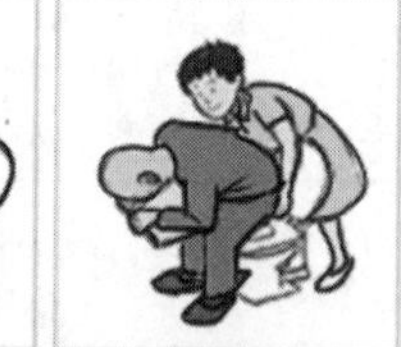

①从轮椅移至座便　②坐下（介护）　③暂时坐下（调整两脚位置）　④扶住扶手重新站起来

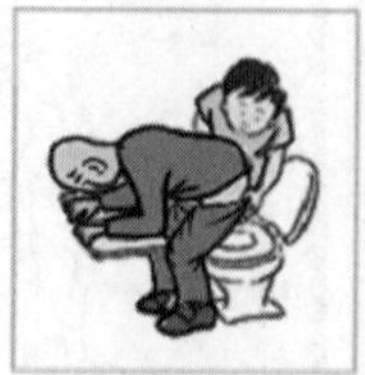
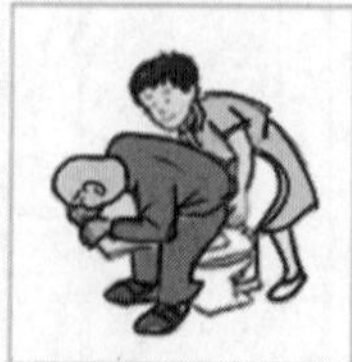
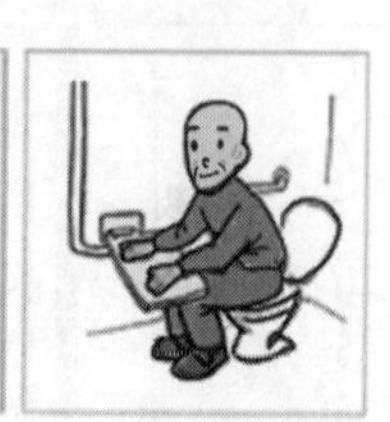

⑤协助脱衣　⑥就座　⑦安定姿势状态排泄

全介护老人的介护：

让老人用手抱住介护者的颈部，介护者抓住老人的腰带或介护用腰带，将老人臀部面向座便后，退下老人的裤子使其坐下。介护者单脚立于被介护者两足之间，两者距离不能太远。接近可以减少介护者腰部负担。

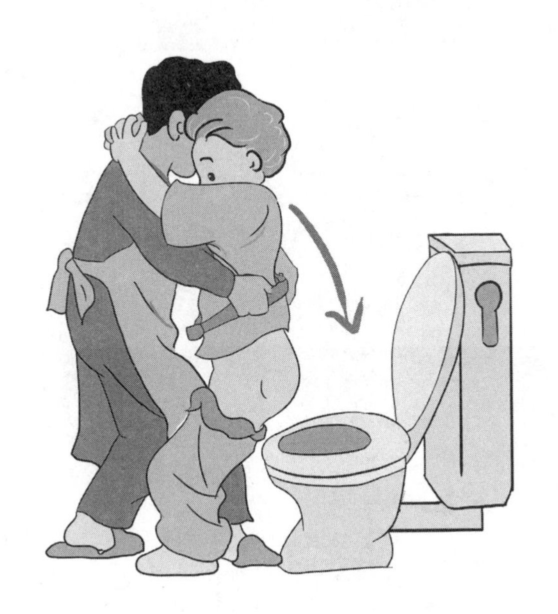

七、床上排泄的介护方法

因某种原因（身体功能低下无法起床，因治疗上受限不能起床等）需要卧床排泄时，这些方面更需要技术。

准备好物品：便器与尿器（男女）、卫生纸、湿巾、浴巾、防水垫(单)、阴部用毛巾、阴部清洗用瓶装水、消臭喷雾剂、一次性防水手套等。

事先说明和环境准备：注意目的说明，注意老人的私密性，理解其羞耻心，注意保护老人的自尊心和尊严。对于认知障碍老人，要取得其家人的理解和同意。保持室内空气流通，还要注意室内温度，不要引起感冒等疾病。

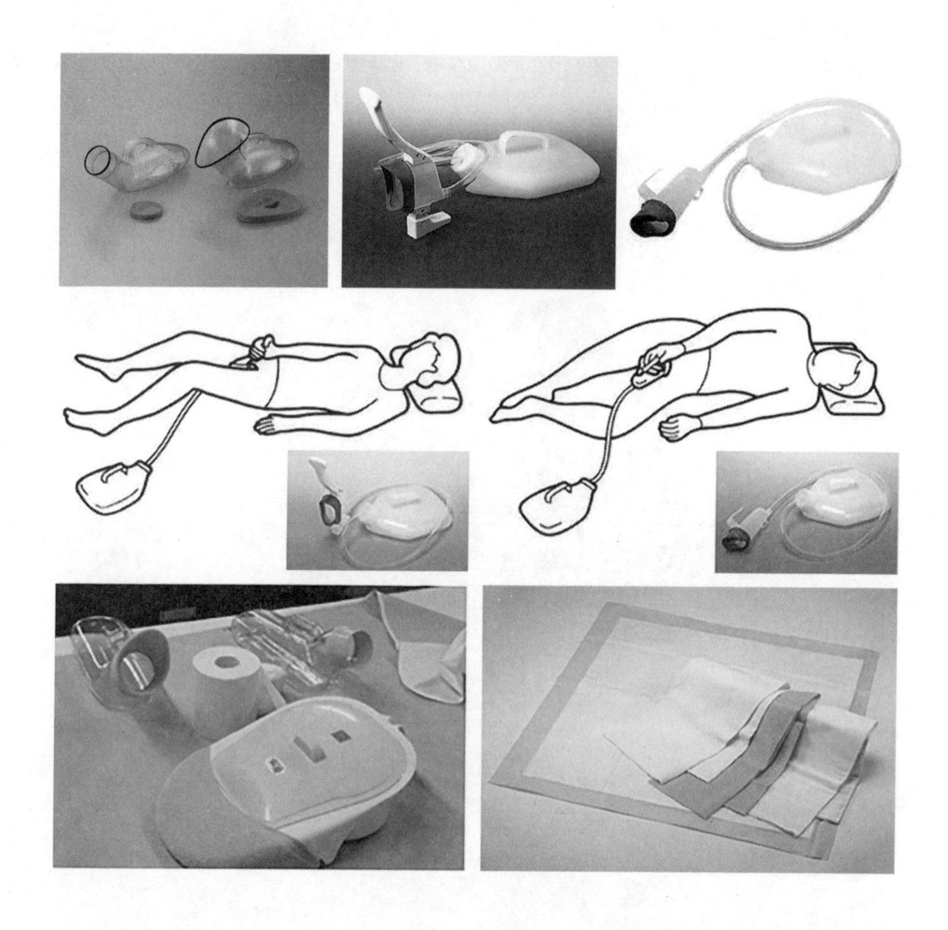

选择合适的器具（大小，男女，目的），注意房间及使用器具的温度（特别是冬季），清理床上的物品应避开就餐时间。

戴上手套整理好床上和床周物品。被照护者一般先采取仰卧位，介护者整理好其衣物，铺上处置单（防水巾）后，在老人身上盖上大的毛巾，然后在毛巾下面脱去其裤子和内衣。

小便时男性老人可以正面插入便器，也可以侧身由本人自己使用尿器。大便时，让老人仰卧位，两膝关节屈曲，抬臀，在腰部用毛巾垫起，插入便器，最好是在骶骨部保持位置稳定。或者先协助老人侧卧位，插入便器后正身。

女性老人在排泄时，阴部用叠起来的长方形卫生纸巾遮盖到便器上，可以防止排尿时尿液飞溅而污染周围。

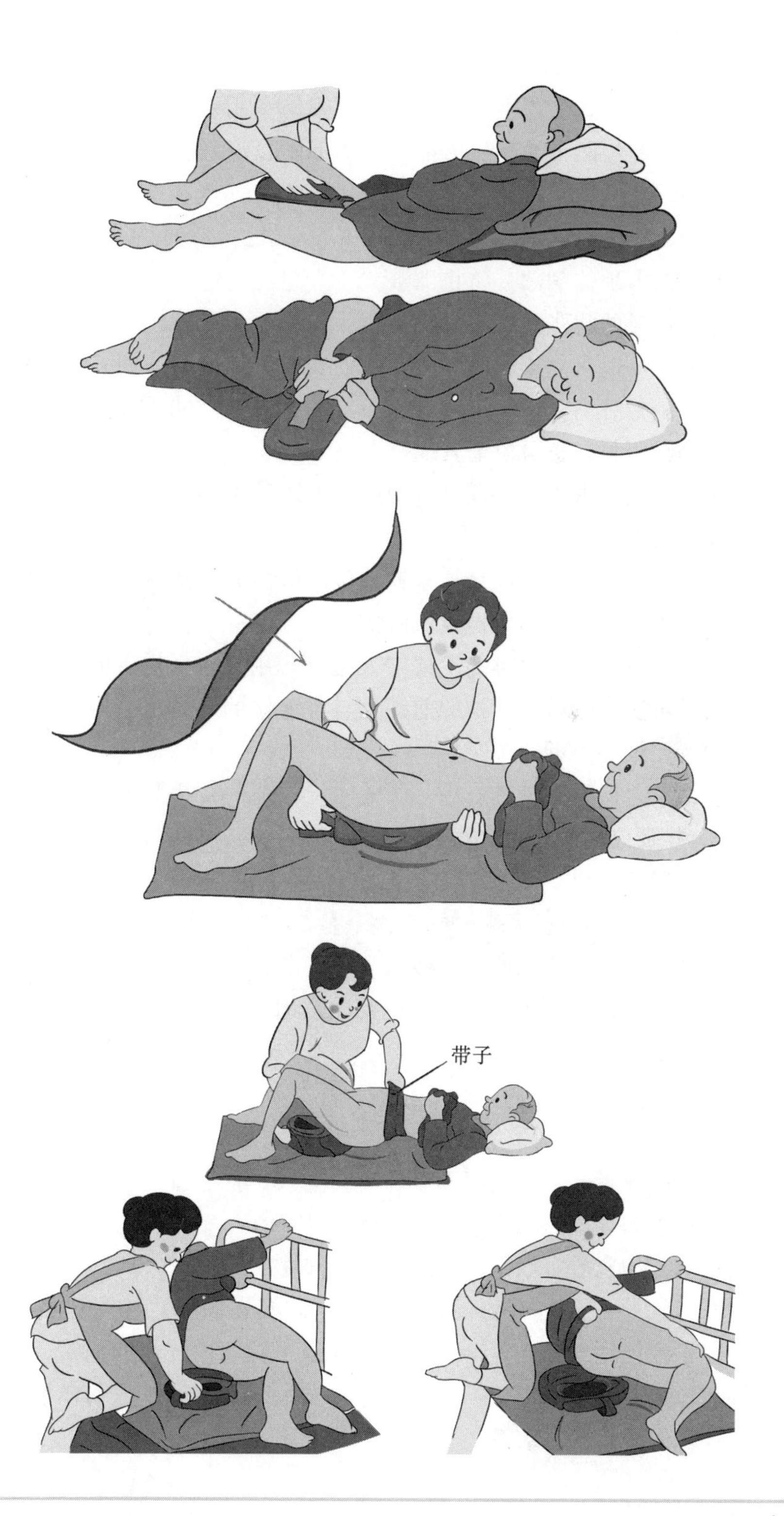
带子

如果可能让老人抬起上半身，这样更容易利用腹压排便。女性老人排便时，可以用便器的下缘稍用力抵住会阴部防止遗漏，另一只手用卫生纸遮掩以防溅漏。

男性老人排便时可同时使用尿器，因为男性排便时往往同时有排尿，尿器也要稍用力顶住阴部，防止飞溅。

摆放便器时两腿张开，排泄时要两下肢并拢以便用力。

当一个人可以自立排泄时，可以协助摆放后离开，待老人排泄完时再入室（呼叫器放在旁边）。如果老人不能自立排泄，并且有排泄障碍时，可以同时协助压腹，也可以请其他家人协助。

排便后用卫生纸擦拭，擦拭后用瓶装温水从上冲洗，冲洗范围包括会阴部和肛门周围。

冲洗后擦干动作，应该是从尿道部位向肛门方向擦拭。擦拭完毕后移开便器，老人取侧卧位，擦拭残留污物。

整个动作过程中，尽可能发挥老人自身作用，包括便后的擦拭，能自己做到的尽可能自己做。介护的前提是自身能做的坚持自己做，自身做不到的介护者要细心协助。

排泄结束之后，整理其衣物，调整体位，洗手（用脸盆或者使用湿毛巾擦拭）。排便之后，当老人很在意气味和秽物时，注意体恤老人的情绪，转移话题，避免难堪。

排泄的整个过程注意观察尿便的颜色、量、气味以及周围皮肤有无异常等。

整理垃圾物品。注意便器、秽物等不能放在桌上。考虑老人的羞耻心和其他人的感受，包括扔垃圾过程也要注意遮盖等，应避免他人看见。一切要尽可能不让老人感到不快。

八、衣着上的注意

长期卧床或者几乎是闭门不能外出的老人，在衣着上既要避免造成懒散无生活意志的环境与气氛，也要注意起居方便。

居家老人的衣着有以下几点要求：①衣物有伸缩性，轻质素材布料；②裤腿开口大些，或者有侧面拉链开口；③容易脱穿；④操作容易的构造，最好不要使用纽扣和复杂的腰带；⑤根据疾病情况，如偏瘫、肢体水肿、膝关节痛、关节变形等，选择合适的衣服；⑥根据排泄动作情况，选择带不同位置开口的服装等。

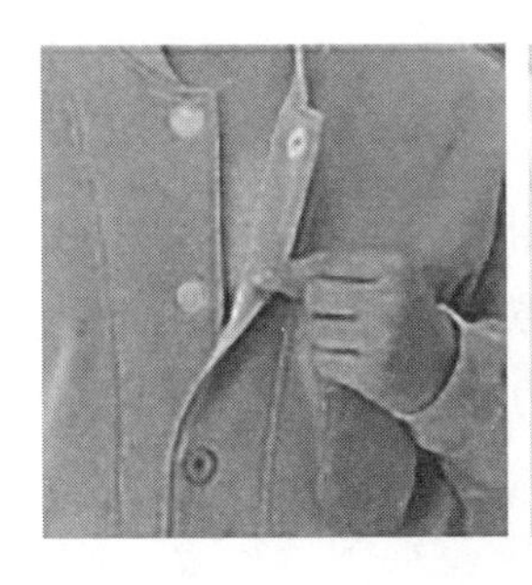
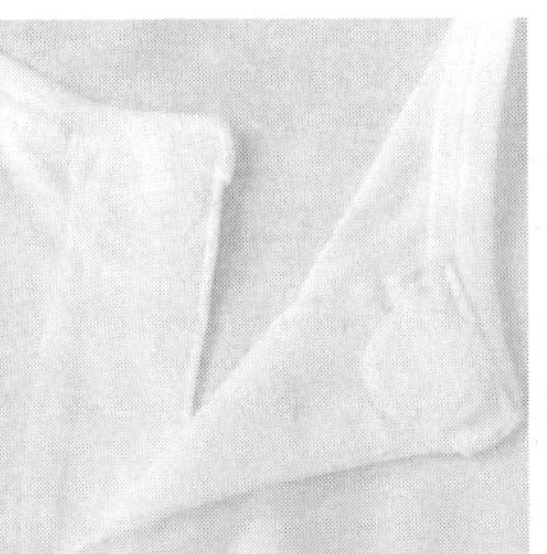
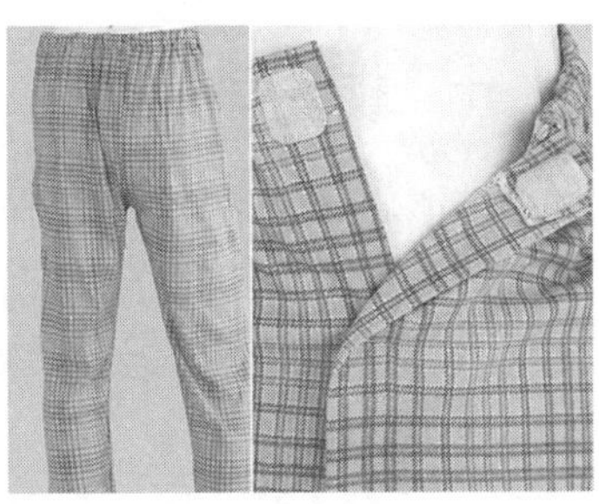

九、卫生间改造

洗浴和卫生间动作是介护中最难的。

从老人进入到出来，在其中的所有动作环节，包括像空间大小，动线，扶手，便器的方向、高度、操作性等，缺一个都不行。卫生间和浴室的设计，应该有专业（有康复知识）人员参与意见。

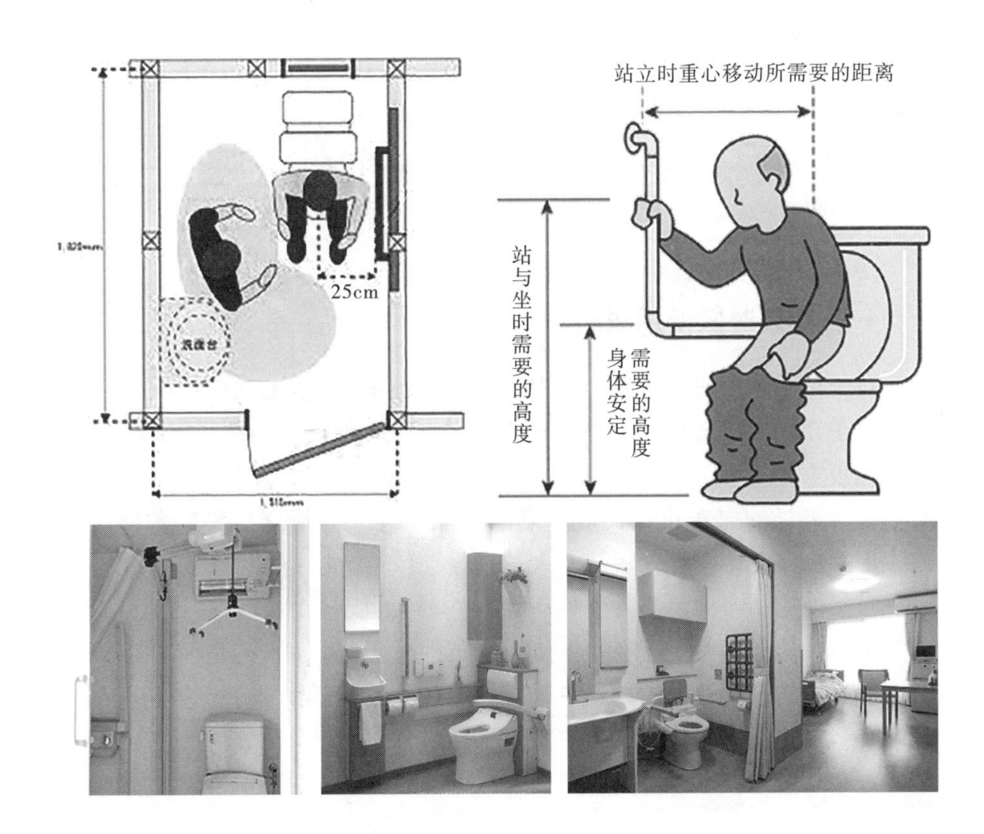

十、排泄后的处理

排泄后的处理内容包括：阴部擦拭或冲洗、叫人、站立、穿衣、移乘、移动和洗手等动作。在卫生间内部，适当的位置放置（安装）相应物品（扶手、卫生纸、遥控及呼叫装置和擦洗手装置），对于老人本人和介护时使用，很重要。

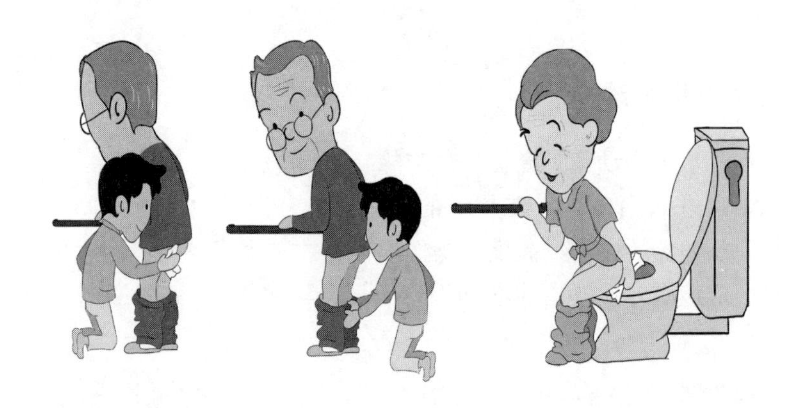

第三节　如何使用尿布

一、什么时候使用尿布

对于正常意识的人来讲，使用尿布排泄是很难接受的问题。

对于介护人员来讲，排泄物完全依靠介护者的被动处理，体力、精力的负担很重。

每天重复的尿布更换，对于老人的阴部保洁、尿路感染的预防很关键。更换尿布时，要充分顾及老人的自尊心和羞耻心。

虽然使用尿布排泄不需要移动老人，一般也不会污染衣物，但毕竟是非常手段，让一名意识清晰的人使用尿布排泄，其心理抵抗是很大的。

在日本的介护教育的过程中，有的学校为了让学生理解介护老人的感受和心情，还让学生亲自体验使用尿布排泄，作为教育内容。

尿布一般是在以下情况使用：

- 日常生活动作能力下降，疼痛，麻痹，关节挛缩，精神神志障碍，卫生间以及床边座便不能使用，床上便器也不能使用时；
- 尿意、便意缺失，或者尿意、便意不足，预防失禁而使用；
- 夜间为了减轻介护者负担，仅限于夜间使用的；
- 过早使用尿布有时会加重被介护者生活功能的低下，使之残存功能丧失。

二、尿布的种类及使用

1. 胶带型　适合长期卧床、介护程度高、需要全面帮助的老人。

2. 短裤型　适用于一定程度的排泄自立、失禁的可能性不大、只是偶尔发生、预防性使用的人。

3. 平铺型　多是和罩裤合用。适合有尿意但有时来不及，或者有时憋不住的人，或者有遗漏现象的人使用。

4. 内衬尿垫　适合生活基本自立、但偶尔有少量尿便遗漏的人。分男女用。多是和短裤型或者胶带型合用，比较经济实用。也可根据尿量的多少，选择不同吸水量的型号。

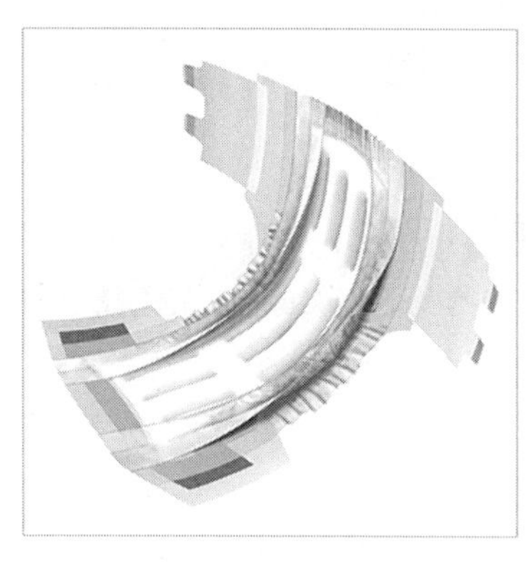

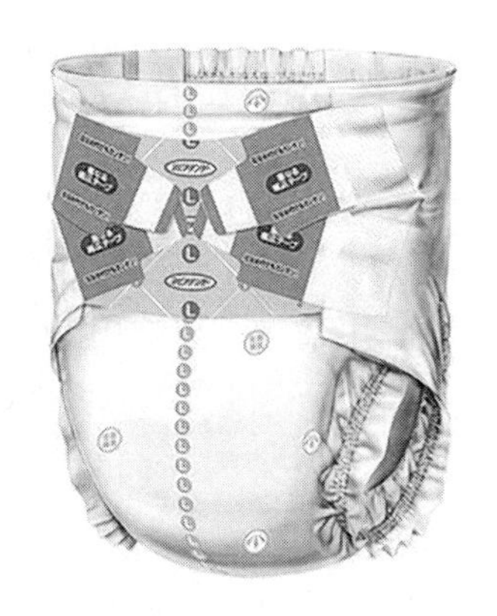

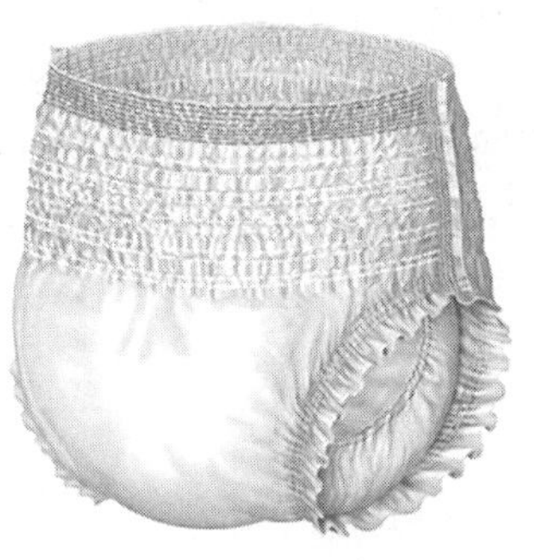

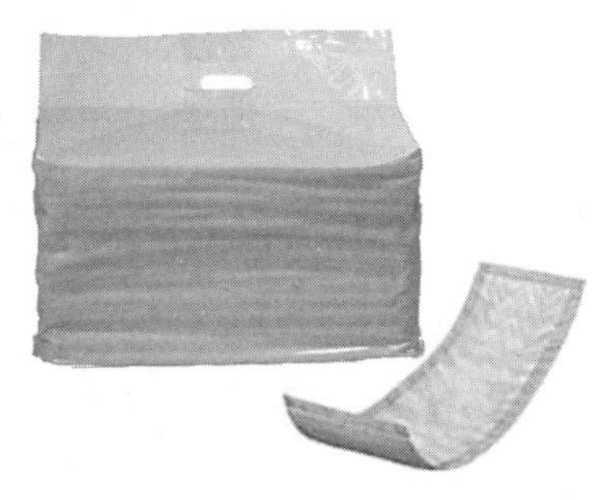

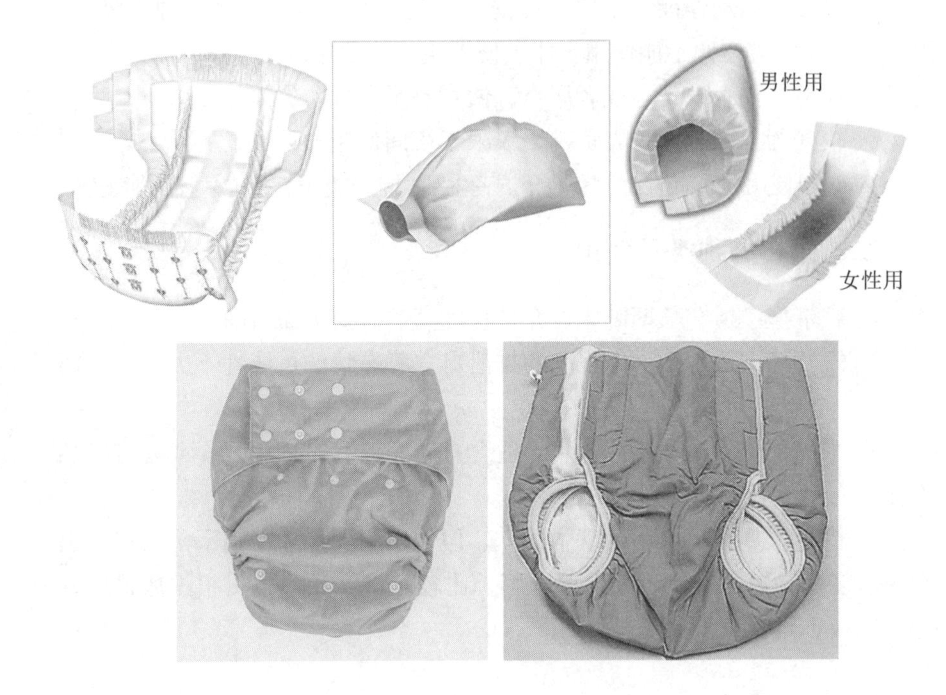

三、尿布的使用方法

准备好所需物品：包括一次性手套，围裙，口罩，所需种类尿布、尿垫，阴部清洗用温水、清洗用毛巾、湿巾、卫生纸、阴部清洗用瓶，铺垫用处置巾（单），塑料袋，垃圾袋等。

更换尿布前说明意向和目的，注意保暖（环境、老人和操作者的双手）。

门窗关闭（排气除外），有窗帘或床周挂帘时也要关闭。

避开就餐前后和与人会面时间。

事先将物品准备好，包括卫生纸裁剪好、物品摆放好等，尽可能节省时间，尽可能减少老人的阴部暴露时间。污染的尿布注意不要扩散，迅速包裹好放进塑料袋。

臭气明显时，可以使用消臭气雾剂，但清洗更重要。

衣物和床单有污染时要同时更换。

更换尿布时注意不要偏歪和过于松弛。还要注意胶带的牵拉方向。

尿布更换时，注意不要前后穿戴反了。

一切结束后，床铺恢复原状，物品等放回原有位置。

①

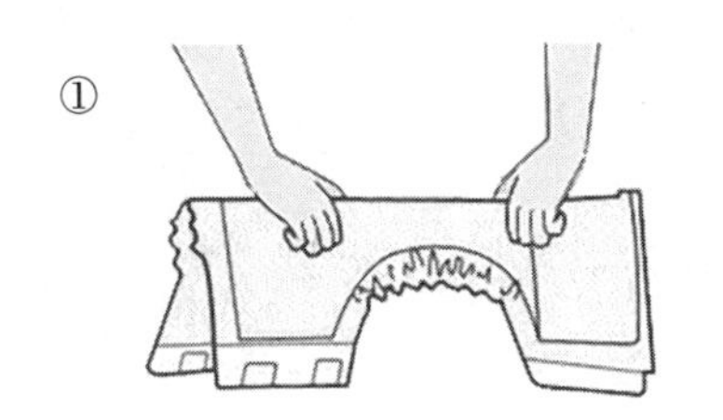

摊开尿片，一折为二

②

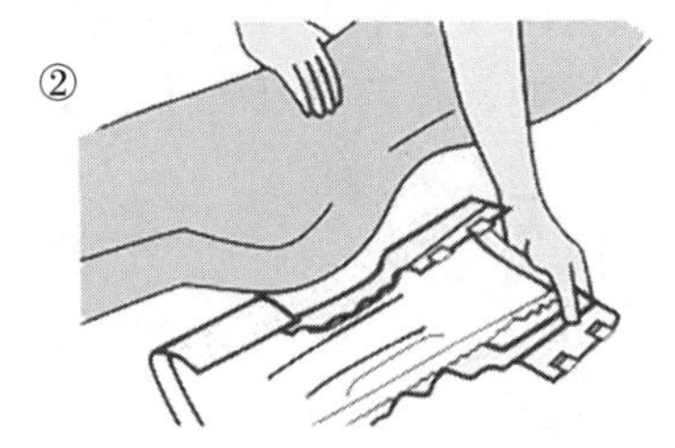

如图所示，侧身垫在身下

③

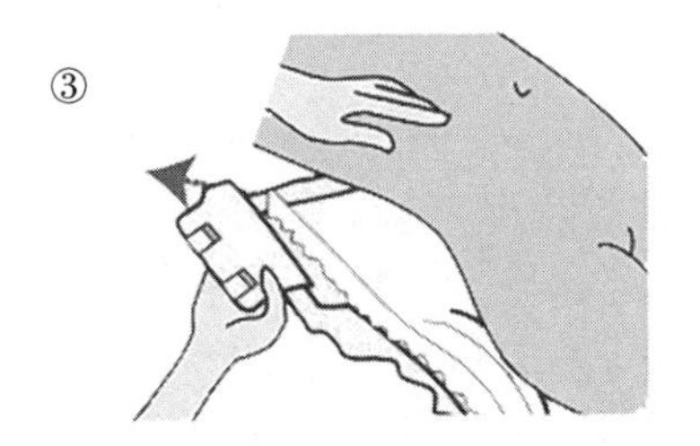

回身躺好，抽出另一半

④

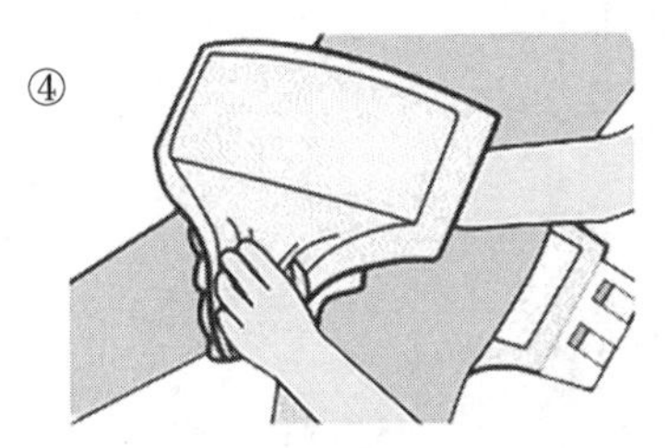

调整好下端部分

⑤

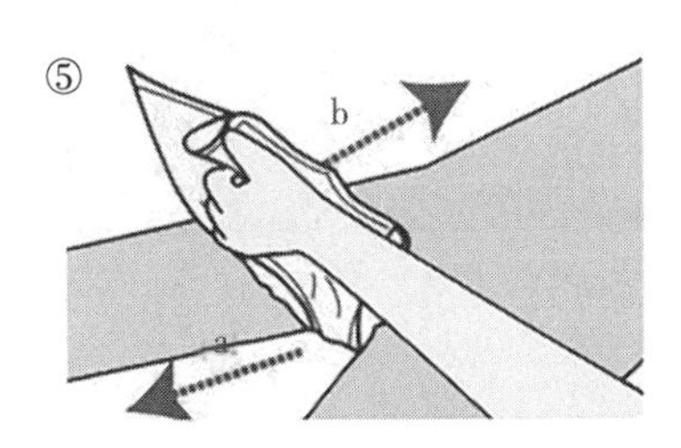

稍稍用力按a、b方向拉

⑥

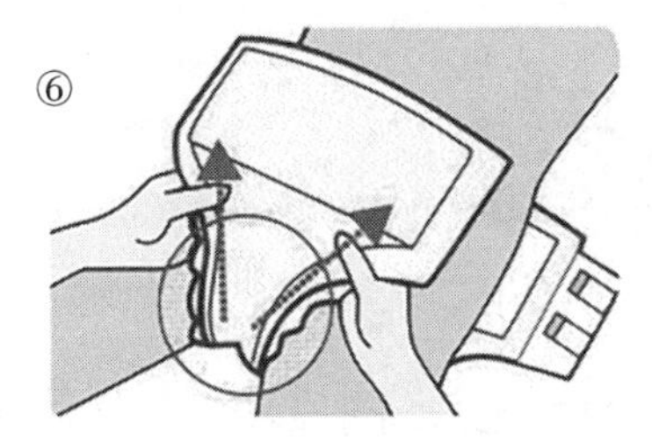

注意两侧皱褶部分不要窝在里面

⑦

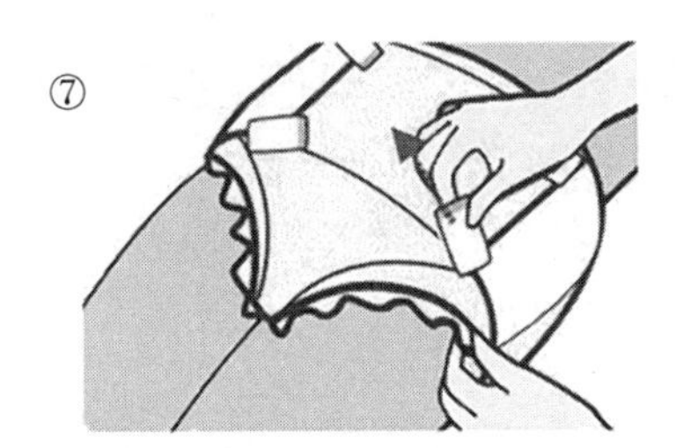

上面胶带轻轻粘住，下面胶带斜向上方粘住

⑧

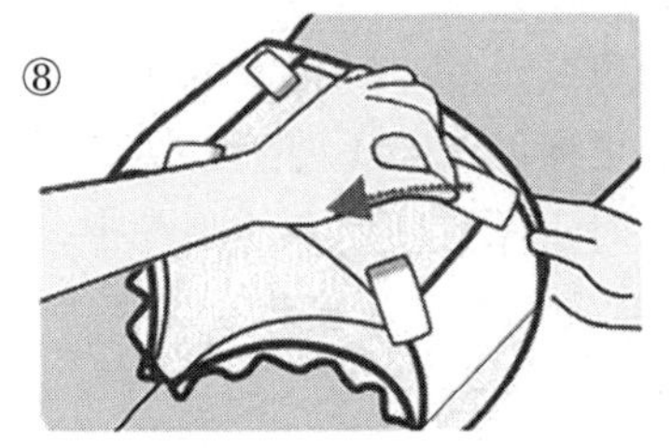

上面的胶带重新粘住，斜向内下方，以不太紧为度

四、使用尿布时的注意事项

使用尿布排泄时，有几点要注意：

1. 根据被介护者身体活动能力自立度和使用目的选择合适的尿布。尿布有多种类型，有自主训练时使用的，有长期卧床者使用的，还有肢体活动比较自如的人使用的等。

2. 根据排泄量、身体动作情况、体格、使用时间、老人的自立度、目的和尿布的特性等决定。

3. 如果老人可以行走，可以选择短裤型尿布，配合内衬垫；如果仅是偶尔失禁、量也少，可以只选择内衬垫，这样只要更换内衬垫即可，比较经济。

4. 排泄后一定要及时处理，局部保持干净、干燥。

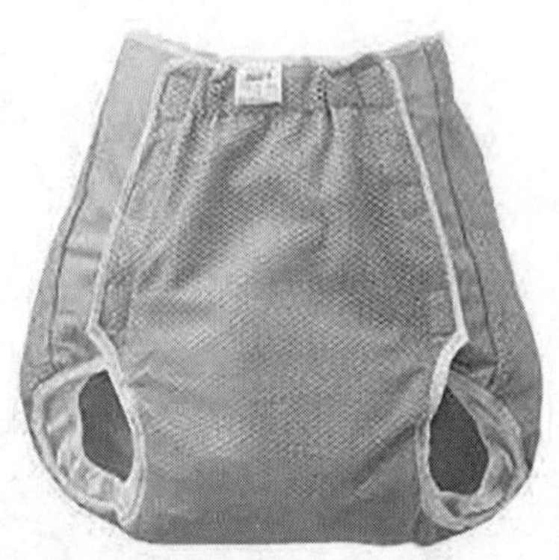

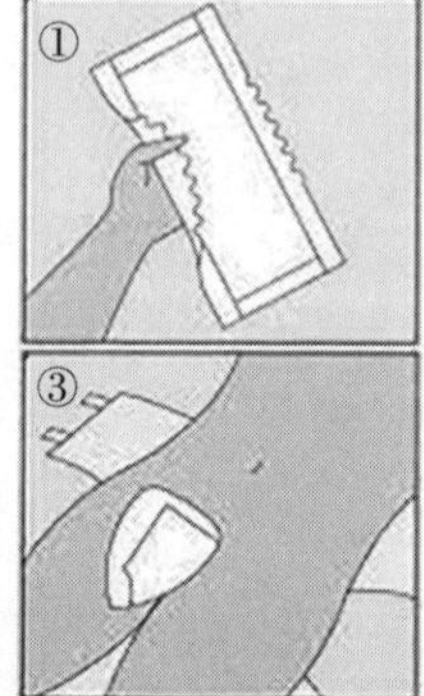

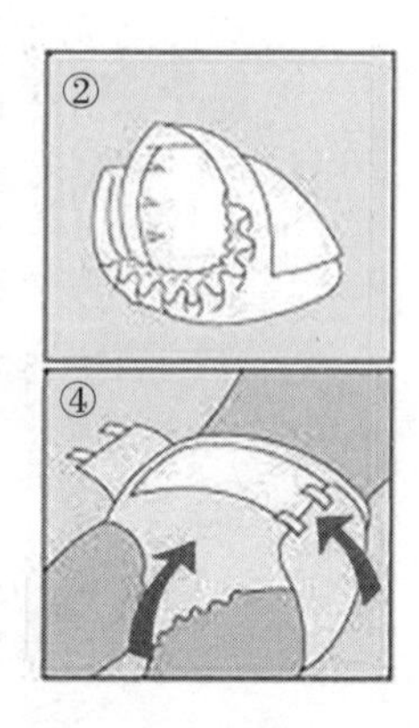

5. 注意老人局部皮肤问题（阴部、臀部、背部）。老年人皮脂少，皮肤菲薄，局部抵抗力下降，加上湿度高、反复清洗等原因，很容易出现皮肤问题。

6. 更换尿布时要注意环境的私密性，注意保护老人的自尊心和羞耻心。

7. 更换的尿布不要到处堆放，不要影响整个生活空间。

8. 对于尿布使用者的阴部保洁很重要。特别是大便后最好用水洗净，可以使用瓶装温水，戴手套清洗干净。女性的阴唇、男性阴囊皱褶处要清洗干净。

即使没有大便，最好也要一日清洗阴部一次以上。

9. 尿布的大小选择也要合适，穿戴时还要严格按要求穿戴，尿道口处和腹股沟要接触贴合，以防止侧漏。

10. 注意老人局部皮肤变化，使用的药物等要选择刺激性小的药物。

11. 如果大便失禁次数多，可以早期使用皮肤保护剂（最好是粉状保护剂和各种软膏类）。

12. 注意臭气对策　换气，室内使用活性炭、消臭喷雾剂等。

13. 最后，也是最重要的还是注意老人的感受。排泄行为暴露在他人面前，生殖器以及排泄过程和排泄物无法掩饰，有时会使老人感到很强的耻辱感。要尽最大可能创造一个轻松的气氛来进行。

第四节　家庭导尿问题

由于各种原因老人无法自行排尿，需要由尿道插管到膀胱进行导尿。

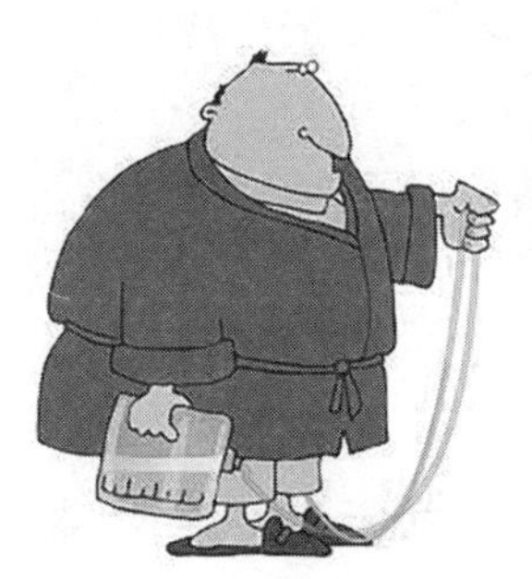

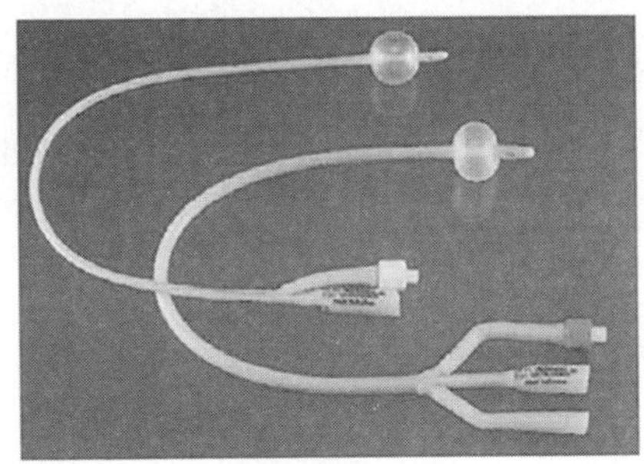

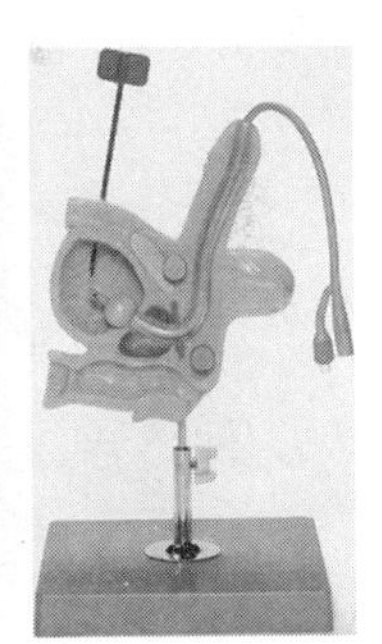

一、导尿种类

临时性导尿：一次性的进行，多为应急处理。

留置性导尿：在一定时间段里，留置在膀胱内。

二、导尿的目的

导尿主要在以下的情况下施行：

- 脊髓损伤、骨盆内手术后、骨盆骨折术后、糖尿病性末梢神经损伤、尿道狭窄等器质性排尿障碍等引起的尿潴留；

- 尿路感染时需要采集尿样做细菌培养（无菌尿的采集）；
- 膀胱清洗，膀胱内药剂的注入；
- 残尿量测定。

三、导尿的注意事项

1. 导尿必须在无菌操作状态下进行。

2. 留置性导尿不能长期使用，会出现很多负面影响：如高龄者长期导尿容易引起尿路感染，男性易引起尿道憩室；女性因为尿道短、肌力弱，在取出导尿管后容易出现完全尿失禁。

3. 留置导尿会影响老人的整个日常生活动作，导尿管导尿会严重地影响老人的自尊心和羞耻心，空间、环境、操作上、精神上的顾忌，护理是有必要的。

4. 导尿的时间要掌握好，注意有无尿意，注意饮水，气候情况，发热，出汗情况，一般在上次排尿的 8~12 小时、膀胱胀满状态时进行。

5. 估计膀胱内尿量时，有一个简单的公式可以参考。尿的生成量，正常情况下是每小时 0.5~1.0ml/kg。

6. 出现尿道灼热感、排尿痛，甚至有身体发热症状的时候，多为有尿路感染，需要就医治疗。

四、导尿方法

1. 准备好导尿物品，包括灭菌的导尿管、手套、润滑油，镊子，棉球，纱布，处置单子（巾），弯盘，托盘，接尿器，毛巾，保温和遮盖用毛巾被等。

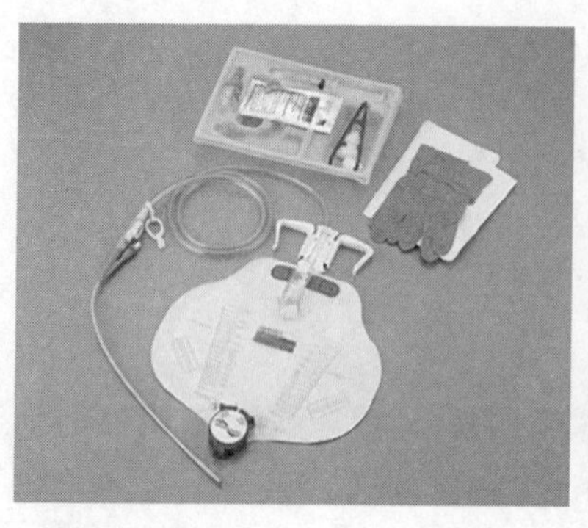

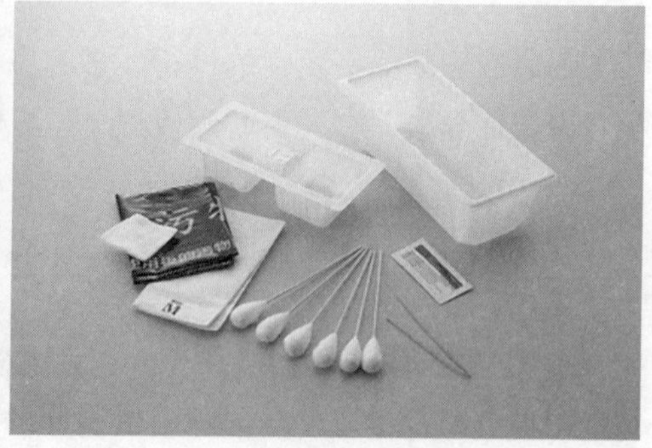

2. 整理床上、床周物品，考虑到老人的心情和尊严，建立一个私密空间，注意使用的语言，注意声音和气氛等要素，尽可能不要多人参与。

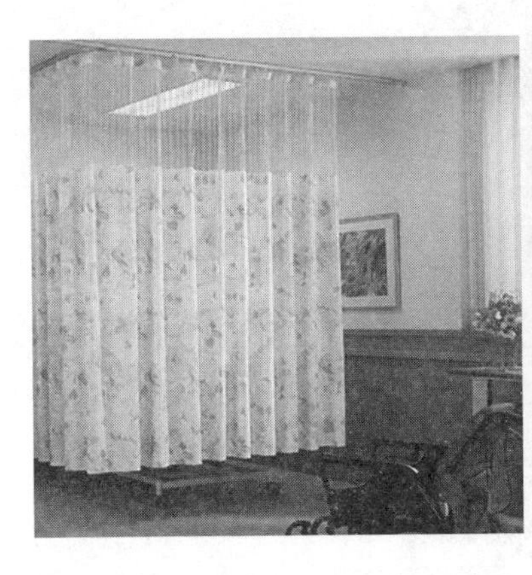

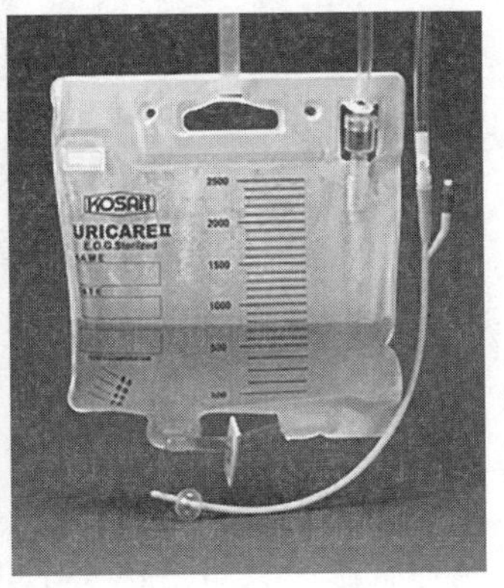

准备好更换衣物，准备好污物处理袋等。

3. 导尿的操作顺序

事先了解一般情况：

- **一般生命指征：**血压、呼吸、心率、体温等；

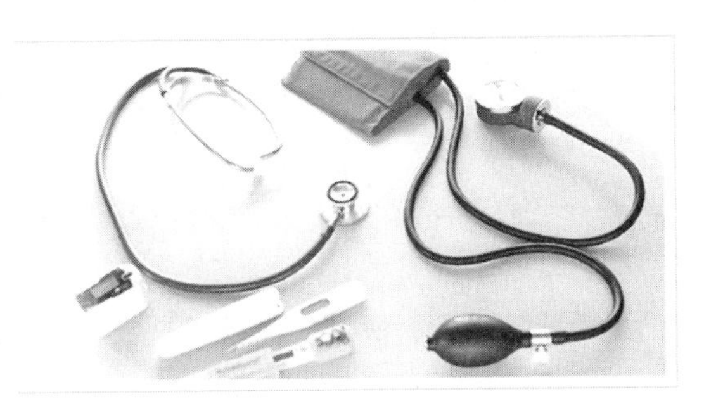

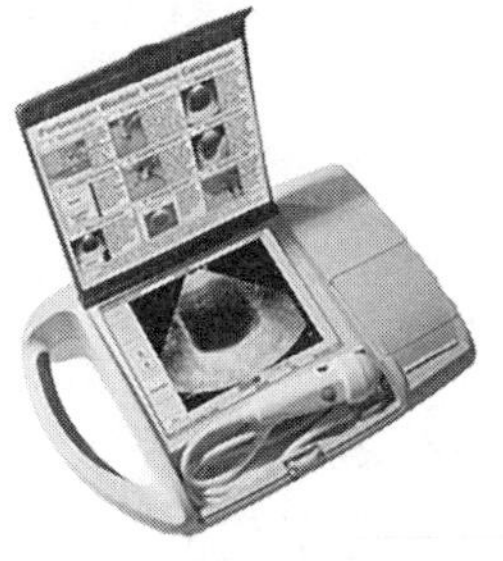

- **尿潴留情况：**上次排尿时间，排尿量，现在的腹部状态、膨胀感，腹痛的有无，有无尿意和残尿感。家庭介护时介护者可以根据观察被介护者的小腹部的膨满状态推测；
- **生活能力自力度：**护理级别认定，手术情况，腰痛，下肢运动功能情况（关节挛缩、能否立膝等）；

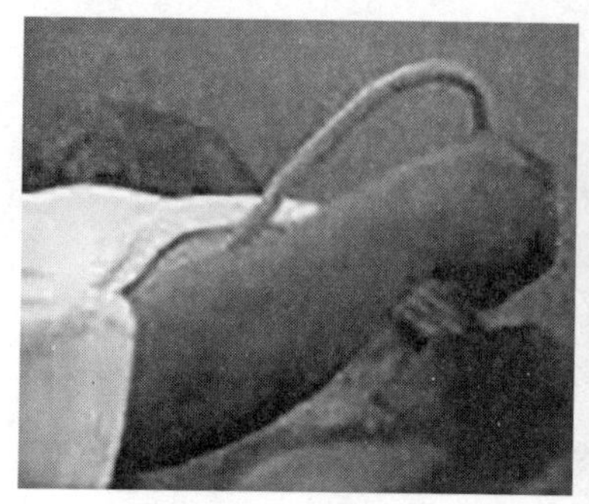

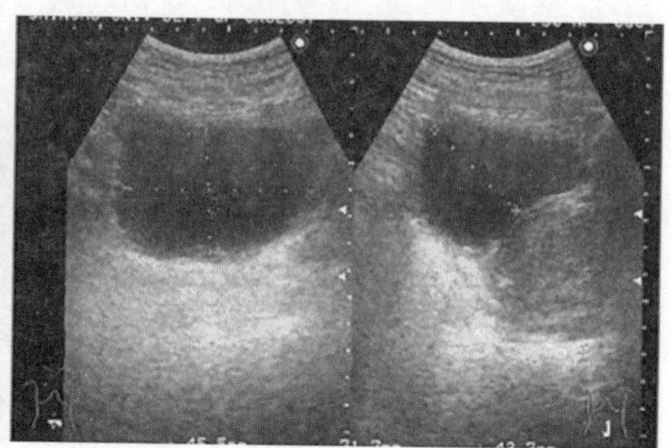

- **精神状态：**认知能力、协助程度等；
- **排出禁忌状态：**泌尿生殖系统的术后、创伤等形态及器质性异常状态、内出血状态等以及医生认为禁止的情况。

4. 调整体位，做好导尿准备　被介护者一般取仰卧位，臀部下面铺一个处置单，以免污染床单。设定一个无菌范围的清洁区，不要摆放生活物品。

撩起老人上衣到腰部以上，用长毛巾、单子等盖住上半身后，脱下内裤，用长毛巾将对侧下肢包裹，立膝、开腿成三角形。考虑老人的体力，可以在膝关节下放一个枕头。此操作仅限于阴部小范围的暴露。

操作者位于老人体侧，以利手操作。

操作者先将手指擦拭消毒，然后打开导尿灭菌包，摆放准备好物品。如果老人很难合作，有可能造成污染时，则需要有人协助。

操作者戴无菌手套，将消毒棉球、导管、所需物品就近摆放，进行阴部消毒。为了防止操作和老人感觉不一致，注意最好是和老人边交谈边进行，“好，下面开始消毒了”，“注意可能有些凉，别动啊！”等。

给女性老人导尿时，可用非利手扩开小阴唇，用利手持导管（导管涂抹润滑油，手持导管尖端留出4~5cm，女性尿道平均长为3~4cm）对准尿道口插入，然后将导管插到膀胱内，不必插入过深。非利手的一侧，直至插进为止不能松开。

导管另一端插入尿器排尿。当尿流变小膀胱内尿量不多时，可用手按压腹部促进尿排出。导管结束后拔出导尿管，用纱布轻轻压擦尿道口，脱掉手套，用毛巾被盖住阴部，然后收拾物品，协助老人穿好衣服。

给男性老人导尿时，尽可能由同性来操作，万不得已的时候可以由异性操作。将阴茎垂直拉起，用中指与无名指夹住阴茎，用拇指、示指将包皮剥开、暴露龟头，将尿道口广泛消毒（由尿道口开始，向外后逐渐画圆，向外消毒3次），用利手持导管（尖端4cm处），将导管尖端稍朝下对着外尿道口轻轻插入，将导尿管插进15cm左右，然后将阴茎拉起呈60°角（这样尿道成直线），进一步插进到20cm左右，确认排尿后固定。其他处理男女性相同。

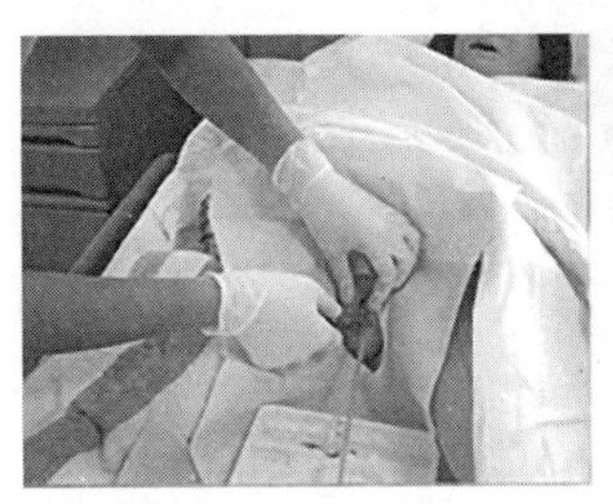
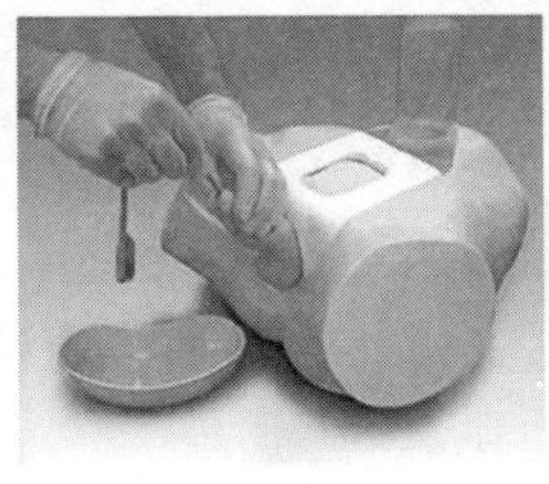
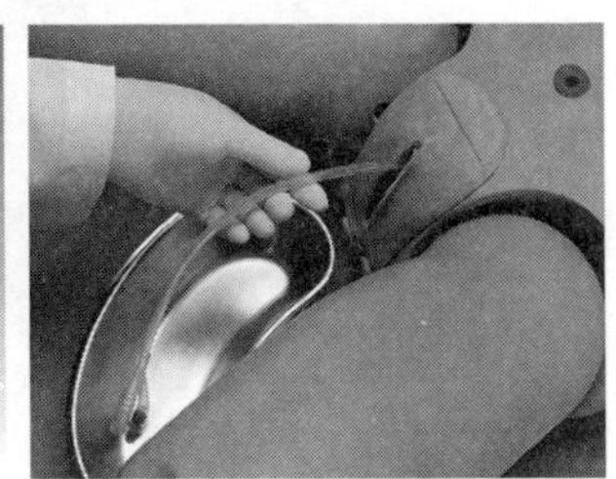

5. 导尿结束后，收拾物品，观察尿液情况（量，颜色，沉淀，出血，混入物等）。

第五节　介护老人的便秘及处理

一、老年人的便秘特征

由于年龄原因，老年人从口腔到肠管（咀嚼，消化管的分泌、消化、吸收、蠕动等），几乎所有部分的功能都有下降，容易发生便秘。

老年人的食量、运动量、肠道细菌量减少，加上疾病的影响、药物的影响、排泄环境的影响、运动受限等原因，容易发生便秘。

老年人的便秘原因是多方面的，对策也应该多方面的。平时预防（改变饮食习惯，如进食通便食品，像地瓜、香蕉、韭菜等，增加运动习惯），

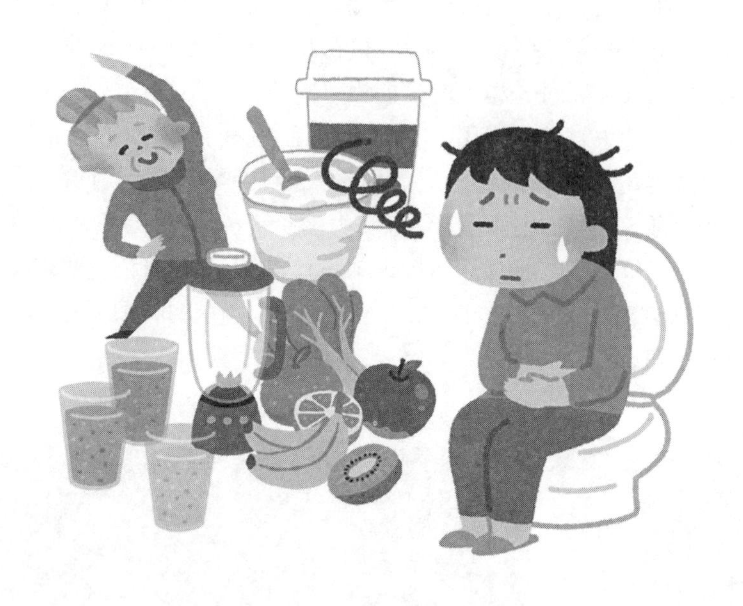

发生便秘时通过改善排便习惯、改变作息习惯（不能总是躺着，或者是坐着）、腹部自我按摩、腹部热敷、服用缓泻药、灌肠、座药、摘便等促进排便。

二、如何理解老年人便秘全貌

1. 了解排便习惯　包括排便次数、排便量、形态、颜色、有无出血、疼痛等一般情况，还有饮食内容、摄取的饮食量等，排便的次数和排便量个体差异很大。

排便情况还要追踪老人过去的日常生活、排便习惯、近期身体情况、生活变化（如疾病、入院、服药等）等内容。

2. 大便本身的性状（形状、量、颜色等）　对于大便的性状有一个有名的 Bristol scale 分类，共分 7 各类型（参考附图）。

大便的情况与饮食内容及水分的摄取量密切相关。了解其一天中的饮食内容、量和饮水量。一般来讲，低残渣饮食（粥、面食、豆腐、鱼肉等）以及饮水量过少会引起便秘。

老年人服用的药品中也有很多引起便秘的药物，如镇痛药、帕金森药、抗抑郁药、睡眠药等，这些药物会抑制肠蠕动，导致便秘。

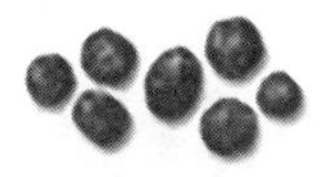

第1类型：兔粪便（像树种一样的硬块便）

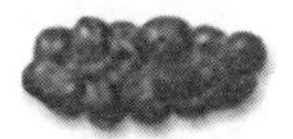

第2类型：块便（像短的香肠的块状便）

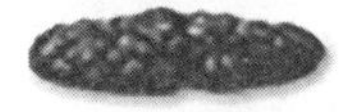

第3类型：表面有裂纹状的香肠状便

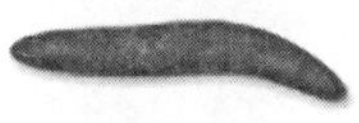

第4类型：表面湿润的软的香肠状，或者是蛇状便（普通便）

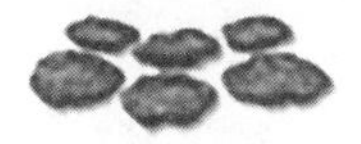

第5类型：周边界限清的软的半固体便（软便）

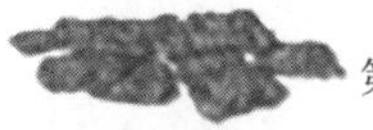

第6类型：周边界限不清、软的粥状便（稀便）

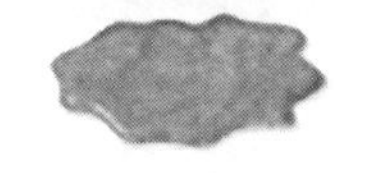

第7类型：不成块、水样便

了解被介护者的既往病史，如腹部手术史容易引起肠道粘连。

腹部听诊、腹部触诊、直肠指诊、大便检查、腹部 X 线检查、腹部 CT、MRI、内镜检查等根据需要进行。

老年人便秘的发生情况也要了解清楚。突然发生的便秘要考虑肠梗

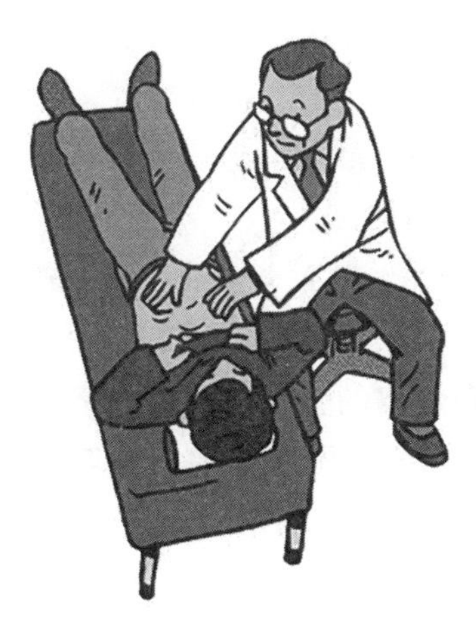

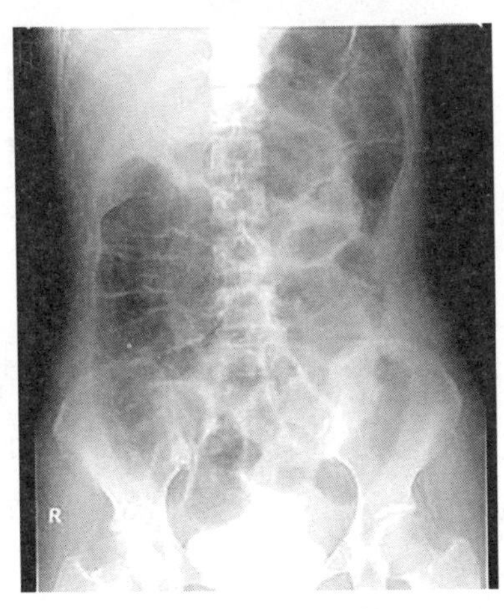

阻、肠癌；逐渐发生的便秘多为弛缓性便秘，老年人由于体力下降、肠蠕动能力下降等原因，弛缓性便秘多见。

伴随其他消化道症状，如恶心、呕吐、腹胀、腹痛、食欲不振等，全身症状如头痛、烦躁等时，要就医详查。

介护排泄时观察肛门周围皮肤状态，观察有无皮肤受损、发红、痔疮形成等。

三、如何预防便秘

有以下几点有利于改善便秘。

1. 改善饮食，增加水分摄取　多食用含纤维多的食物，如海藻类、薯蓣类、根茎类蔬菜、乳制品等，纤维多的食物可以刺激和增加肠蠕动。可以多服用乳酸菌类食品。

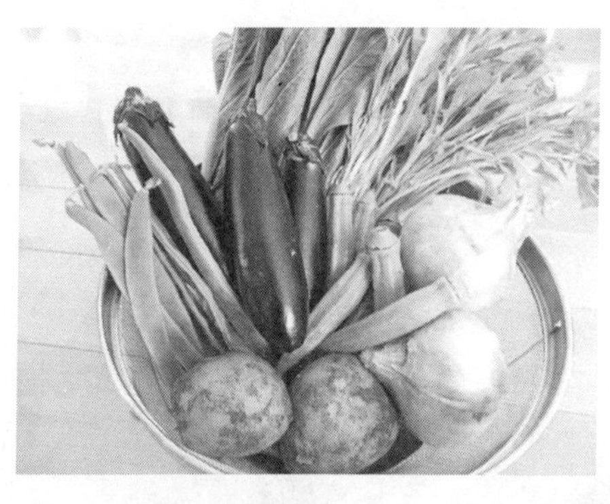

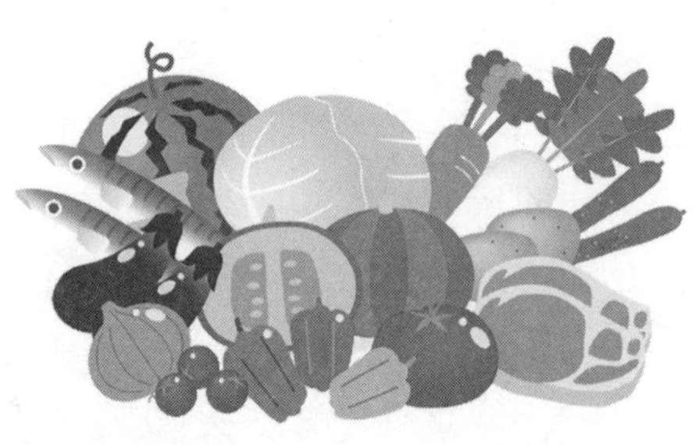

适当增加水分摄取（心脏病、肾病患者等除外），有些老人为了少去卫生间，自己限制饮水量，导致体内水分不足。

一定要吃早餐，可以食用一些牛奶制品。吃早餐可刺激胃肠蠕动，容易引起胃-结肠反射，改善便秘。

2. 保持生活规律　长期保持一个有规律的生活、起居、运动，包括去卫生间的习惯。即使没有便意也可以养成一个规律的大便习惯。已有便意马上就去卫生间。如果忍着不去会加重结肠部的水分吸收，加重便秘。

3. 改善排泄环境　多人同居，生活空间狭小，人的进出较多，使用床

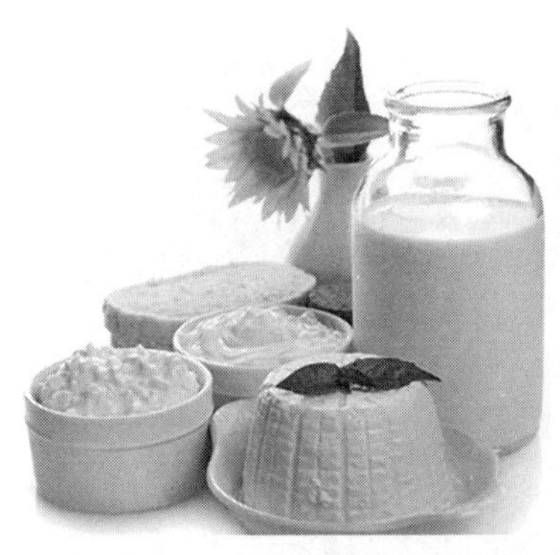

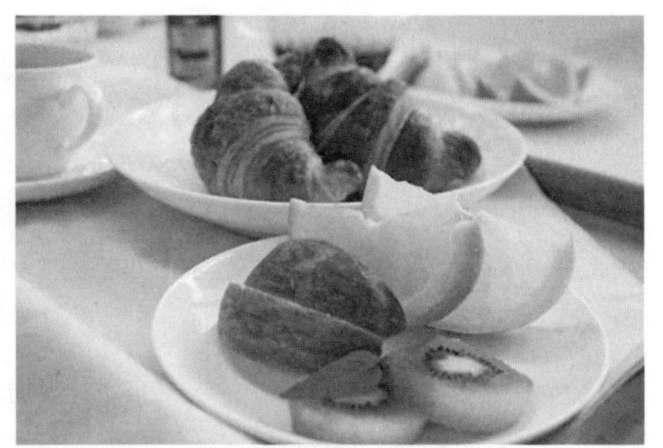

边便器导致的情绪紧张、不安感等都不适合排便，老人会忍着不去或少去卫生间。这也会引起便秘。

改善排泄环境包含的内容很多，如包括有个能够安心排泄的空间、舒适而便于排泄的座便、座便周围设置扶手、疲劳时的辅助工具等。

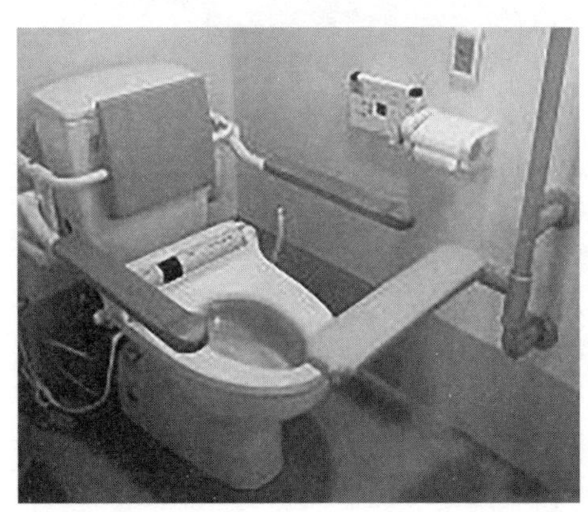

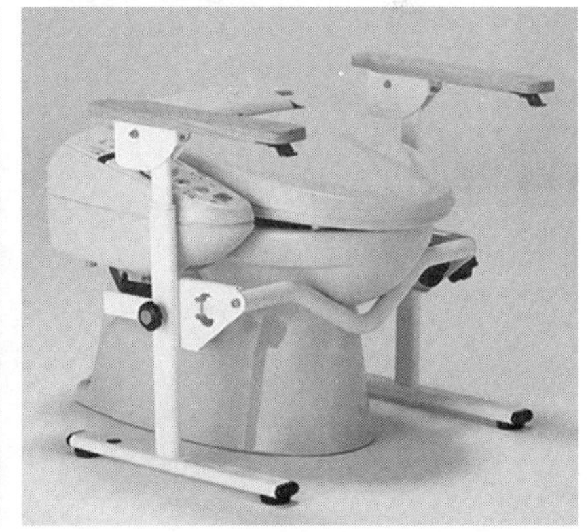

4. 培养运动习惯　日常生活动作能力的下降，进一步会引起生活空间缩小，运动量也急剧减少。所以，尽可能抽出时间散步外出、做室内体操等。适当的立位和坐位会有利于肠蠕动，有利于改善便秘。可以参考做以下立、坐、卧位体操。

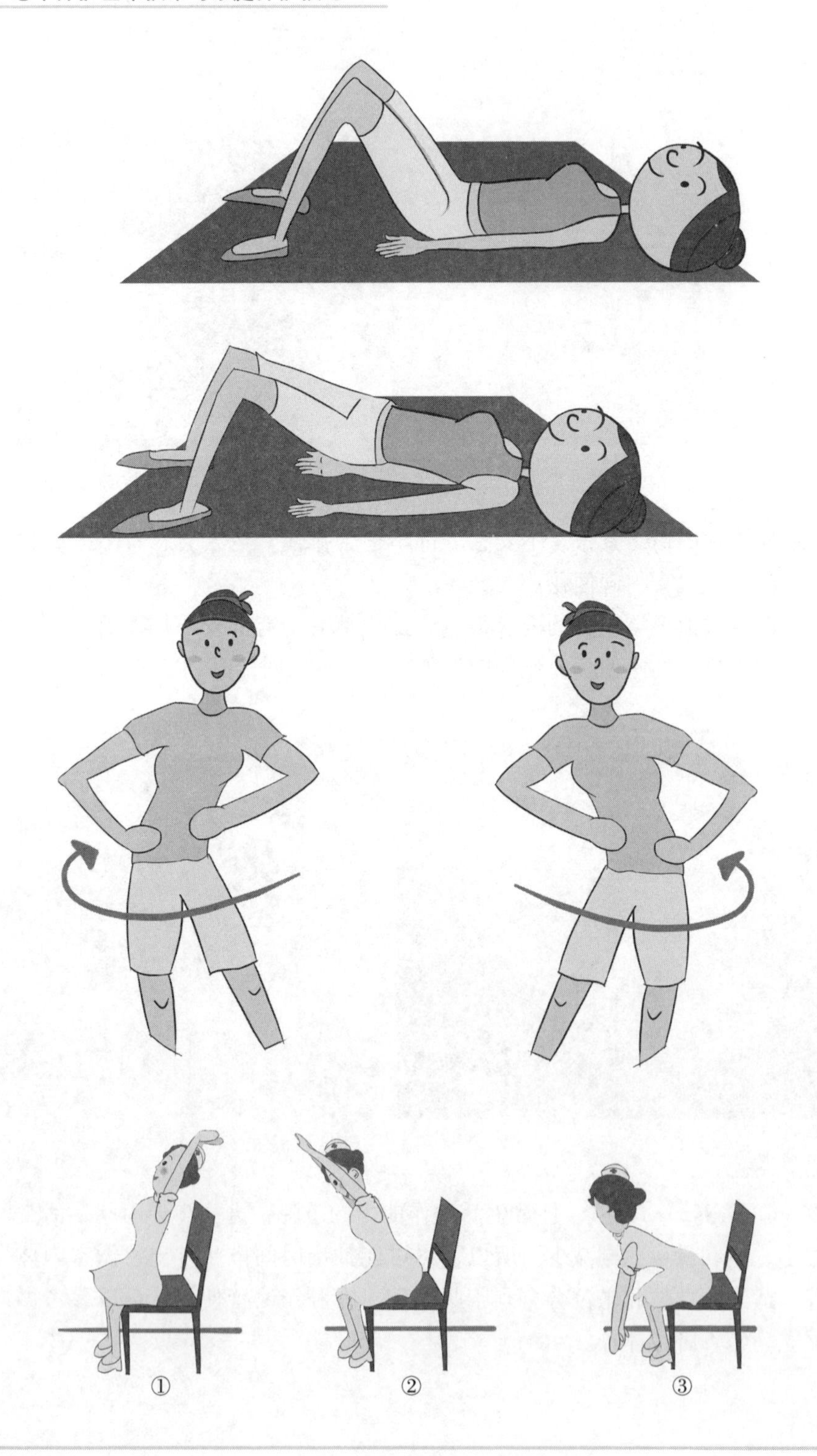
①
②
③

5. 腹部按摩和腹部热敷　胃肠的特征是属于内脏感觉，对于刀切、针扎等刺激并不敏感，但对于温度刺激和机械牵拉刺激很敏感。尤其是温度刺激，适当热敷会促进肠管蠕动；对于按摩之类的刺激敏感，按摩有利于排便，可以自我按摩，也可以他人按摩。

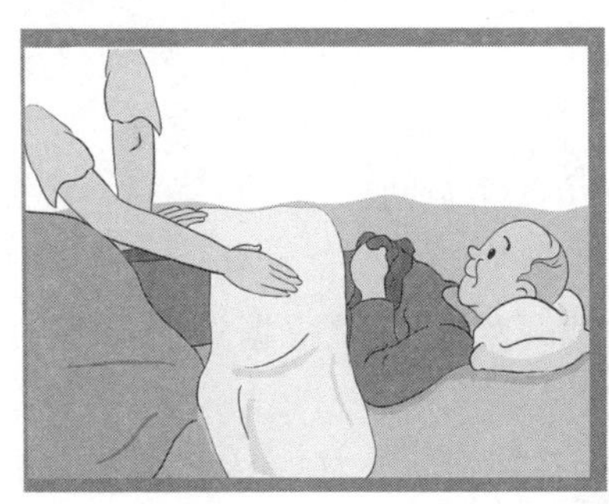

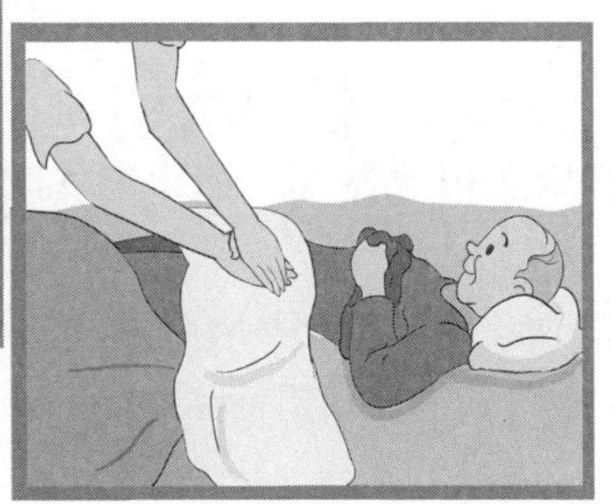

6. 服药　可持医生处方购买便秘药。

治疗便秘的药物种类很多，中药、西药均有。需要慢慢摸索出适合自己的药与用量。

重度便秘有时需要摘便。

第六节　介护老人如何摘便

一、摘便适应证

不能自然排便的老人、脊髓损伤等情况，直肠内大便蓄积不能自己排出，也包括一些宿便、硬便无法排出等情况。

二、摘便的注意事项

事先了解大便的潴留情况、最后排便日、腹部状况（腹痛、腹胀）、有无恶心和头痛等症状，了解老人血压、呼吸、脉搏等基本生命体征。

注意禁忌证：重度高血压、脑出血急性期、心脏病、内脏及骨盆内器官手术急性期和急腹症等。

三、操作方法

1. 准备好摘便所需物品　包括一次性手套、润滑剂、便器、大毛巾、处置单（巾）、尿器、卫生纸、阴部清洗水（微温）、垃圾袋等。

2. 准备房间，整理环境　准备一个私密空间，调整好室温，注意室内换气，保持安静，防止无关人员进出。根据老人生活动作能力准备好床边便器、床上用便器等。避开进餐时间，处置完后根据进餐要稍有休息时间。

3. 调整体位　老人取侧卧位，在身下铺一个处置单以防止污染被褥等。将整个过程将所需物品摆好，特别是卫生纸等，摘便过程中戴手套后就不便于再找寻它物。

摘便时的体位一般取左侧卧位，也可根据操作人员的左右利手情况选择。如右利手可取左侧卧位，左利手时取右侧卧位，也可以取仰卧位进行。

如果灌肠时要取左侧卧位。理由是灌肠液根据重力原因，容易从结肠的其他部位聚集和渗透在直肠部位。

被介护者的上半身和下肢尽可能用单子覆盖，仅最小限度的暴露肛门局部，避免暴露性器官。

4. 具体操作　脱下老人裤子和内裤，在进行摘便之前先用戴手套的手指蘸润滑油进行肛周按摩，使老人肛门括约肌放松，防止摘便时损伤肌肉和黏膜。

用手指插入肛门，让老人张口呼吸，这样可以放松肛门括约肌和避免老人腹部用力。手指蘸润滑油后，趁老人呼气时手指插入肛门。

手指进入肛门 4~5cm 后，稍停顿一下以防止老人防御性紧张，然后进行摘便，遇到抵抗时要停止动作，不能进入过深，避免用力伤及黏膜。如果摘便过程中老人出现便意，可以使用便器让老人自主排便。

如果老人可以移动到卫生间，可以到卫生间排便；如果需要在床上排便时，此时注意遮盖整个下体。

排便时特别是男性老人，多有同时排尿情形，有时需要尿器与便器同时使用。女性老人排便时，可以用卫生纸折叠覆盖在阴部，以防止污染周围。如果一个人要排泄时，其他人可以离开房间，待其排泄结束后再进来。众目睽睽之下很难排泄。

需要协助排便时，可以指导其腹部用力，或者配合呼吸按压下腹部。

遇到大的便块时，用手指让便块在肠管内游离，用手指将大的便块轻轻抠碎，一点一点摘除。

排便结束后，用卫生纸擦拭肛门周围，用提前准备好的温水清洗阴部。

最后整理老人的衣物及物品，洗手，恢复一般体位。

观察便的形状（量、颜色、气味、有无出血等）。

收拾物品，需要便检化验的保留标本，其他按一般规定处理（污染物处理）。

观察老人排便后的状态，有无腹痛、腹胀、肛门周围不适或者有大便残存感等。有时还要注意有无血压变化。

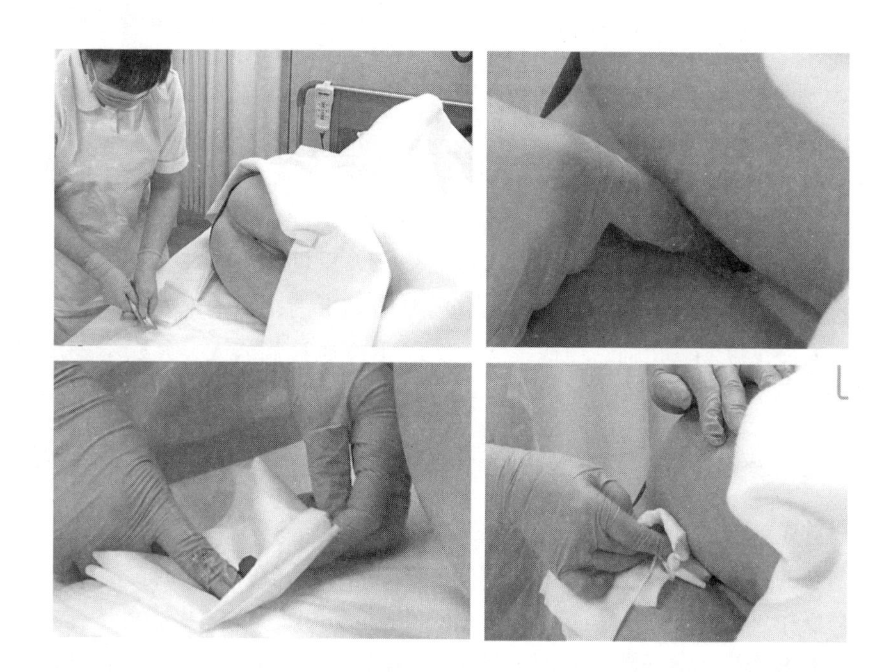

第七节 介护老人如何灌肠

一、灌肠适应证

主要是使用了各种方法，如饮食改善（进食含纤维食品、冷牛奶等）、运动、腹部按摩、热敷以及服用缓泻药等均无效，大便已经下降到直肠的情况下可以使用灌肠。方法是将灌肠液从肛门注入，通过以下几个方面改善便秘，促进排泄。

- 通过液体注入后，直接软化大便的结块；
- 刺激结肠、直肠的肠壁，增进肠管蠕动，促进排便；
- 打破排泄障碍的恶性循环，改善全身症状（恶心、头痛、腹痛等）；
- 有时灌肠是为了肠道检查，如直肠镜检查或者手术需要；
- 分娩前的准备、消化道X线检查、直肠给药、肠套叠治疗等。

二、灌肠的注意事项

灌肠实施以前要注意掌握老人排便的所有情况。

观察大便蓄积状态，现在的腹部症状，如腹痛，有无便意，生命体征（血压、体温等）情况，肠管有无炎症和狭窄，最后的排便情况，腹部触诊和肛门触诊，肠蠕动音听诊情况等。

有一定禁忌证和注意事项：重度高血压、重度心脏疾患、身体极度虚弱的老人，脑出血、高颅压病人，直肠肛门等下消化道手术以及泌尿系手术病人，重度肠管出血、急腹症等病人，重度血液病病人，妊娠不安定状态等。

三、操作方法

首先就灌肠的目的、方法、注意要点、感觉情况等对老人说明，在老人同意的情况下进行。如果介护对象是认知障碍的老人，有时需要几个人配合操作。

准备物品：灌肠液、一次性灌肠器、润滑油、一次性手套、毛巾、处置单、卫生纸、纸巾、肥皂、纱布、阴部清洗用容器、盛水盆、温水、便器、尿器、床边座便器等。

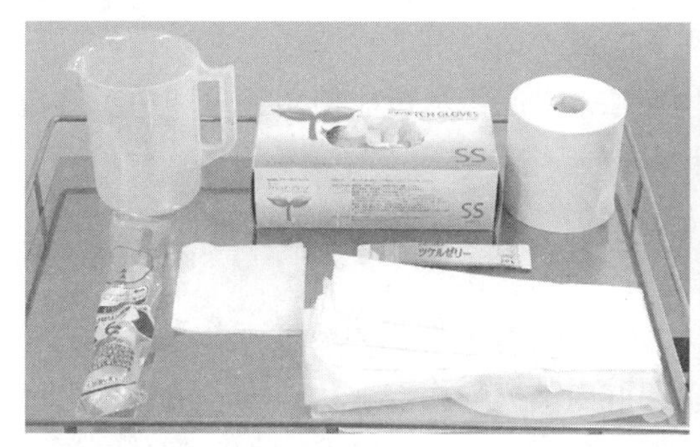

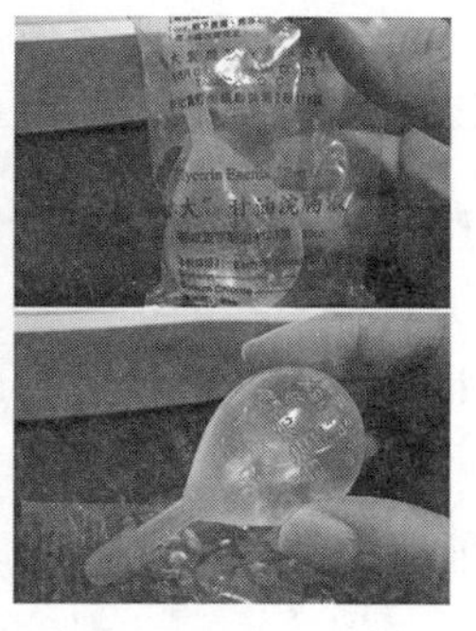

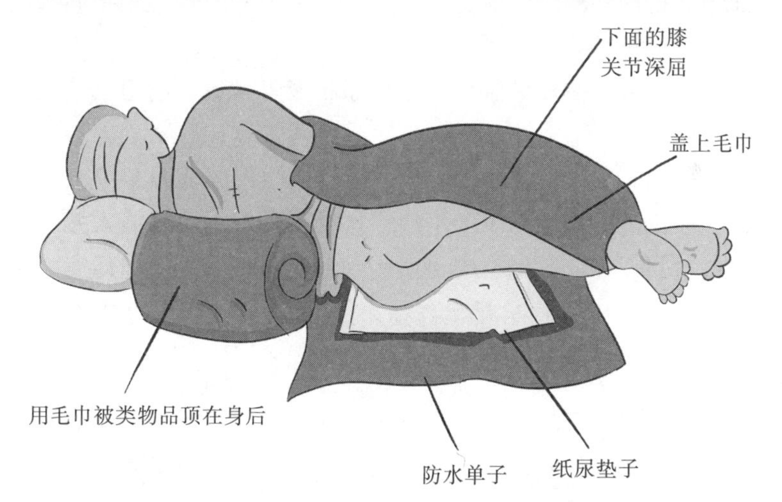

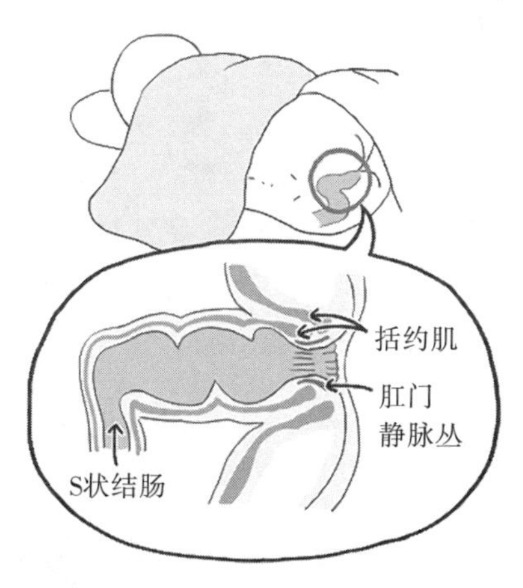

具体程序是先排空膀胱，这样可以降低腹压、容易注入和减少不适感。

然后做好床边周围的准备，根据老人的自立程度选择使用床上便器或者使用床边座便器。确保需要时能立刻使用。

与其他排泄介助一样建立私密空间，尽可能使用毛巾和单子等覆盖身体，减少肌肤暴露，理解和保护老人感受。

防止污染周围，在老人身下垫一个处置单（巾）。

记录血压、体温等生命体征（前后比较）。

将灌肠液加温到40℃左右，过冷会使肛门内温度下降，引起畏寒、腹痛和血压升高；过热又会引起肛内黏膜灼伤。确认温度时可以用自己的前臂内侧试温。肛门的温度一般为37℃左右，将灌肠液加温到稍高温度有利于刺激肠壁，促进肠蠕动。

一般让老人取左侧屈膝卧位，这样灌肠液容易流入肠道（直肠→S状结肠→下行结肠）。

使用管子插入时注意插入深度。一般成人插入深度为6~7cm。注入灌肠液时要先挤出灌肠液容器中的空气，然后按预定的深度插入并注入。如果插入过浅（低于5cm）时，有可能刺激到肛门括约肌引起便意，无法保留灌肠液于体内，以免过早排出。如果插入过深达到S状结肠的移行部时，容易损伤黏膜甚至造成肠管穿孔。

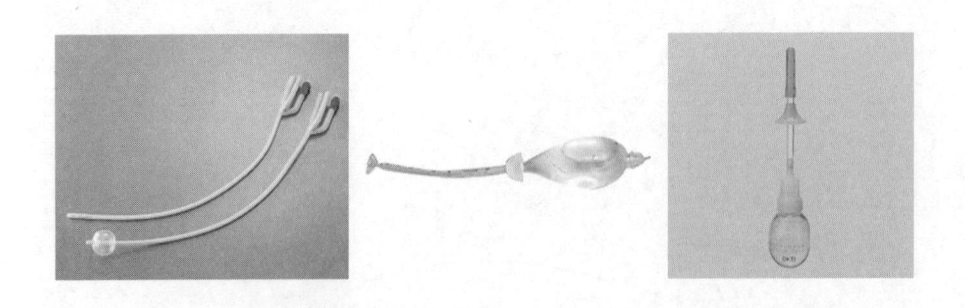

为了方便插入，要在灌肠导管表面涂上润滑油，注意润滑油不要堵住出孔。由于插管灌肠是有一定的危险，如出血、肠穿孔及易引起血压变动，甚至是休克等，所以插入过程中要和老人交谈，以便确认其状态

变化。

还有，注入灌肠液时要让老人全身放松，张口呼吸（降低腹压和舒缓肛门括约肌），用右手（利手）持导管沿肠壁插入，边注入灌肠液边观察，发现老人有异常（如遇到抵抗、出现腹痛等）时立即停止注入，及时测量血压、脉搏等。注入速度要缓慢，过急容易引起排便反射，达不到灌肠目的。

注入完毕缓缓拔出导管，用卫生纸压迫肛门3~5分钟，以防止灌肠液外溢。为了达到有效的排便，让老人忍一下，等到其有强烈便意出现时再排便。由于大便干燥，排便过早往往只是排出灌肠液。灌肠液从注入到刺激肠壁诱发肠蠕动需要3分钟左右。

结合腹部按摩可以促进肠管蠕动，有利于排泄。

需要在床上排便的老人可取仰卧位，两膝屈曲，臀下放入便器，身上盖上单子；可以一个人在卫生间排便时，介护者陪伴到卫生间，确认其不会晕倒等，安顿好之后在外等候。男性老人排便同时使用尿器接尿，女性老人使用折叠的卫生纸覆盖阴部，使尿液不会污染周边。

排便结束后，注意观察老人状态（血压，有无腹痛、腹胀，肠鸣音，有无肛门疼痛、出血、大便残留感，老人面色变化，冷汗，疲劳等），确认排泄物（性状、量等，告诉老人先不要冲洗卫生间）。一次性排泄过多，有时会引起循环功能剧烈变化，出现血压波动和不适，到卫生间排泄时需要有人在附近，以免出现晕倒等意外。

出现晕厥时，考虑多是血压变动所为，要及时让老人去枕平卧。事先知道有晕厥倾向时，可以让老人在床上排泄。

排便结束后，协助清拭肛门部及周围，用准备好的温水清洗阴部。

排便结束后要做的是清理物品、室内换气和协助老人洗手、穿衣休息。

第八节　介护老人如何使用座药促进排便

一、座药的使用适应证

对于自然排便有困难的老人，大便已经下降并集结在直肠内不能自然排出。通过直肠直接给药，促进排便。

二、座药的注意事项

首先，要了解老人的基本排泄情况：最后一次排便的日期、排便量以及对此的用药情况。

了解其服药后的反应，如腹痛、腹胀、便意情况、血压情况等。

注意座药用量、频度和以下禁忌证：重度高血压、心脏疾患、血压波动剧烈的老人，体力严重下降的老人，消化管及生殖器等周边脏器手术的病人，下消化管内出血，腹腔的急性感染性炎症，急腹症，危急期的脑内疾患，如颅压增高、蛛网膜下腔出血等。

三、操作方法

准备物品：座药、一次性手套、毛巾、处置单、卫生纸、纸巾、肥皂、纱布、阴部清洗用容器、盛水盆、温水、便器、尿器等。

具体程序：先排空膀胱。这样可以降低腹压，容易注入和减少不适感。

然后做好床边周围的准备，根据老人的自立程度选择使用床上便器，或者使用床边座便器。确保需要时能立刻使用。

与其他排泄介助一样需建立私密空间，尽可能使用毛巾和单子等覆盖身体，减少肌肤暴露，理解和保护老人感受。

防止污染周围，在老人身下垫一个处置单（巾）。

座药一般在33~36℃会溶解成液态，长时间用手持握也会使其软化，用前应放在冰箱内保存。

一般让老人取左侧屈膝卧位，这样有利于操作（操作者右利手时）。

注入座药时要让老人全身放松，张嘴呼吸（降低腹压和舒缓肛门括约肌），用右手（利手）持药注入。座药注入后立刻溶化，为防止其流出，要用手按压肛门以下，确认没有流出后再松手。

注入完毕后，座药从注入到刺激肠壁诱发肠蠕动需要15分钟左右。

当有便意时应及时去排便。排便护理参见“介护老人如何灌肠”一节内容。

无论是使用座药，还是灌肠，时刻要铭记的是建立有规律的排便周期，建立有规律的生活。排便不仅仅是排便，是饮食习惯、作息习惯、运动习惯、排泄习惯的缩影。

第九节 如何对待老人失禁问题

老年人的失禁是多发的一种常见疾病。随着年龄增加，机体功能（膀胱、肾、肠道功能），特别是人体排泄功能（括约肌）和排泄调节功能（中枢脊髓功能）等功能下降，导致控制能力下降。

失禁是一个医学问题，但也是一个社会问题。失禁表面上不影响生命，但是，关系到人的个人卫生和尊严问题，往往无法与人相商，痛苦大于想象。有时因此不能外出，不能与人接触，家庭内以及与社会的接点丧失，因此变得孤立无助，活动性急剧下降。

失禁引起的皮肤炎、溃疡、压疮、尿路感染也很常见。老人有了失禁，老人的整体日常生活动作能力会因此下降的很快。

一、如何把握和认识失禁

首先要对尿便的排泄情况进行把握。

排尿次数、排尿间隔、一次排尿量、一日排尿量、尿意的有无、排尿姿势与方法（卫生间、床上等）、尿势、排尿时间、伴随症状（疼痛等）。

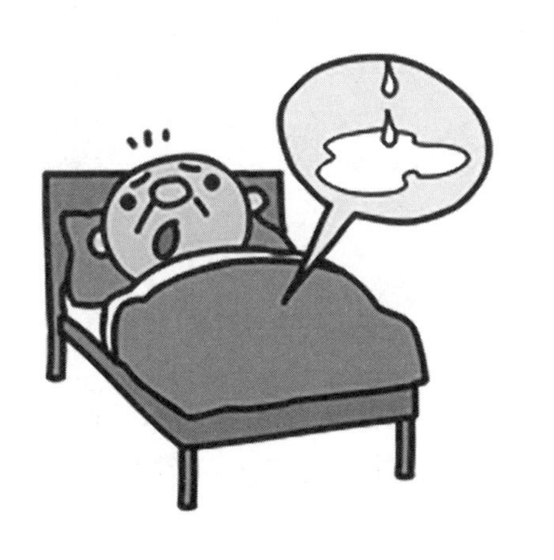

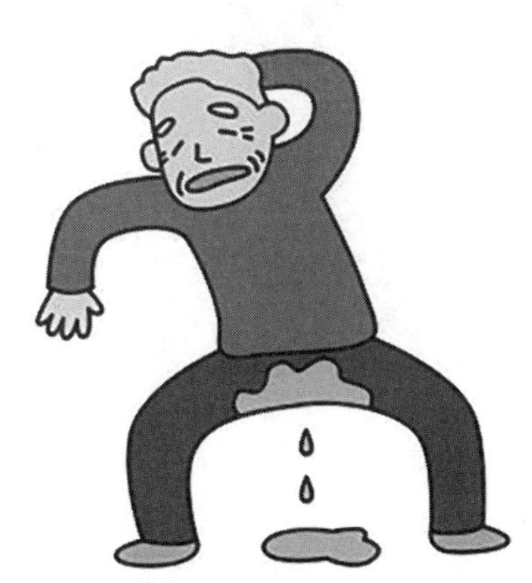

为了全面掌握尿失禁，要掌握以下情况：

发病经过（炎症、肿瘤、前列腺肥大），时期（白天、晚上、一整天），频度，病情程度，尿意窘迫感，疼痛，疾病意识，失禁与动作的相关性，有无排出困难的症状等。

平时饮水情况、进食情况、环境情况等。

是否有手术经历、有无精神神经疾患、有无认知障碍、有无相关服药等。

（一）失禁症状分类

1. 腹压性失禁　前列腺根治手术后、经尿道前列腺切除术后、多产女性、肥胖症者多发。咳嗽、打喷嚏、大笑、屏气用力时出现。原因是腹压增加，骨盆底肌肉肌力下降（肥胖、高龄、多产）。

2. 窘迫性失禁　尿路感染、神经源性膀胱、前列腺肥大、闭塞性排出障碍、膀胱癌等。突然出现尿意、憋不住而失禁。

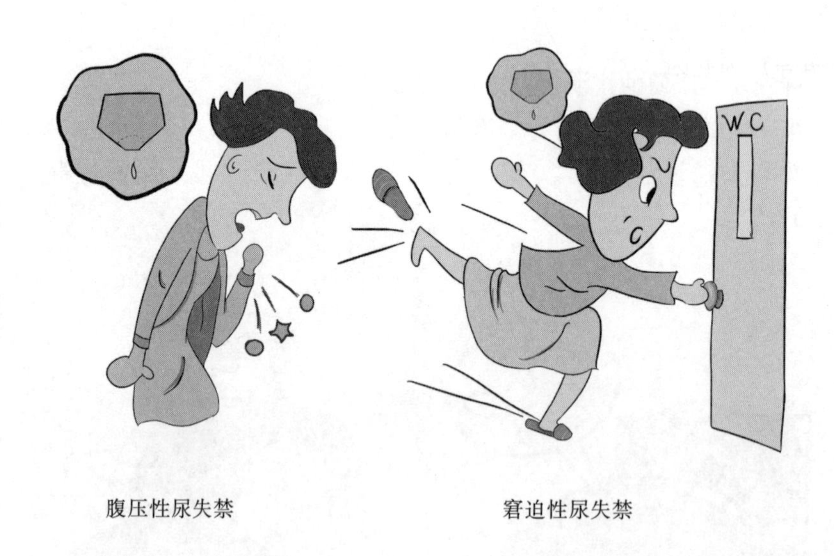

腹压性尿失禁　　　　窘迫性尿失禁

3. 溢流性失禁　排尿收缩肌肌力减弱，或者下端尿路闭塞，前列腺肥大或肿瘤，女性的子宫脱垂引起尿路闭塞，糖尿病性末梢神经障碍等。

中枢以及脊髓损伤疾病为主。这时膀胱内充满尿液，满则溢，反射性排出，无法控制。有时会因膀胱压力增高、逆流导致肾障碍，此种情况要及时就医。

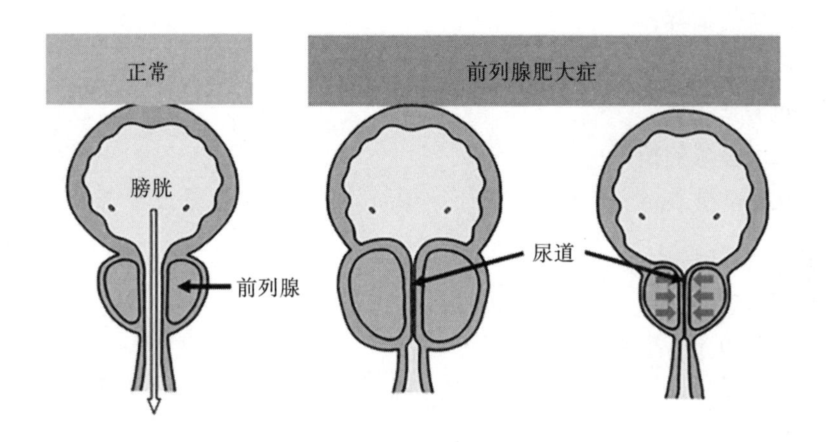

4. 功能性失禁　高龄者多发。中枢性疾病（脑血管疾病、认知症、帕金森病等）为起因。

（二）理解失禁需要知道的问题

了解有关失禁的全貌。

老人的诉求，其他家庭成员的描述：最好能有客观记录，如每天的排泄日记，排泄次数、量、频度等。

了解医生的诊断：疾病情况，医院检查的情况（尿检查：定性、沉渣、细胞、细菌；影像检查；内镜，造影检查，超声检查等）。有无尿意，有无窘迫感，伴随症状（疼痛、尿急、灼热感、残尿感、堵塞感、发热等）。

了解老人的服药情况：如高血压药、利尿药、睡眠药、抗帕金森药、抗抑郁药、抗癫痫药、镇痛药等。很多药物会影响排泄功能。

了解老人生活相关内容：如饮水饮茶习惯、居住环境、卫生间等排泄环境，日常生活动作能力情况，家庭护理情况和基本思路。

参考值：

尿频的指标：白天（从清晨到就寝之间）8 次以上，夜间（就寝后到早晨起床）2 次以上。

残尿指标：残尿 50ml 以上要注意，残尿 100ml 以上要检查。

多尿的指标：

1 日尿量（ml）= 体重（kg）×40ml 以上（男性 2400ml 以上、女性 2000ml 以上）。

夜间多尿的指标：

夜晚尿量（ml）= 体重（kg）×10ml 以上（1 日尿量大于 33%以上）

（三）失禁的医学应对

失禁的原因不同，应对方法也不一样。

对于腹压性尿失禁，主要是骨盆底肌肉强化训练和药物疗法，这两者无效的重症病例，可以采用手术治疗（改善率很高）。

对于窘迫性尿失禁，药物治疗效果明显，主要是使用抗胆碱药、钙离子拮抗药来抑制膀胱活动。此外，还有行动疗法、电刺激治疗、神经阻断术、手术疗法等。

对于溢流性尿失禁，可采用针对病因治疗和手术等。

功能性尿失禁的应对，主要是在反射性排尿之前，训练和养成提前排尿的习惯。

（四）居家介护具体方法

各种原因的失禁都可以使用尿片或吸尿内裤。

科学的选择尿布和尿片。尿片可以根据白天和夜晚选择不同厚度的物品。好的纸尿布一晚可吸收 6 次尿量。

注：正常人一次尿量 80~100ml。卧床老人一次尿量是 150ml 以上，是常人的 2 倍。

居家介护的注意事项：

- 根据具体情况进行排泄诱导：卫生间诱导、床边便器诱导、尿便器介护；
- 频尿老人，如果本人有尿意时，尽可能训练忍着，来延长排尿间隔时间；
- 根据生活节奏，训练规律的排泄时间；

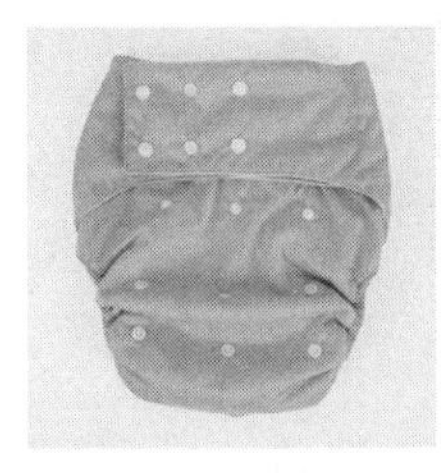
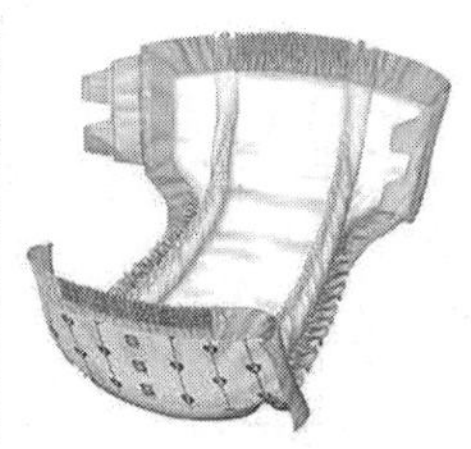
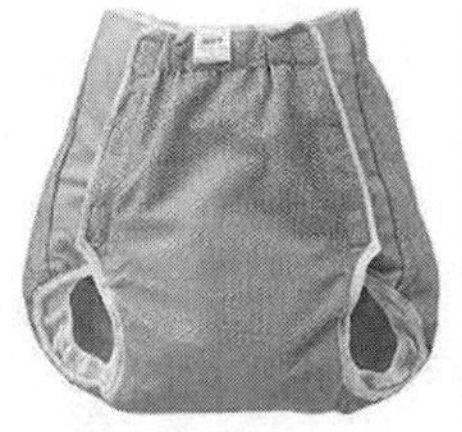
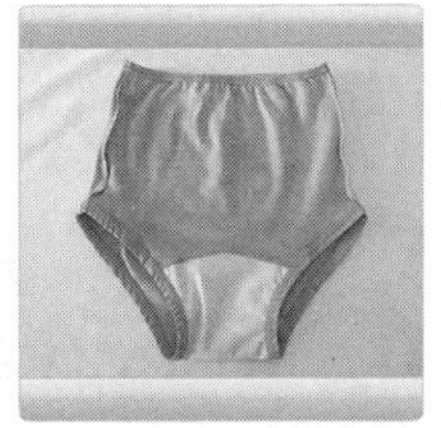

- 饮水根据需要，不是越多越好，最好是把水放在触手可及的地方，少量频饮；
- 夜尿多的情况下，睡前少饮或不饮，润一下口唇即可；
- 一日摄取的盐分尽可能要少（10g 以下）。

（五）骨盆底肌肉强化训练体操

骨盆腔内有很多与生殖和排泄相关的脏器，如尿道、膀胱、子宫、直肠等。骨盆底的肌肉起着支撑托底和排泄调控作用。骨盆底肌肉的肌力和随意性的改善，对于尿失禁病人至关重要。

具体是通过骨盆底肌肉的肌力和功能的改善增加尿道闭锁压，练习在腹压增加时有效随意地控制排泄括约肌。

骨盆底肌肉体操尤其是对于腹压性失禁有效。

实行时，首先是要让老人理解其目的、内容和整个过程。先讲解相关的骨骼解剖位置、训练目标、时间和训练日程表。

其次是体位，坐位、立位、卧位均可。

坐位时，两脚着地与肩部同宽，背靠座椅，肩腰部、腹部放松；仰卧位时，两膝立起来，与肩同宽，腹部放松；立位时，衣着要宽松。

完全可以不计地点、节奏、次数进行，也不必与他人比较，可以在内心默默地有节奏地进行。

具体可参考以下内容：

1. 首先，将意念集中在骨盆底肌肉，以意识集中在呼气为主，进行呼吸。

2. 腹部肌肉放松后，像忍大便一样集中力量收缩肛门肌肉，反复重复进行。放松时间要长一些，大约是收缩时间的 2 倍。

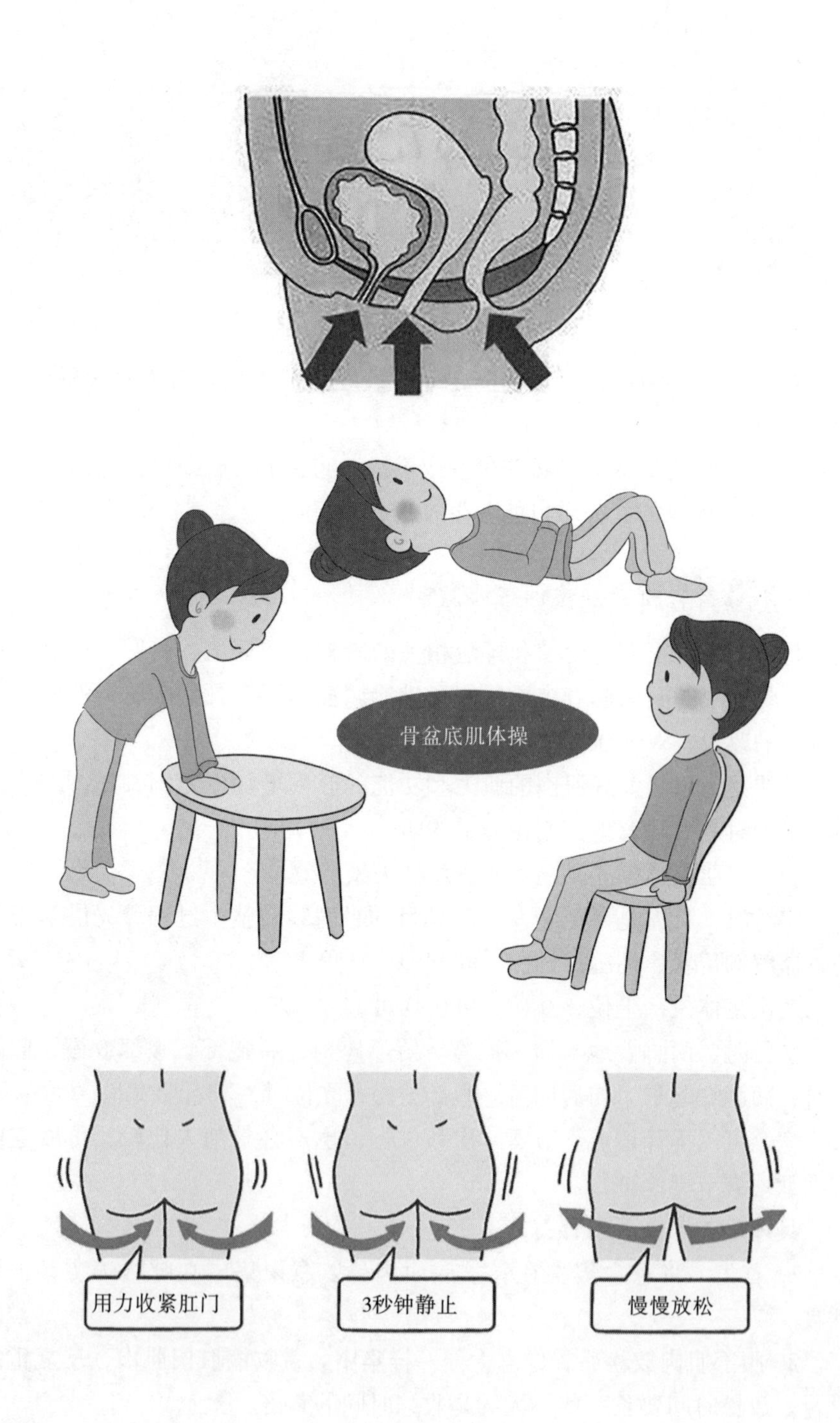
骨盆底肌体操
用力收紧肛门
3秒钟静止
慢慢放松

3. 下一步，像排尿中途强忍着停止继续排尿一样的动作，反复重复进行。

4. 收缩肛门，然后收缩尿道口，如此反复进行。

5. 将骨盆底肌肉整个肌肉强力快速收缩 2~3 秒后放松，然后再将骨盆底整个肌肉持续收缩 5~8 秒后放松。两个动作交替进行。

6. 以上动作每套动作做 10 次，每天做 5 套共 50 次。

坚持就会有效，可以指导的同时一起做。

第五章　身体活动技术

第一节　体位变换技术

由于衰老、疾病等原因，发展到一定程度，老年人对于翻身、起坐、坐位及立位保持等基本生活动作也无法完成。

甚至由于关节变形、压疮、疼痛等原因实现不了一个安乐的卧位。加上肌力下降、意识障碍等情况，无法变换体位，会使情况更复杂。其痛苦类似我们乘长途汽车，长时间蜷缩在狭小空间里，所有关节得不到伸展，所有关节出现疼痛的这种状态。其痛苦永远大于这种状态。

高龄者，由于年龄原因、疾病原因（内分泌、骨科、中枢性疾病等）、意识障碍、感觉功能障碍等原因，加上长期卧床，会出现一系列问题：如肌肉萎缩、肌力下降、关节挛缩、骨质密度下降、消化功能和排泄功能下降、循环功能下降（起立性低血压、静脉淤血）、压疮和精神功能下降（抑郁症、认知功能），以致全身功能低下，引起一系列的症状，我们称之为失用性症候群。

长期卧床老人的体位变换技术，对于无法自己变换体位的老人来说，是介护的重要部分。

除了减轻长期持续被动保持相同体位产生的痛苦外，改变体位可以改变视野、改变身体的触压觉、刺激关节肌肉等。对于预防压疮、肺炎，预防关节僵直，体位安乐，提高生活质量很重要。

变换体位的一个重要目的是预防压疮发生。

一般认为，同一部位持续压迫 2 小时会引起压迫部位的组织坏死，所以每 2 小时以内需要翻身一次。

近年，随着对压疮的研究进展，认为引起压疮的原因很复杂。受力方面，不只是由上而下的直压力，还有垂直方向的侧拉力，有撕裂感觉的剪应力；与全身性的营养状态、关节的僵直、突出部位、尿便失禁的局部刺激、身体动作能力、皮肤管理状态等多种因素有关。

对应长期卧床病人的床垫产品的性能也在提高，分散老人的体压，使压疮发生显著下降。

现在认为，在提高综合护理能力和使用体压分散的高性能床垫的前提下，每 4 小时翻身 1 次较为理想。

一、与体位管理相关的几个基本体位

1. 立位　身体直立、两足着地的状态。平面移动时的体位，这种体位两足为支持面，支持面小，安定性差，容易摔倒。

在有中风偏瘫、帕金森病、眩晕、小脑疾病、内耳疾病等时，由于有肢体平衡障碍，更要注意。

立位时，呼吸以及循环系统影响也较大，注意直立性低血压等发生。

2. 坐位

（1）法老位（半坐位或者半卧位）：支持面为骨盆、大腿后面和后背。床倾斜呈半坐位（颈部前倾 30°~60°），这种体位舒适性高，视野好，不是看天棚，可以掌握周围事物和环境，可以长时间保持。特别是对有呼吸系统疾病的老人，可以减轻肺循环负担，有利于胸廓肺部的呼吸，减轻呼吸困难。

（2）端坐位：坐在床边，两足着地。支持面为臀部和两足底。

（3）椅子坐位：坐在靠背椅子上。臀部和两足底支持面，椅子后背为依靠，安定性好，不易疲劳。这种坐位如果体侧有肘部支持，两肩部、上肢会更轻松，长时间不疲劳。

3. 卧位　卧位是指从头部到肢体平放在床上，这样的体位体重支持的基底面达到最大，全身放松，省力，不易疲劳，安全，体位稳定。

但是，这种体位容易引起肢体和内脏功能低下。卧床久了，由于肢体以及内脏刺激减少，容易引起肌肉关节失用、肢体无力、起立性低血压、便秘、呼吸功能减弱、大脑功能下降等症状。

卧位又可以具体区分几种形式。

（1）仰卧位：卧位，面部朝上。这种体位的基底支持面最大，稳定性最大，肌肉最放松。

只是这种体位对有些部位（头部的枕秃部位、肩胛骨、骶骨、足跟等）的持续压迫，容易引起血液循环障碍，导致压疮。

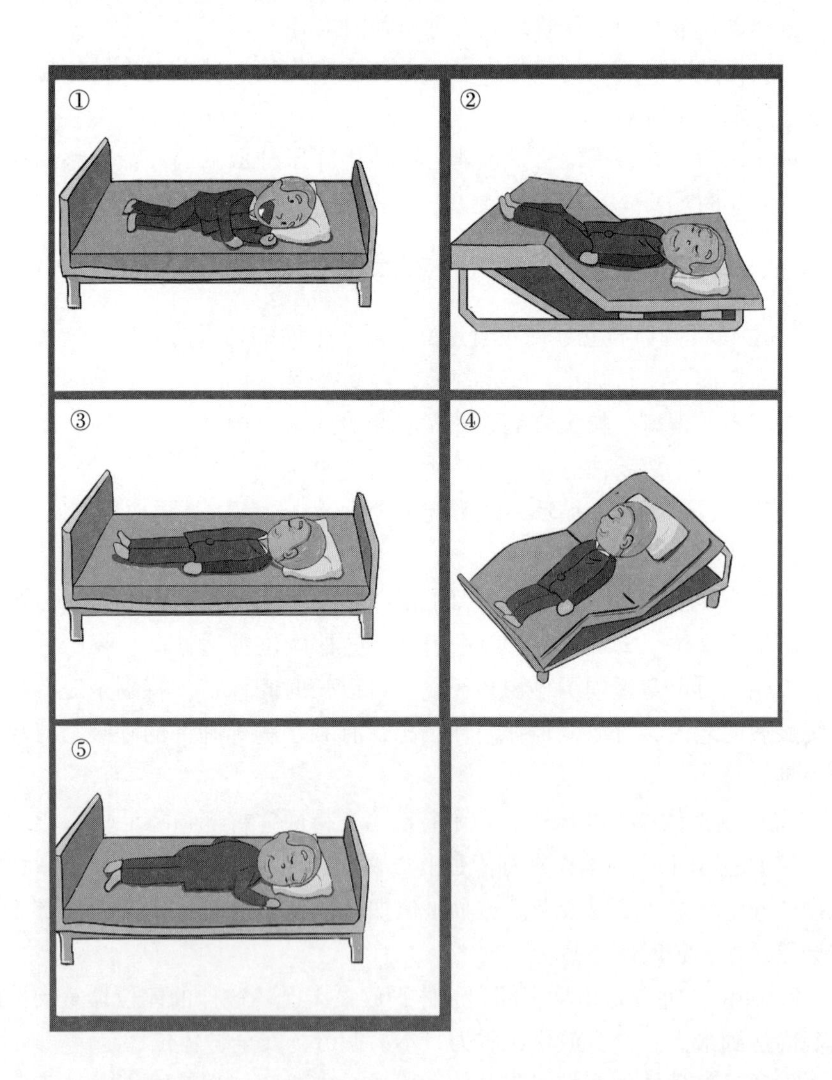

（2）侧卧位：卧位，向左右一侧侧卧。这种体位由于基底支持面狭小，体位保持困难。可以屈膝和使用各种支持道具（如枕头等）。

（3）俯卧位：腹部朝下的卧位。与仰卧位一样支持基底面大，稳定性强。要考虑胸腹部的压迫以及颈部、面部的侧屈方向。老年人的颈椎可动性一般都较差，或者有颈椎病，这种体位时间长了容易产生颈椎病症状（上肢神经、血管症状）。

体位管理和全身功能是密切相关的。

下图显示的是体位管理前后身体功能的变化。

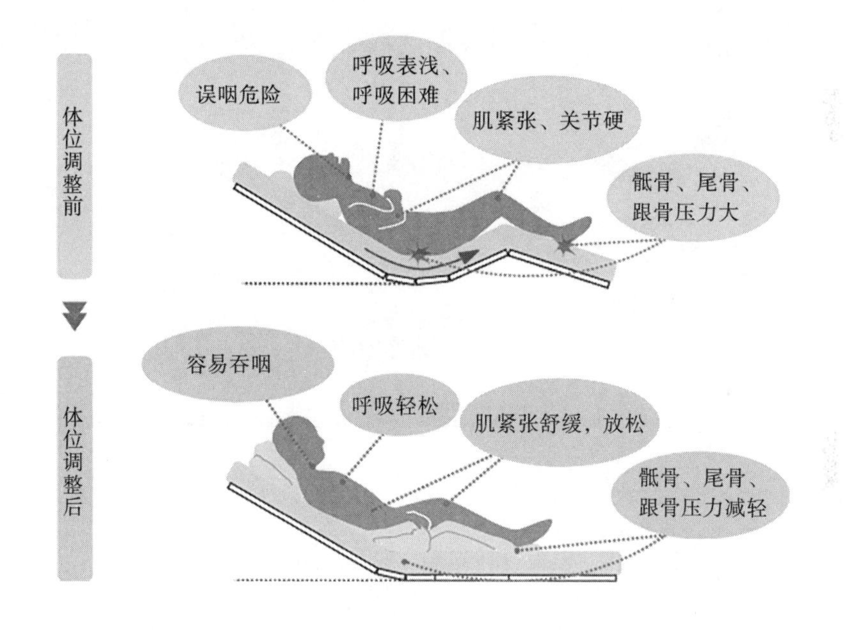

二、体位交换时注意事项

首先要把握压疮发生的危险性。

局部因素，包括被压迫部位的皮肤状态（压迫及摩擦情况、局部皮肤的循环情况、皮肤干湿情况等）；影响皮肤功能的全身性疾病状态主要是糖尿病、低蛋白血症、心衰等。

掌握老人全身状态（意识状态、疼痛情况、关节可动性、皮肤状态、主要疾病、主要合并症等）、生活情况（生活内容和节奏、喜好）等。

体位交换的时间和频度，要掌握好时间和要有记录。

一般是 2 小时左右交换一次，老人全身状态好或者使用防压疮床垫的情况下，可以适当延长更换时间间隔（具体要结合疾病情况和不断观察压迫部位的皮肤变化，如皮肤发红、发黑等情况），遇到出现皮肤发红时，要缩短体位更换时间和使用垫具，分散和避开局部皮肤压迫。

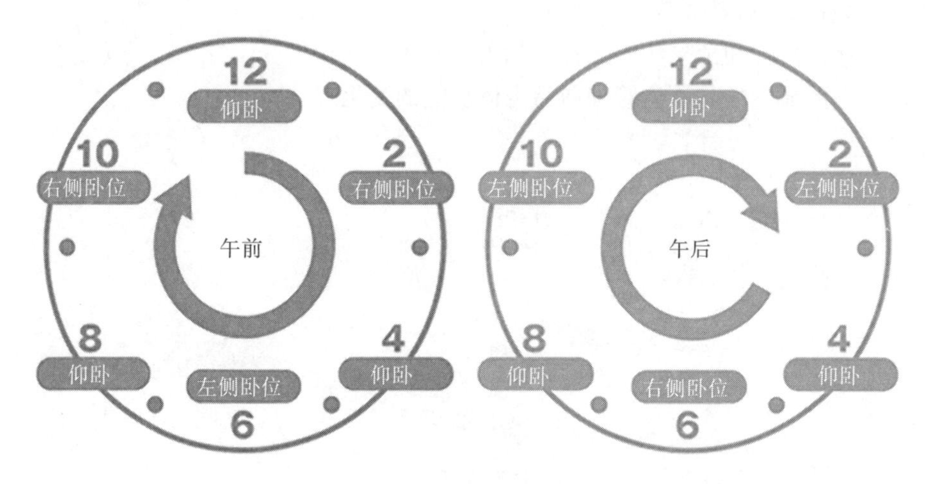

床上和体位的管理

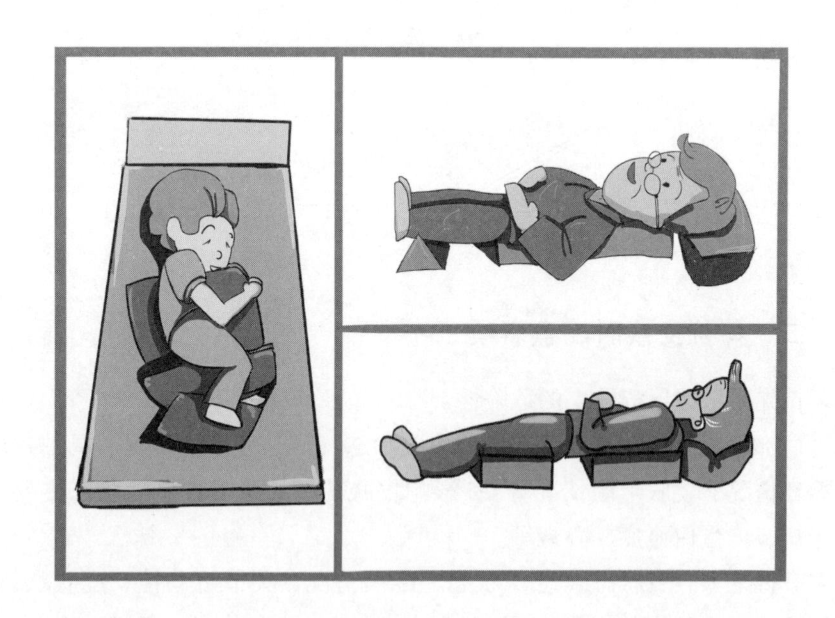

变化体位具体操作时，首先要考虑好选择什么体位？压迫部位是哪里？这种体位老人是否喜欢？老人的视线空间在哪里和这个时间里的生活内容是什么？

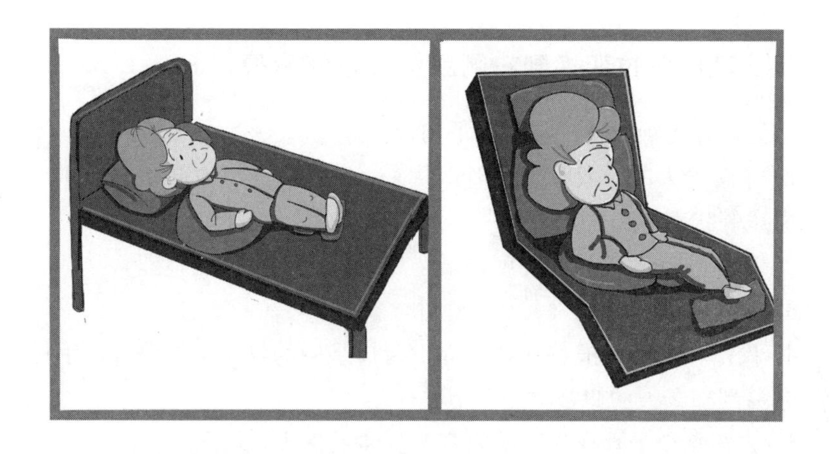

当老人身上带有点滴管、导尿管等时，要特别注意。

变换体位有时是重体力劳动，尽可能使用各种工具，这里也特别要求掌握操作技术和操作技巧。

常用的几种安乐体位可参考下图：

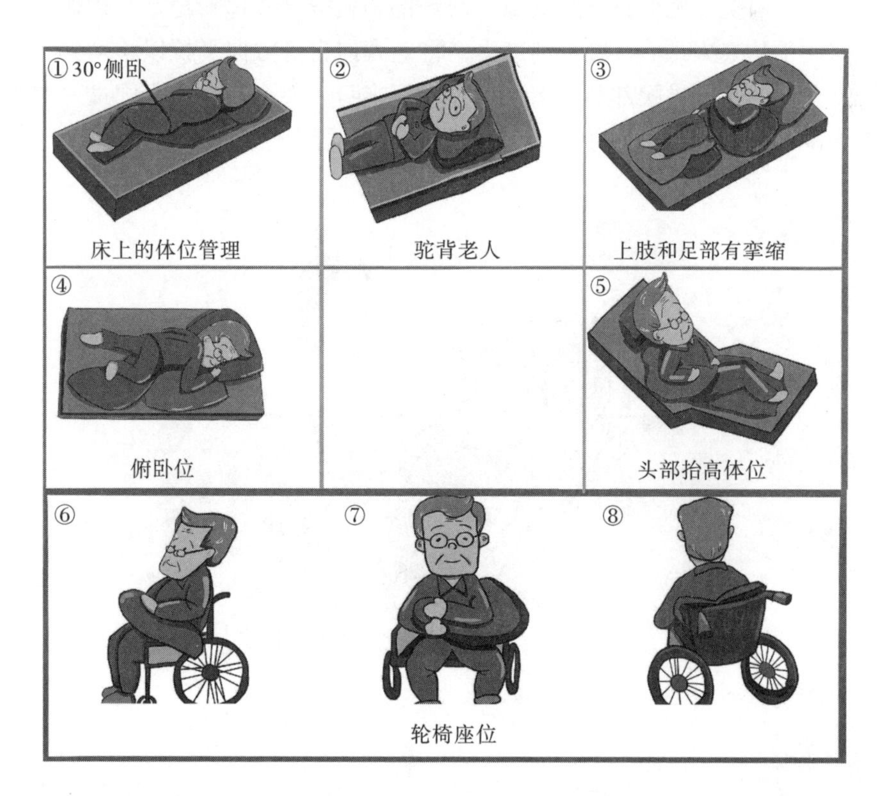

三、从仰卧位变换到右侧卧位（左侧麻痹）

首先做好各项准备，包括以下内容：

1. 了解老人的一般状态（意识状态、呼吸状态、皮肤状态、压疮、水肿、血压等状态）。

2. 环境准备好（床的高度调节，床周、床上物品的整理）。

3. 准备好所需用品（枕头、毛巾、单子等）。

4. 操作人员做好准备（将被介护者口袋中的物品，如手表、手机、胸针等容易刮碰老人的佩戴物品取下）。

5. 告知每个步骤要进行的内容　具体操作步骤如下：

左右的平移：为了使翻身后的老人能够平躺在床中央，首先要让老人仰卧平移到床的一侧。如果直接从位于床中央位置，从仰卧位变换到侧卧位，会过于靠近床的一边，使老人除了不舒适还有坠床危险。

操作者站在老人的左侧（要采取右侧卧位，在有左侧麻痹的时候），让老人两肘抱在胸前，下肢立膝，两足部稍稍分开，保持稳定。操作者分别将两手从老人颈后、腰部伸进去，将老人向自身方向平拉以移动其上半身，然后两手伸进腰部及臀下平拉移动下半身。整个操作过程中最好取得老人的理解和配合，充分调动和使用老人自身能力。

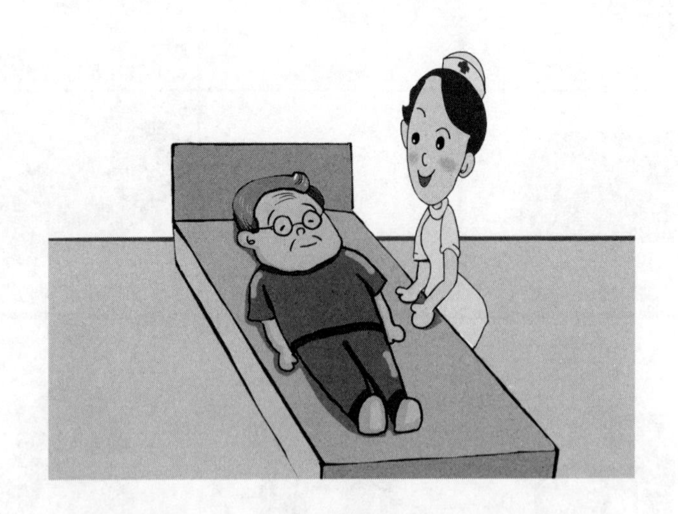

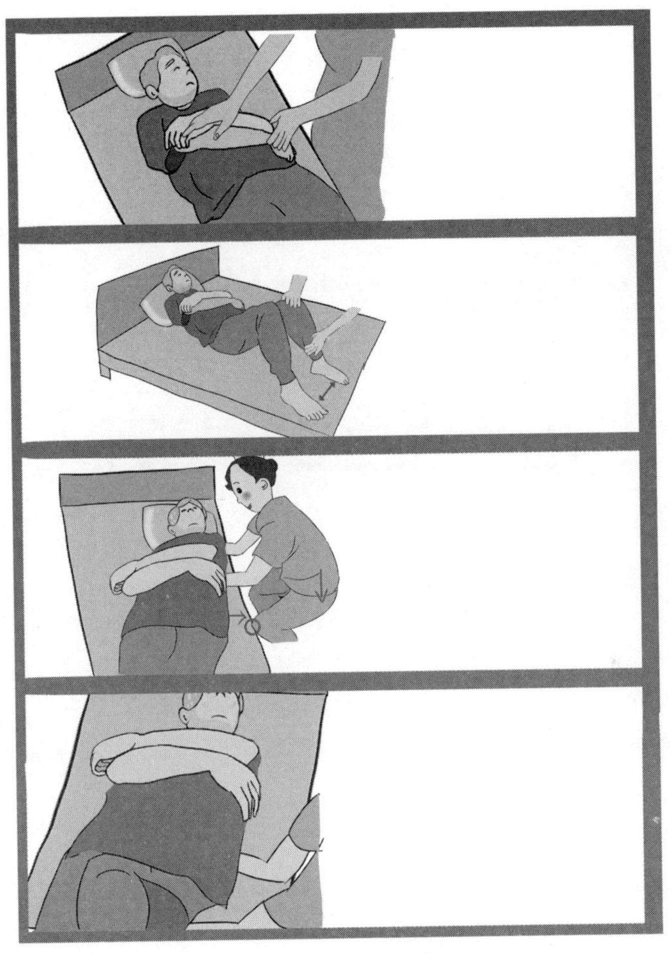

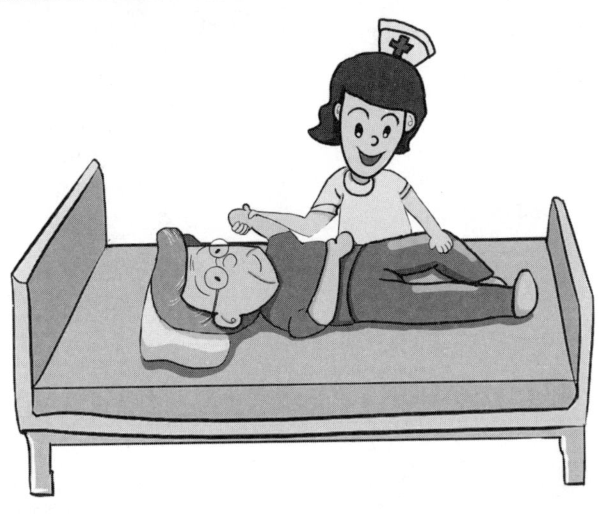

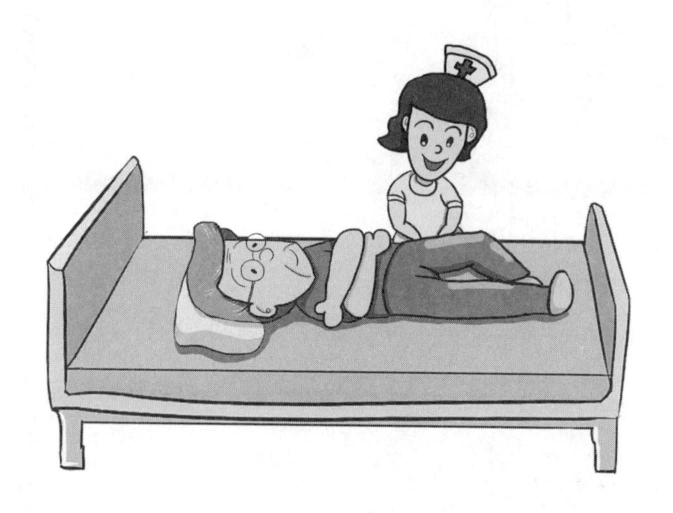

绕到老人的右侧，让老人的头部转向右侧，并稍稍平移到右侧一点。将右侧上肢调整到外展外旋位（举手位），左侧上肢自然摆放在胸腹部位。

将老人的右侧下肢伸直，左侧保持屈膝位。

尽可能将老人左侧膝关节屈曲，用左手扶肩，用右手扶在膝部，轻轻地扳膝、旋腰，变侧卧位。

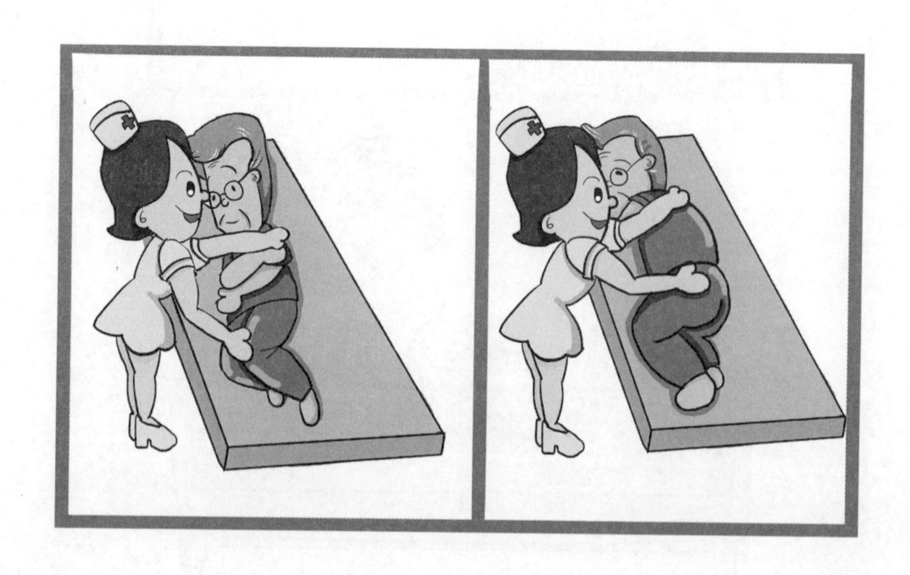

然后，调整老人的枕头、肩部和臀部位置和角度，将右侧肩部稍稍向前拉出，避免体重的压迫，将左侧膝关节屈曲，避免两侧下肢重叠压迫。

使用各种靠垫、枕头等物品，让其保持一个康乐体位。整理老人衣服、被褥、床单等皱褶，观察有无问题。

四、从仰卧位到坐位（右侧麻痹）

各项准备参见“从仰卧位变换到右侧卧位（左侧麻痹）”内容。

由卧位变更为坐位时，特别要注意老人的血压变化、眩晕、心悸、呼吸功能急剧变化和坐位安全等问题。

操作者站在要采取坐位的一侧，如果老人是右侧麻痹，可以让老人自己用左手抱住右侧肘部，两腿站立。

操作者用右手伸到老人后颈部到右侧肩部后侧，左手协助，用两手扶起老人。

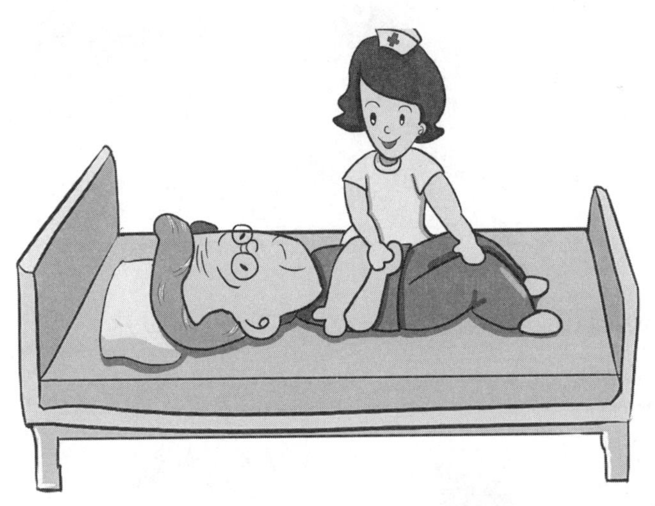

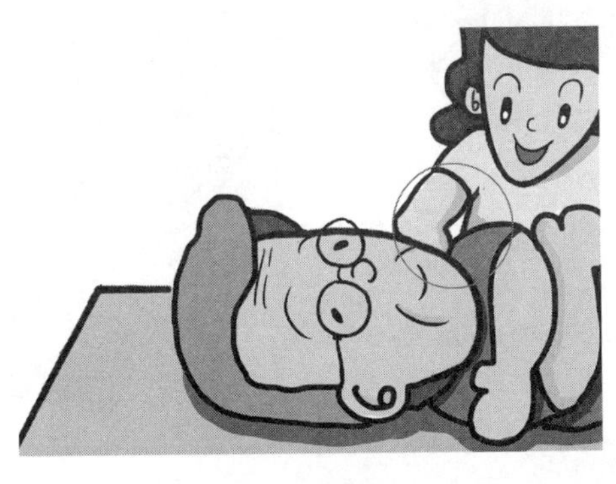

由右手扶住肩部，左手穿过膝窝，以老人臀部位为支点和旋转点，经老人下肢旋转到床下着地。

为了保持坐位稳定，要让老人深坐位，两足着地，穿上鞋后两足位置分开约与肩同宽，还要让老人用健侧手扶住栅栏。其后整理周围物品和老人衣服。

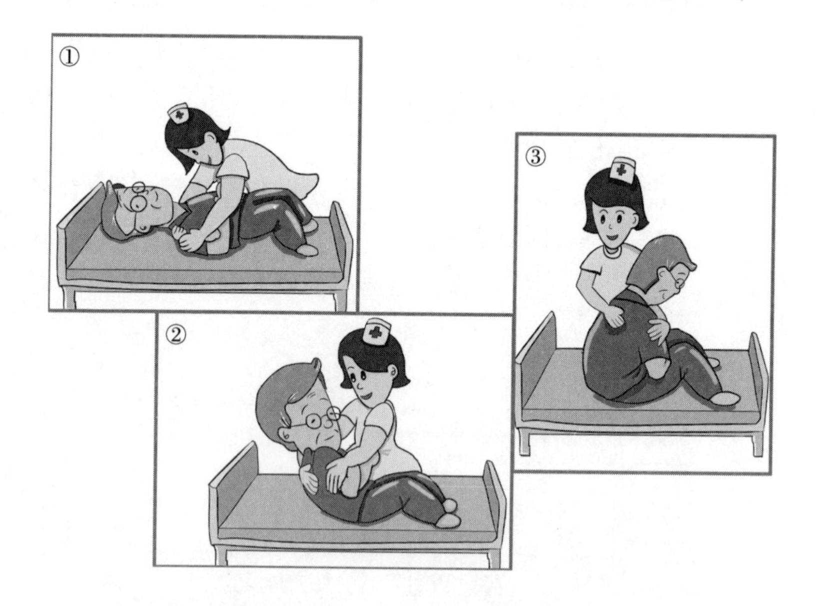

坐位时的跌倒危险增大很多，介护者不可轻易离开。

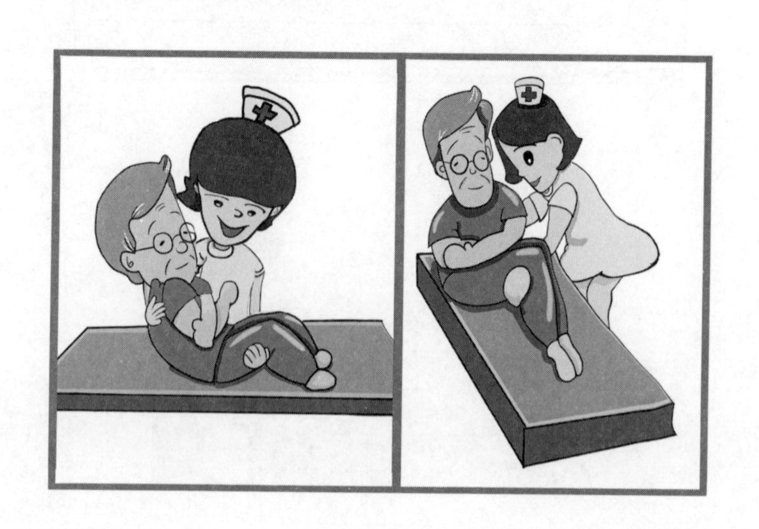

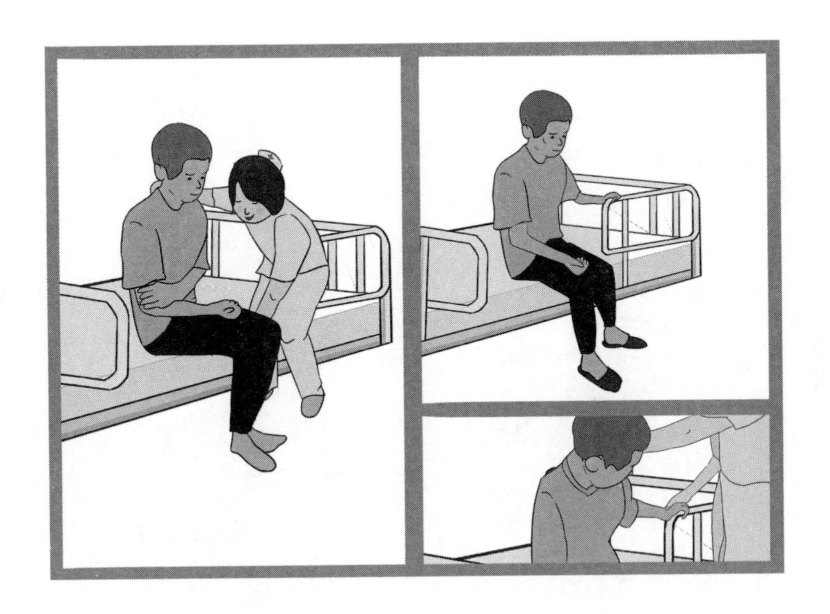

第二节 老人用轮椅以及轮椅移动介护

一、什么时候使用轮椅

- 能够保持坐位，但是行走困难，或者是由于治疗或检查，需要保持安静的时候；
- 不能站立，如有麻痹、肌力低下、关节挛缩、平衡功能低下、无法站立时；
- 移动能力差，使用轮椅扩大生活空间和活动半径；
- 轮椅有多种，自助型轮椅可以增加活动性，防止失用性症候群发生；
- 使用轮椅可以促进老人离床，促进生活的自理、自立。

要注意轮椅使用的时机，不可过度保护。不应该对能够行走的老人过早地使用轮椅。选择轮椅也要根据功能和实际需要选择。

选择轮椅也要避免思维上的误区，价格贵的、高级的轮椅不一定是好的、合适的。符合需求的才是好的。

二、轮椅的种类

轮椅基本上分为4大类：

1. 一般轮椅（standard type） 根据老人的自立程度，使用的轮椅又可分两类：自助型轮椅和介助型轮椅。

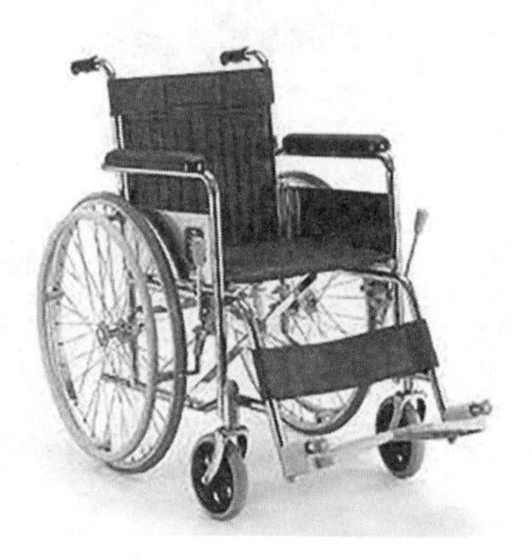

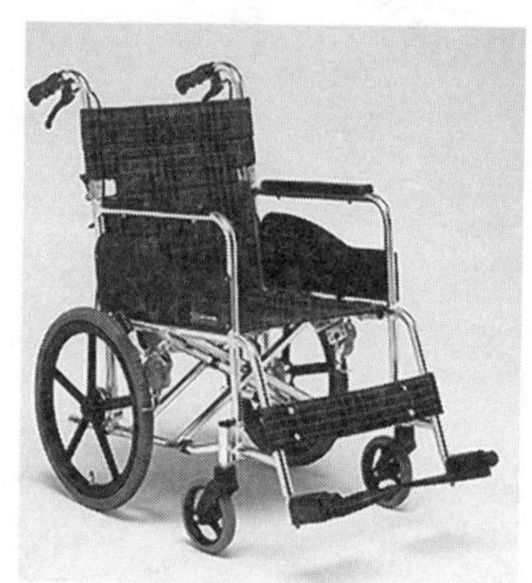

2. 选配轮椅（module type） 选配各种零部件（坐垫、靠背、轮胎等）。

3. 高靠背轮椅（reclining tilt type）。

4. 电动轮椅（electric type）。

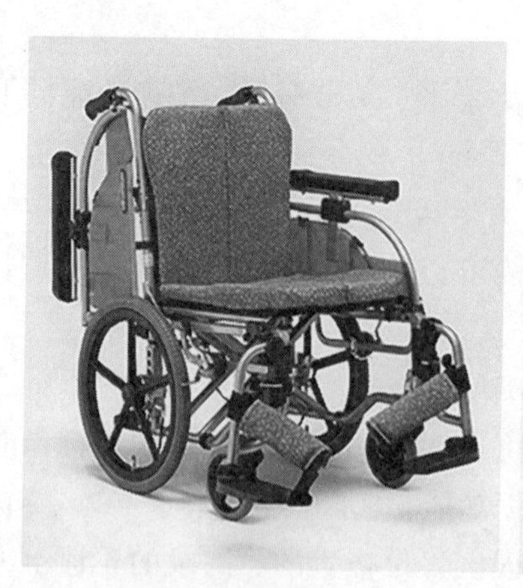

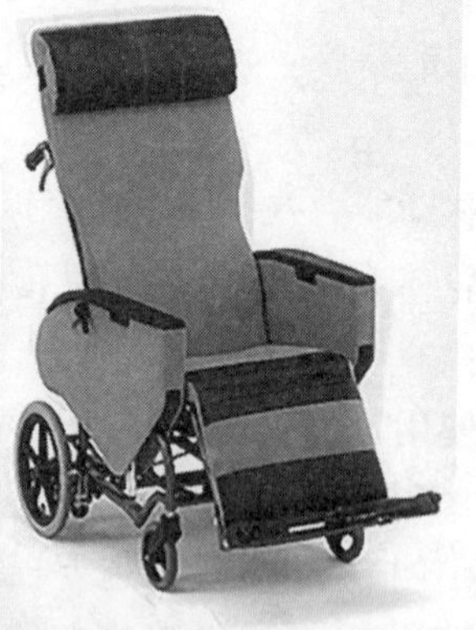

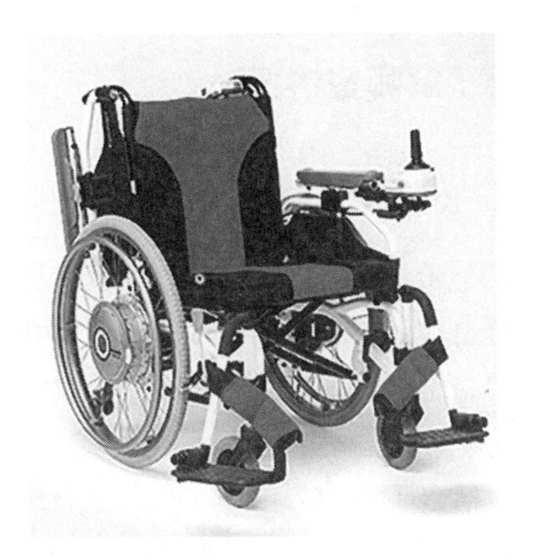

三、轮椅的各部分使用名称

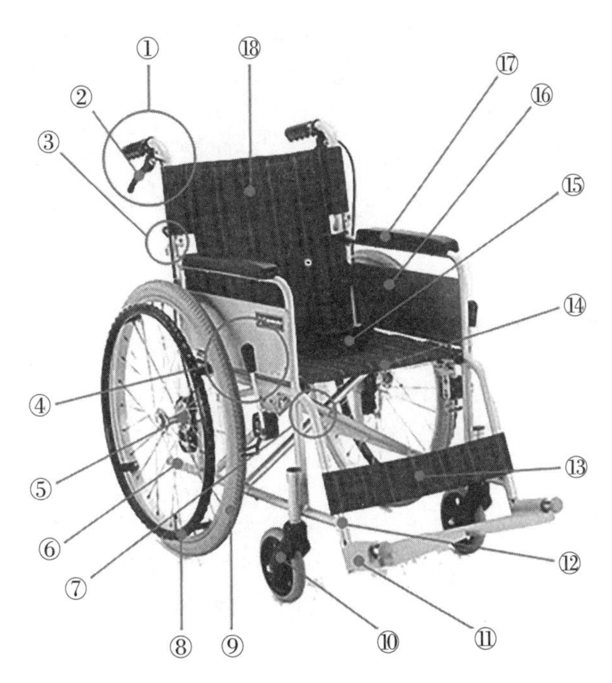

轮椅部件名称

注：①把手；②手闸；③后背折叠；④停车闸；⑤手动式坡道制动闸；⑥抬高前轮脚踏传动杆；⑦金属架；⑧驱动操作轮；⑨轮椅后轮；⑩前轮；⑪足踏；⑫护腿装置；⑬护腿带；⑭座面；⑮安全带；⑯侧护板；⑰肘托；⑱靠背。

四、使用轮椅要了解哪些情况

（一）实施前要有综合评估

轮椅的使用往往也不是一时性、短期的。有些老人除了晚上上床休息以外，大多是坐在轮椅上度过的。这样的话，选择和配置轮椅就要更加认真，要考虑多方面要素，综合判断。

包括老人身体情况、环境、轮椅功能、目的等。

老人身体情况，包括以下内容：

1. 体格情况　身高、体重、坐高、臀宽、骨骼特征（消瘦、骨骼突出、变形等）、压疮发生危险等。

2. 全身状态　日常生活形式（以坐位为主、还是以卧位为主、能坐多长时间等），直立性低血压及眩晕、疲劳感等情况，意识以及精神状态（认知情况），脊柱及肢体活动性，疼痛情况，坐位可持续时间及坐姿稳定等情况，全身肌力情况，行走能力，偏瘫或者下肢麻痹情况等。

3. 环境情况　室内外地面情况（地板、地毯、斜坡、落差等障碍情况，水湿地滑等），通道情况（宽度及障碍情况），电梯，扶梯，路面，交通手段等。

（二）选择适合自己的轮椅

1. 根据使用目的选择自操用或者介助用　主要是看车轮情况。车轮直径越大操作越省力，路面安定性和跨越沟坎能力越大；车轮直径越小构造越紧凑，节省空间，小空间操作灵活。

自操用：46~61cm（标准为56cm）。一般是56cm（身材小的人、坐高较低的人可以使51cm；身材大、坐高较高的人可以选择61cm）。

介助用：31~46cm（标准为41cm）。一般是41cm（追求轻量，构造紧凑的可以是31~36cm）。

如果是偏瘫老人，用脚来移动轮椅时，可以选高度低或者足部移动轮椅。

2. 根据框架的材质选择

（1）铝架轮椅：这种轮椅最多。铝金属的密度不同，价格也不同。一般管腔薄的高密度（质量轻、品质好）最好。低密度的细管铝材安全性差，要注意。

（2）钢架轮椅：便宜，结实，较重，容易生锈，不适于在室外使用。

（3）碳钢轮椅：非常轻量，高强度，乘坐时不弯曲，操作容易。但是由于碳钢材质坚硬，成型困难，遇到强烈撞击有时容易出现裂纹，还有价格较高，近年使用者减少。

（4）不锈钢轮椅：因为不会生锈，主要用于入浴使用。

3. 根据靠背折叠功能选择　钢架结构的轮椅一般不能折叠。铝制轮椅除了一些初级产品外，大多也可以折叠。根据使用目的，一般来讲无折叠功能的轮椅更不容易发生故障，只是在乘车或收藏时不便。在医院、养老机构以及家庭内部使用时，可以选择无折叠功能轮椅，如果是个人使用，考虑到不同场合、不同场景使用时，往往选择可以折叠的轮椅较多。

4. 轮椅闸功能　几乎所有轮椅都带有闸车功能，如果没有闸车功能的轮椅是很危险的。

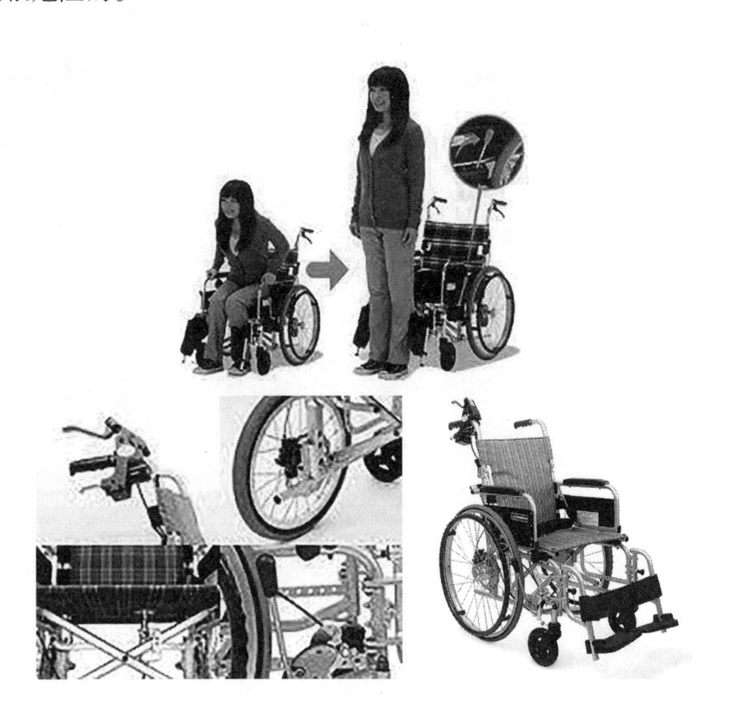

但是，有些老人存在认知障碍，还有一些老人存在注意障碍的情况，在坡路等自然环境下，为了防止突然的滑行，有的企业开发出轮椅使用的自动停车系统。目前有两种类型，包括坡道时自动闸车和站立时自动闸车功能。

5. 介助闸功能　如果单纯是自操用轮椅，则无需辅助手闸功能。没有手闸配件，可将轮椅减轻 1kg。如果单纯是在室内介助使用，是否需要手动介助闸可自行判断。不配手闸功能，可以将体积减小 1~2cm^3。

室外使用时，必须配置介助手闸。

如果自操用和介助用两者使用的情形都有，还是要选择带介助闸功能轮椅。

6. 靠背折叠功能　铝合金架的轮椅不能折叠。是否要有靠背折叠功能，可根据使用目的来定。

7. 轮椅计量尺寸的基本要点

座面宽度：坐位时臀宽+4~5cm 空余。

座面宽度=臀宽+余地（4~5cm）

靠背高度：坐位时座面到腋下高度-7~10cm。靠背上缘不碰到肩胛骨为准。

靠背高度=腋下高度-7~10cm

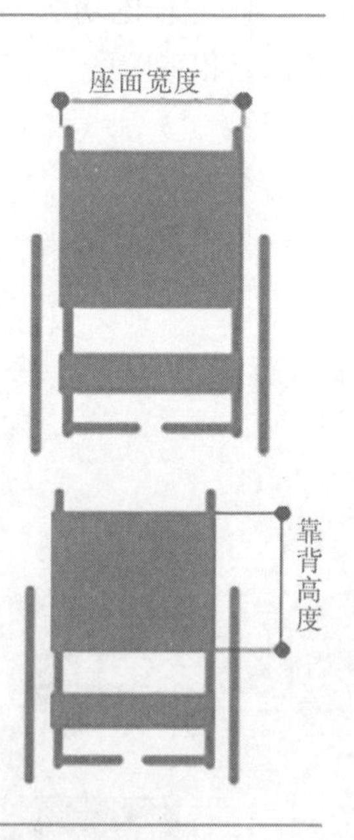

把手的高度：在后面推轮椅的人肘部轻度屈曲，处于容易用力的位置。把手高度相当于介护者的肚脐到地面高度。

把手高度=介护者的肚脐高度

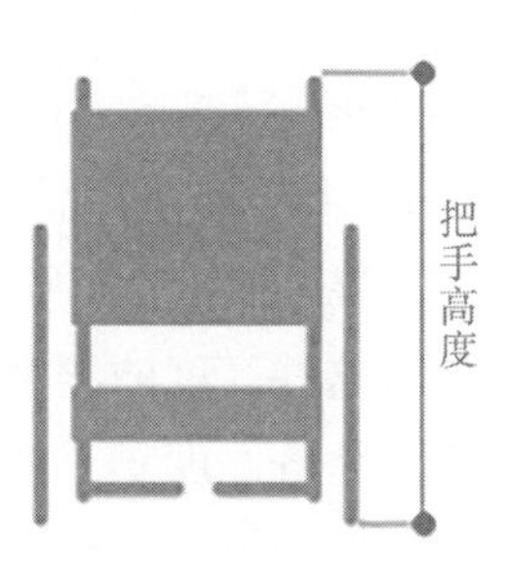

座面的深度：座面过浅会容易出现半躺体位；座面过长则臀部压力增大，引起血运障碍，出现皮肤损伤。座面深度为臀部后面到膝窝距离减去5~7cm。

座垫深度=臀部后面-膝窝距离-5~7cm

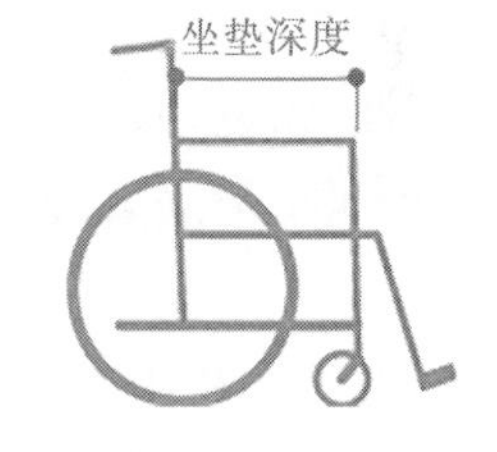

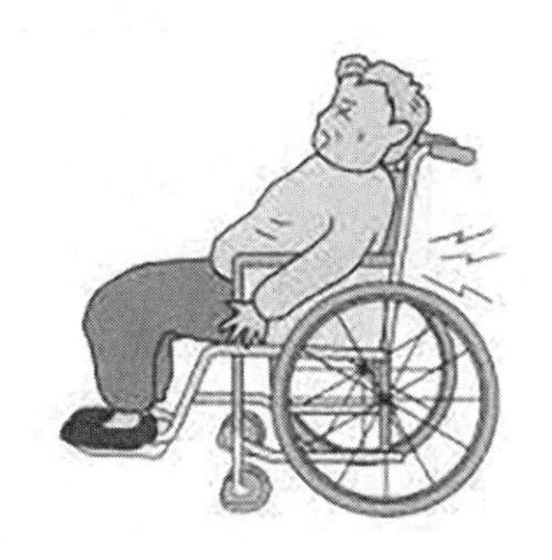

肘托高度：肘托过高，肩部上举时容易疲劳，起不了肘托作用；肘托过低，容易引起肩部下垂，身体前倾导致身体躯干疲劳。

轮椅的肘高：应该是当肘部屈曲，肘部的下面到座面高度基础上稍高一点点。

肘托高度=90°屈肘时的高度+0~20cm

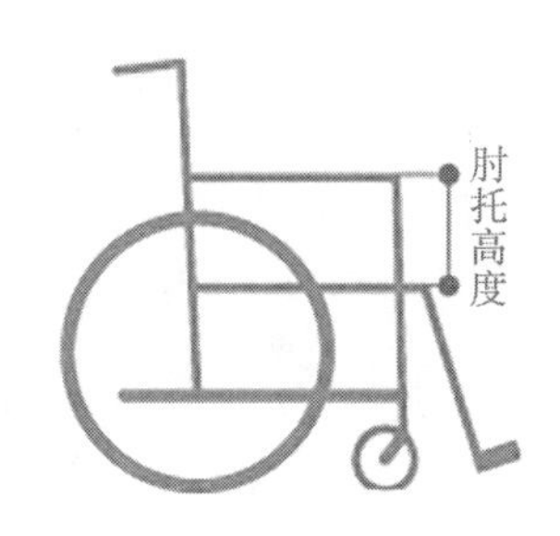

前座高

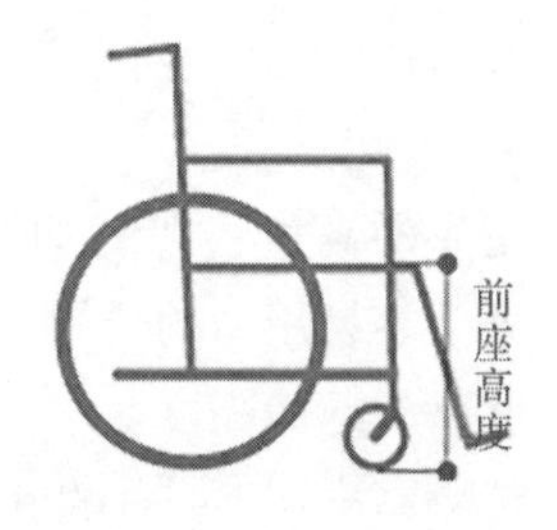

前座高度＝足底到膝窝的长度+约 5cm

如果使用足部移动轮椅时，高度要稍低些。

前座高度＝足底到膝窝的长度+1～2cm

所有这些高度的测定都要考虑到是否使用坐垫、靠背垫等厚度。

后座高

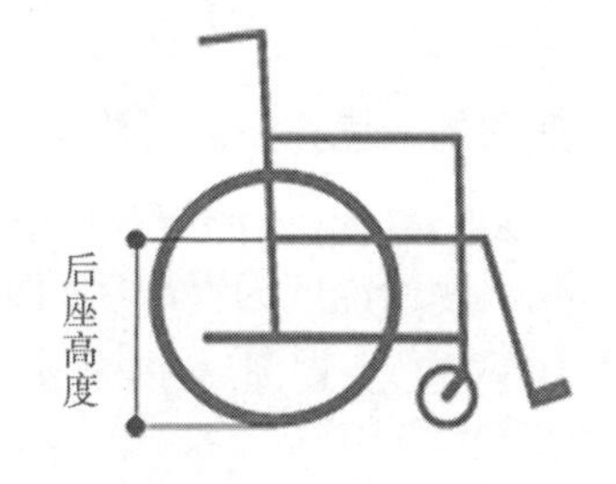

- 坐姿稳定时候

后座高＝前座高－2～3cm

- 坐姿不稳定时候

后座高＝前座高－3～5cm

护腿装置（架）的长度

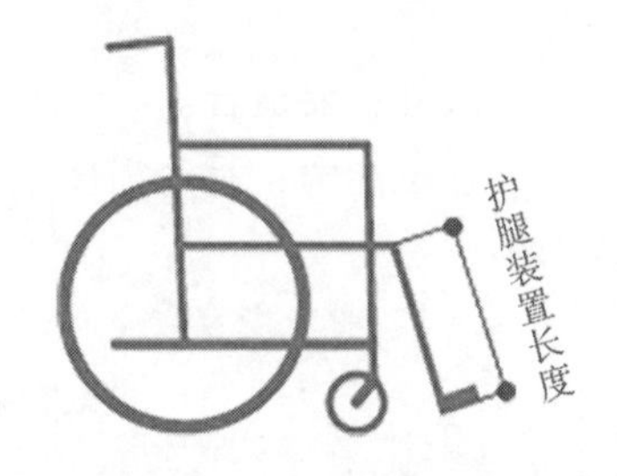

主要是坐位轮椅上大腿后面与轮椅座面有轻度接触，没有压迫感即可。不能空隙过大，也不能压迫过重。一般说，其长度是膝窝到足底的距离。

护腿装置长度＝膝窝到足底的长度

前轮直径

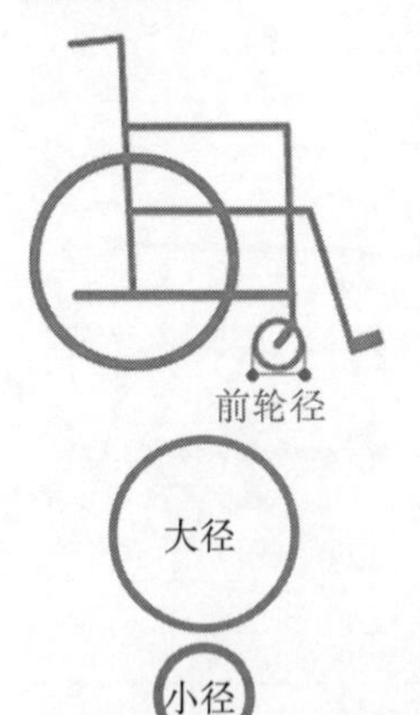

长处	路面不平或有高低差时行走容易。地毯等软路面行走容易。
短处	小转弯、小范围操作困难。

长处	小转弯、小范围操作容易。相对适合硬路面行走。
短处	地毯等软路面行走困难。

后轮直径

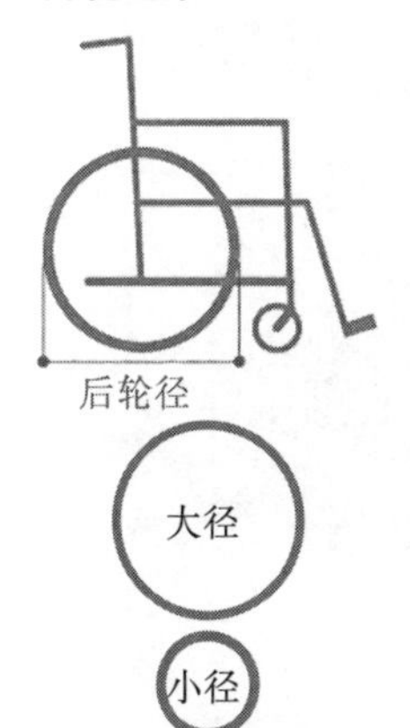

长处　路面不平或有高低差时行走容易。地毯等软路面行走容易。

短处　小转弯、小范围操作困难。轮椅总长度增大。

长处　小转弯、小范围操作容易。相对适合硬路面行走。

短处　地毯等软路面和有落差的路面行走困难。

8. 选择要点

目的：自操用，介助用。

环境：室内、室外；偶尔用或者长时间当座椅用等。

未来变化：年龄、身体功能、形体变化、环境变化等。

尺寸：要适合。

坐位能力：是否需要支撑、何处需要支撑、是否需要靠垫等。

移乘方法：与床之间如何移乘要从构造考虑，是否配合使用其他工具。

整体性：理解老人所处的生活场景，如走廊、台阶、扶手、障碍物等。

9. 特殊功能配置轮椅　不爆胎轮椅（非空气内胎，使用树脂填充，易维护，弹性功能也不错）。

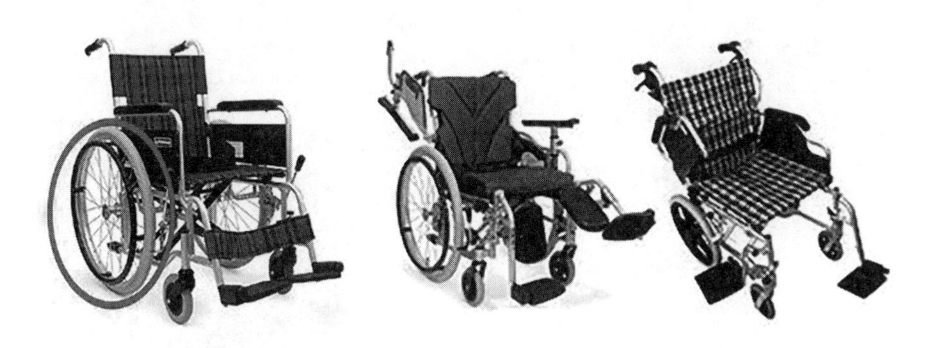

下肢抬高或开合功能（具有抬高功能，可以用于骨折术后等需要抬高肢位时；具有开合功能的，也可以便于老人移乘和介护方便）。

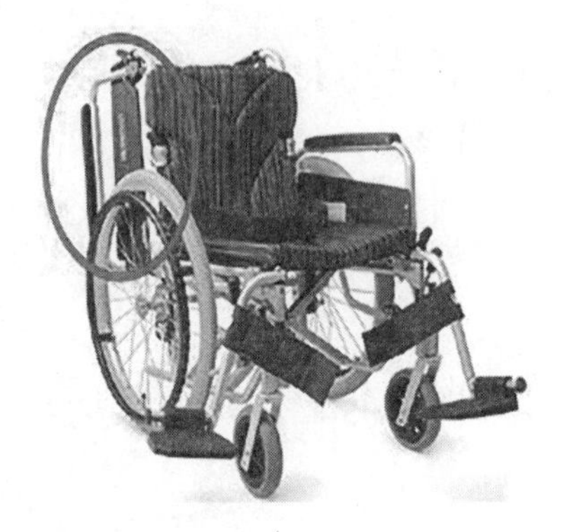

肘部开合功能（便于与床之间移乘）

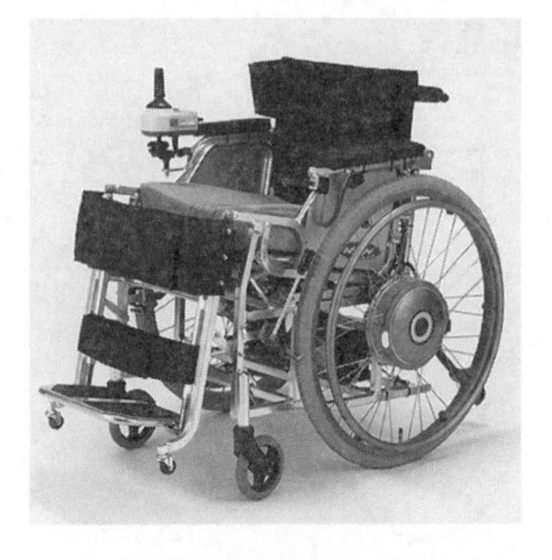

起坐功能轮椅（协助站立等功能）

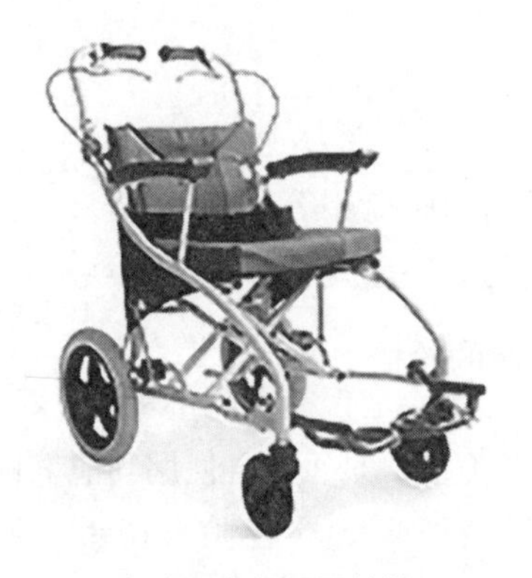

介助和步行两用轮椅

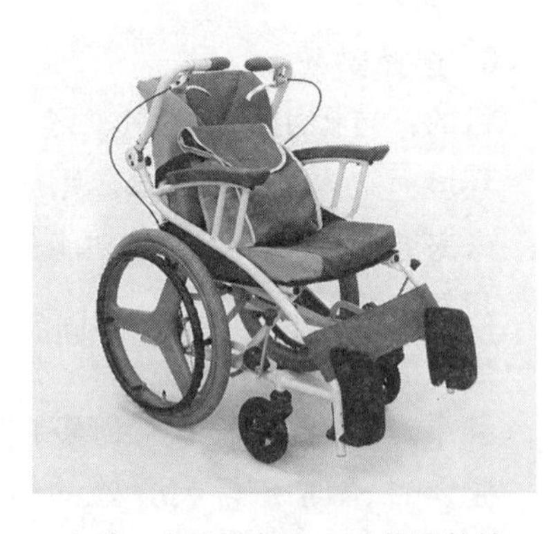

介助、自操和行走三功能用轮椅

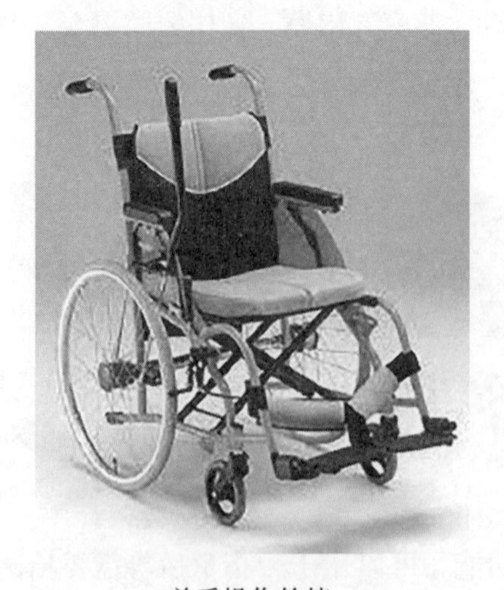

单手操作轮椅

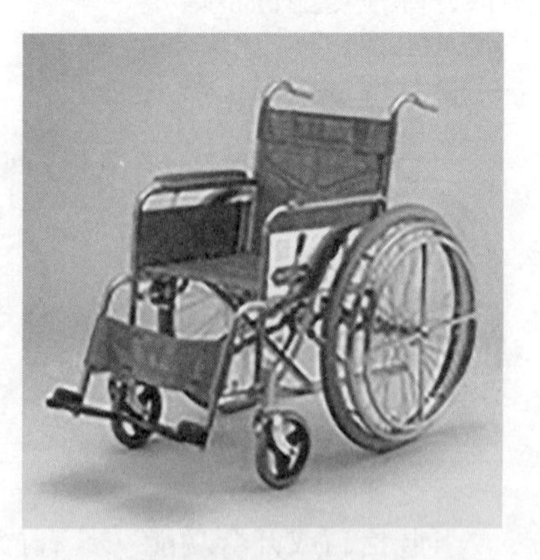

半身麻痹用操作轮椅

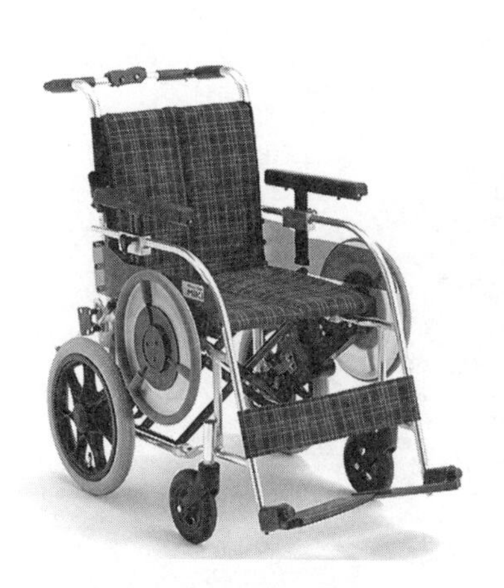

自操传送带式省力轮椅

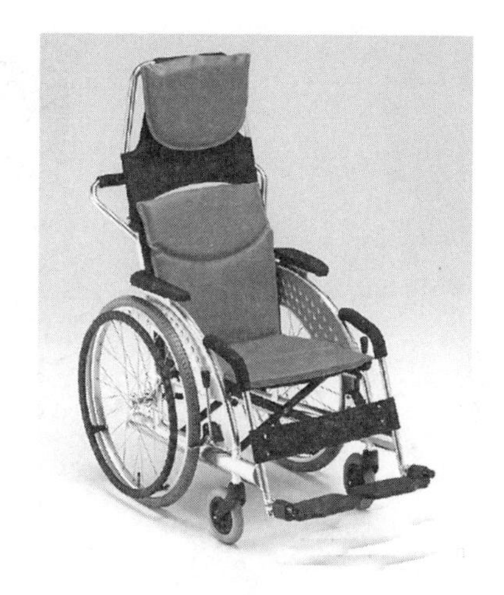

车载用轮椅

轮椅的功能不断完善，不同品种和用途的轮椅也相继问世。

（三）轮椅的操作方法

1. 平地移动　平地移动时，自我操作的情况下是两手握紧操纵轮向前进方向移动。当需要介护时，使用后面的把手推或者拉。需要注意的是，室外道路为了使雨水外流，道路往往是中间高、两侧低，轮椅移动时经常是轮椅往一侧偏歪，需要外侧的手推力要大。

2. 坡道移动　走坡道的规则是上坡推着前进，下坡是倒着下坡。当轮椅配备手闸时，可以两手同时用力操作手闸，前进方向下坡。

坡道比较长而且角度大时，可以采取蛇形上坡道。

3. 上下台阶　推着轮椅台阶时，靠近台阶可停止行驶或减速行驶，用脚前轮脚踏传动杆，手拉把手抬高前轮。同时手推把手前行，后轮靠上台阶后放下前轮。然后手推把手越过台阶。根据台阶的高低情况不一，有时又可以退着使后轮先过台阶。

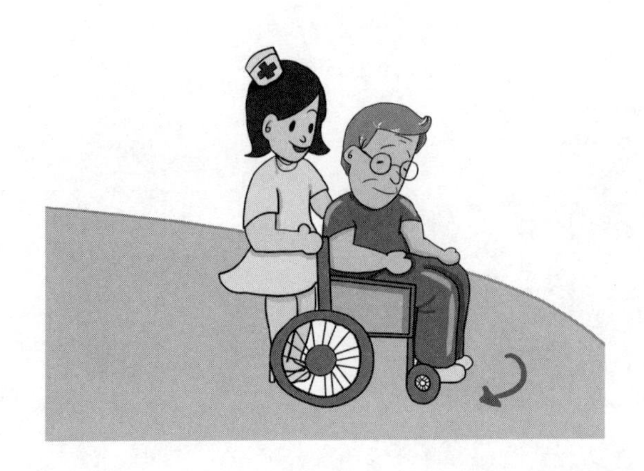

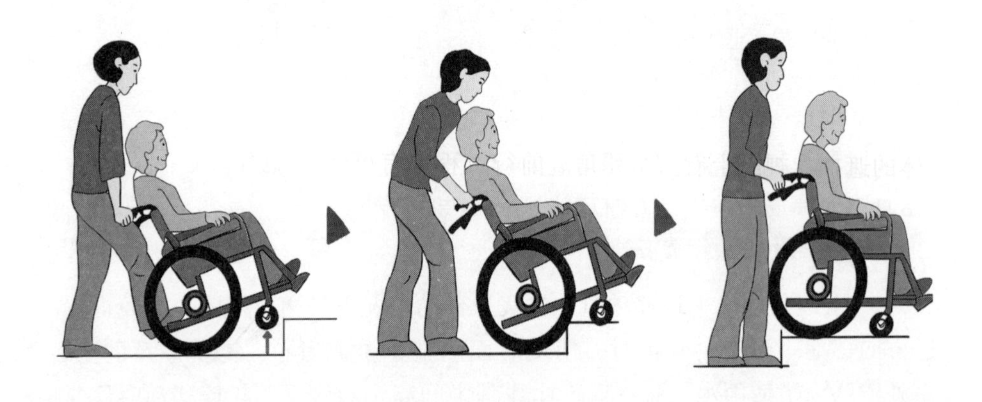

当下台阶时，一般是倒退着下台阶，先把后轮降下台阶，然后放下前轮。

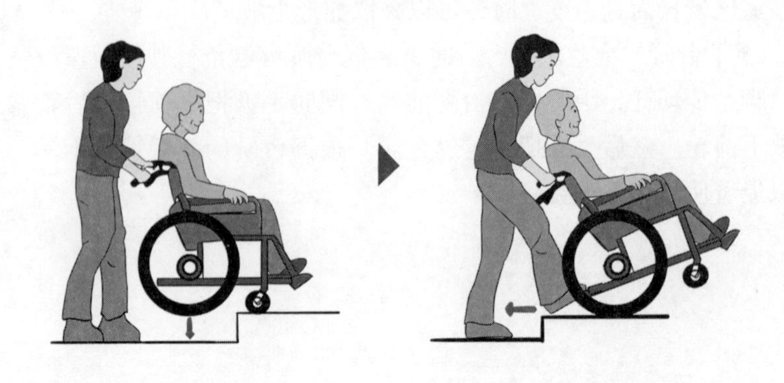

当推着轮椅过沟时，用脚踏抬高前轮脚踏传动杆，手拉把手抬高前轮，推着前行，确认已经过了沟后放下前轮，然后抬高后轮过沟。

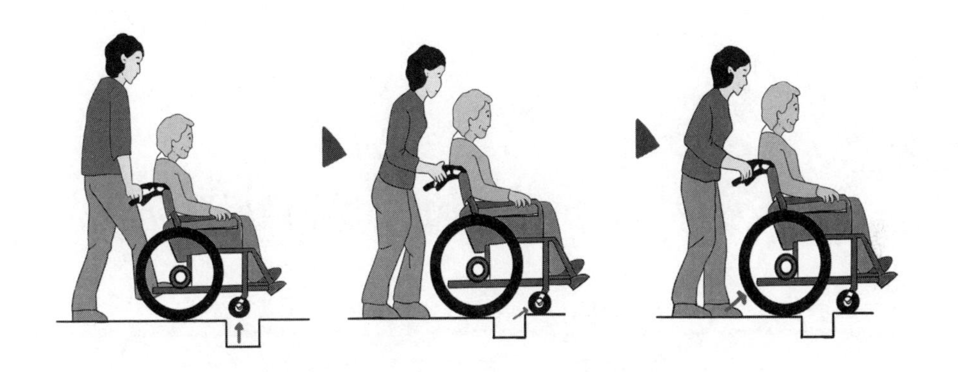

推着轮椅走在沙地或是过铁路时，前轮容易陷在沙里或者卡着动不了，最好是抬高前轮移动轮椅。

还有一点要注意，站在后面的介护者，由于前面的被介护者头部及身体的遮挡，视野上有一个死角。前行过程中有可能会碰撞一些障碍物、甚至是走在前面的行人。有时可能给对方造成严重伤害。

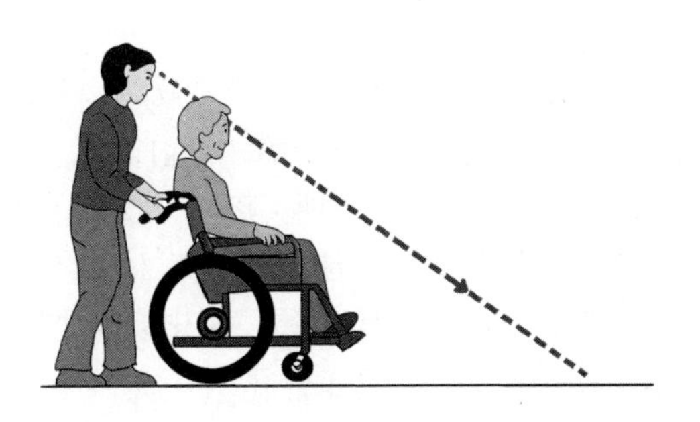

注意：在手推轮椅乘坐电梯时，一般是前行进入电梯；如果电梯内拥挤，应该采取手扶把手后退进入电梯。

第六章　介护老人的失用症候群预防

第一节　失用症候群与老人

失用症候群主要是因长期安静引起的各种身心功能低下。失用症候群因此成为引发卧床不起的最大要素之一。

失用症候群的成因也是多种多样。

在一些疾病，如中风、骨折等疾病，由于原因疾病的管理，被动限制活动引起的；有的是年龄、性格、环境等原因，引起老人生活范围狭小，导致失用症候群。

还有一些老年人，有时是发生在一次偶然的跌倒、几天的卧床休息而引起一卧不起；有时是源发于周围人的过分照顾，怕摔到，怕受累，过于保护引起；有时是一些身体症状，如运动不便、疼痛、肢体麻痹等原因引起。

这些原因致使老人肢体及内脏功能长期废而不用，引起一系列退行性变化，全身多器官（循环系统、呼吸系统、消化系统、神经系统等）及多脏器功能下降老年人容易发生，容易重症化。

据说，即使是健康人，如果床上静止不动持续卧床，肌力开始时 1 天下降 2%，1 周减少 10%~15%；高龄老人如果入院卧床 1 周，经常会出现认知障碍；卧床 1 个月，会有很多人无法站立行走。

持续不动一段时间后会出现二次性变化。由于肌肉萎缩、关节僵直，出现骨质疏松症，精神功能低下，循环功能低下（直立性低血压、眩晕、心悸等），压疮等。进一步出现恶性循环，以致全身功能进一步下降，全身脏器、器官衰弱，卧床不起。

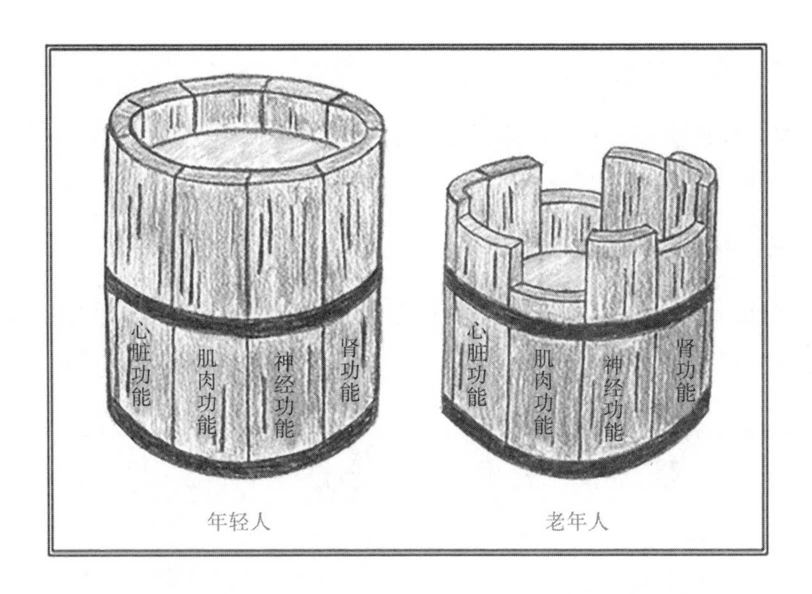

第二节　失用症候群的主要症状

一、局部症状

关节僵直、肌肉萎缩、骨萎缩（骨质疏松症）、尿路结石、静脉血栓症。

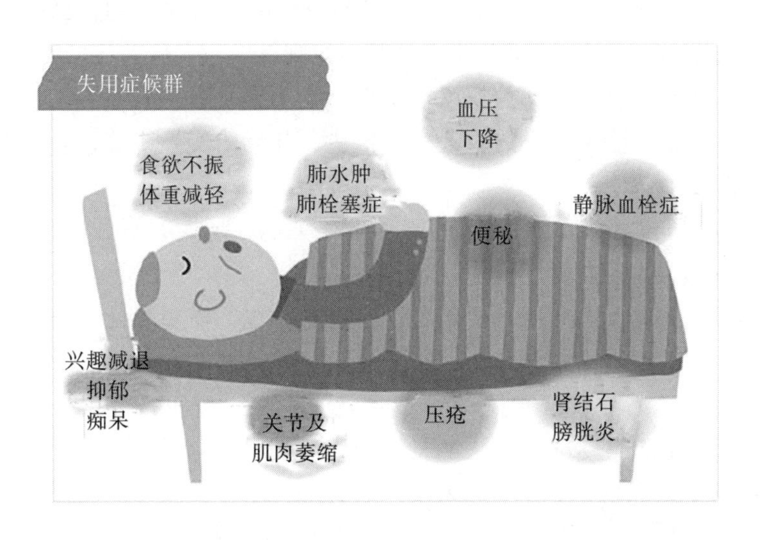

二、全身症状

起立性低血压，心肺功能低下，坠积性肺炎，消化功能下降（便秘、食欲下降），反流性食管炎等。

三、精神/神经症状

抑郁，智力减退，自主神经不安定，姿势与运动调节功能下降。括约肌功能障碍（便秘、尿便的失禁）。

第三节 失用症候群介护的基本原则

引起失用性症候群，不要因为危险或者动作不易等原因而过度介护。

日常生活动作，如更衣、排泄、移动以及移乘（床与座椅间等动作）等自身相关之事，应尽可能自身进行。

以自立、自理为原则，同时积极参与家务、趣味活动，参与社会活动。尽量与社会保持接点，是介护和维持生理功能的基础。

养老，其实这个“养”字未必得体。

“养”不是安静的静养，不是“供”起来什么都不让干；老人的介护也不是“伺候”，是残存能力和自我价值的最大发挥，基本生命功能的维持不能被剥夺和取代。自己能做的事情自己做的“自立”和自己的事情自己说了算的“自主”，是老年生活的基本原则。

比如说摔倒受伤了，拄拐可以走动，就不要坐在轮椅上不动。有时几天的所谓安静，会使老人的肌肉衰弱很快；几天的安静入院，会使老人完全变成另一个人。

还有，老人的生活意欲如何调动也很关键，老人有事做、有事想做、有事喜欢做，是防止失用性症候群的关键。

老人动作慢，要顺应，要耐心，不要急，也不需要考虑效率。老人是生活的主体，老人做得好与坏，花了多长时间，效率如何，都不重要。

失用性萎缩症候群预防的第一步就是打破“疾病—安静—退化—安静”的恶性循环，为了使老人的骨骼肌肉、循环、呼吸、消化、泌尿等系统的能力得以提高，就要早期离床，早期建立日常生活的节奏。

通过改善介护方法，失用性萎缩是可以预防的。

第四节　失用性症候群预防应事先了解哪些问题

一、了解疾病情况

首先，了解疾病与障碍情况。

对于老人介护，障碍情况的掌握有时比疾病本身更重要，如骨骼肌肉的障碍情况、疼痛及关节功能情况、神经功能、精神功能、心肺等内脏功能情况以及日常生活能力情况。

了解疾病及障碍的程度，了解是否有医学处置（点滴、导尿、人工呼吸机、胃瘘等）不必要的影响生活功能，了解是否能有改变与改进。

了解是否有药物副作用影响老人生活功能，如睡眠药物、糖尿病药物、高血压药物、便秘药物、精神科药物等。

二、了解疾病的症状情况

（一）局部症状

1. 骨骼关节问题　如疼痛、关节僵直、变形的有无与程度（腰背部、四肢，特别是下肢的膝关节和踝关节变形，严重影响站立及行走功能）。老年人的失用性变化会在几天内发生组织学变化，会在几周这样的短期时间内出现关节活动度的快速下降，很多变化几乎是不可逆的。

2. 神经肌肉问题　如感觉障碍、肌肉萎缩及肌力变化情况。据调查，

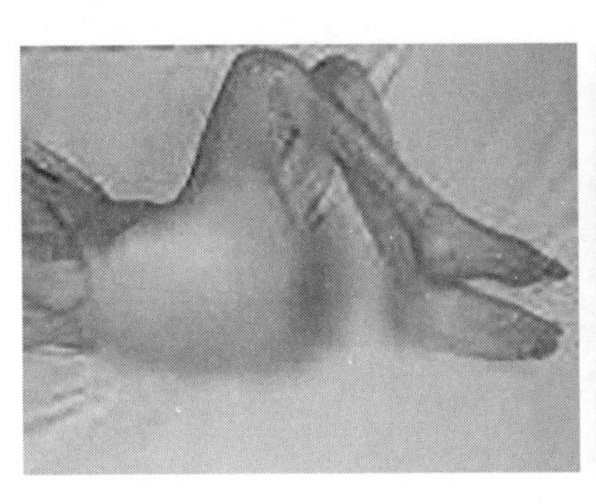

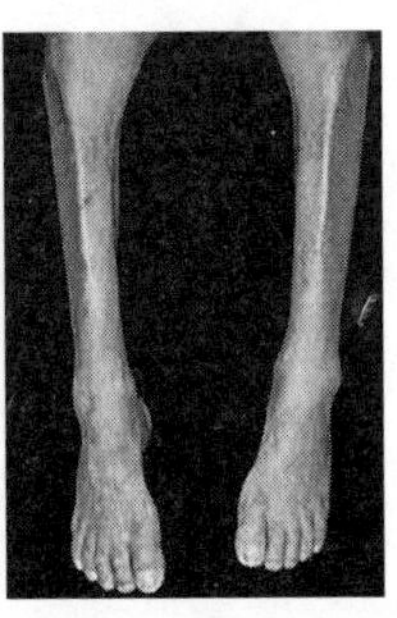

老年人静养1周如果不动，肌力会下降20%，下肢变化大于上肢；恢复肌力时，即使是最大运动量，每周也只能恢复10%，这对于年迈的老人来讲更是不可能的。

3. 基本生活动作情况　如坐位、立位姿势的保持，体位变换，室内外移动动作（行走、用拐杖、步行器、轮椅的使用情况）等。

（二）全身症状

1. 心脏功能情况　如心率、血压、呼吸、脉搏等情况。一般认为，3周的卧床安静会使心肺功能下降10%~20%。

2. 肺功能情况　主要是肺活量，最大换气量的减少。长期卧床、肥胖等原因，膈肌的运动受限，呼吸肌肌力的下降，引起肺及胸廓功能下降，容易罹患肺炎，引起无气肺等。

3. 静脉血栓的有无　下肢肌肉的不使用、肌肉泵的减弱、心肺胸廓功能下降等，容易发生下肢静脉血栓。

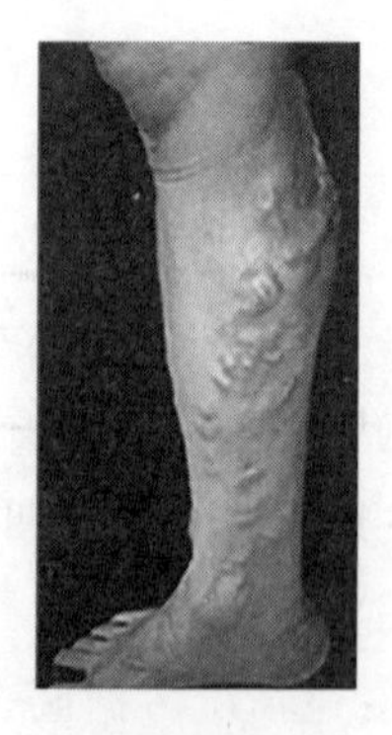

静脉瘤

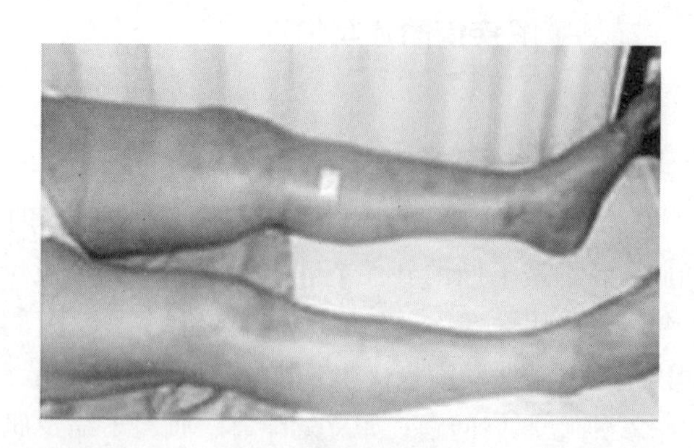

左下肢深部静脉血栓症

（三）神经、精神症状

长期居住在一个刺激少、不稳定、活动少的环境下，容易出现不安，抑郁，判断力、意欲低下，智力低下，注意力低下，认知障碍，幻想，妄想等症状。

第五节 失用症候群预防具体需要掌握的内容

一、生活节奏

被介护者一天之中起床时间、睡眠时间、睡眠质量如何？睡眠中有无障碍（失眠、打鼾、睡眠中无呼吸症候群、肢体疼痛、麻木等），睡眠中能否自己翻身，晨起状态等。

二、运动及活动情况

卧床情况：一天之内的卧床时间、离床时间；安静卧床开始时间，离床时的身体变化（疲劳、起立性低血压、眩晕、动作稳定情况、疼痛、呼吸困难等）。

日常活动情况：疾病情况及其对日常活动的影响程度、生活意欲、愿望等。

餐饮情况：食欲、消化情况、摄食动作、进食的自立度、摄取方法、所需时间、疲劳感等。了解吞咽功能情况（咀嚼、吞咽、有无误咽、营养状态等）。

排泄情况：尿意、便意、失禁、排便的能力和动作等。

身体保洁：洗浴、洗脸、刷牙、梳理等动作；更衣动作等。

与人交流：交流的有无、方式、频度，有无障碍等。

第六节 失用性症候群的预防方法

一、保持良好肢位

在罹患中风偏瘫时，由于活动障碍，有些关节（主要是肩关节、肘关节和髋关节及足关节）容易发生挛缩而变形。这些变形会严重影响后来的康复训练的恢复效果。

具体方法：使用各种枕头等道具，使肩关节轻度前方上举，肩胛带轻度外展位；在大腿外侧垫上枕头，防止髋关节外旋变形；足关节部使用固定用具，防止尖足变形。

二、变换体位和促进早期离床

变换体位，以防止压疮发生；可以从床上坐位、床边坐位开始，逐步促进早期离床。

三、提高其生活活动性

尽快恢复正常生活节律，充实日间生活内容，制订日间活动计划，包括音乐、体操、手工、园艺等合适的活动内容，这样可以充实生活内容，恢复自信。

四、关节可动性训练

有自主活动能力的老人可以指导其自身进行床上、床边的体操运动。这里主要介绍被动关节可动性训练。

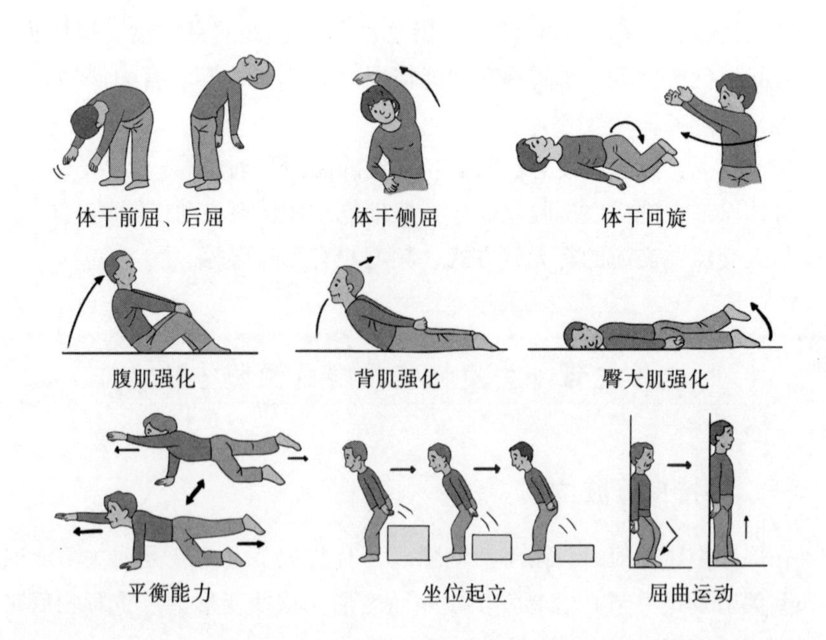

第七节 被动关节活动训练

一、被动关节可动性训练的原则

1. 卧位进行，安心舒适的体位进行操作。边交流边操作。

2. 先从健侧开始 健侧的上肢、下肢，然后患侧的上肢、下肢的顺序进行。各个部位先从手指、足趾开始，然后是肘膝关节和肩髋关节。

3. 各个关节的牵伸动作为 3~5 次，每个动作在不引起疼痛范围内进行牵伸，在最大抵抗位时稍稍停留几秒钟。每日一次。

4. 不可动作粗暴，要边做边观察老人的反应。

二、上肢操作方法

1. 手指的牵伸动作 手整体按摩后，将每根手指进行牵伸。

2. 腕关节的屈伸方向的牵伸。

3. 肘关节的屈伸，前腕的内旋、外旋；上臂的内转和外转。

4. 肩关节运动 上举、外展、屈曲、伸展等。

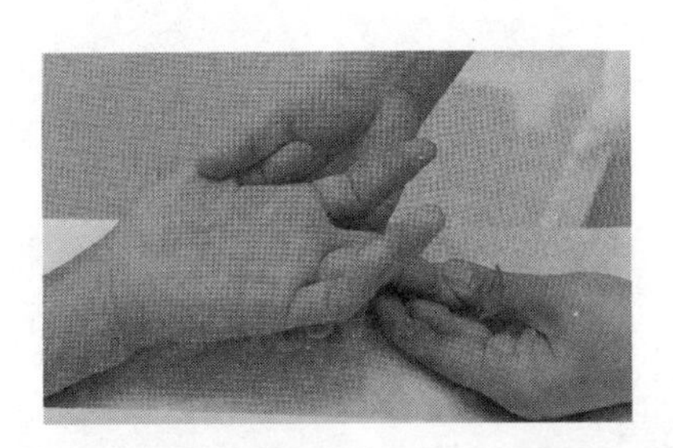

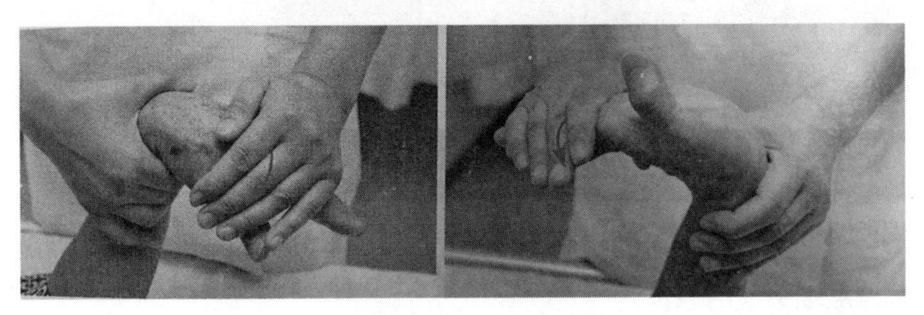

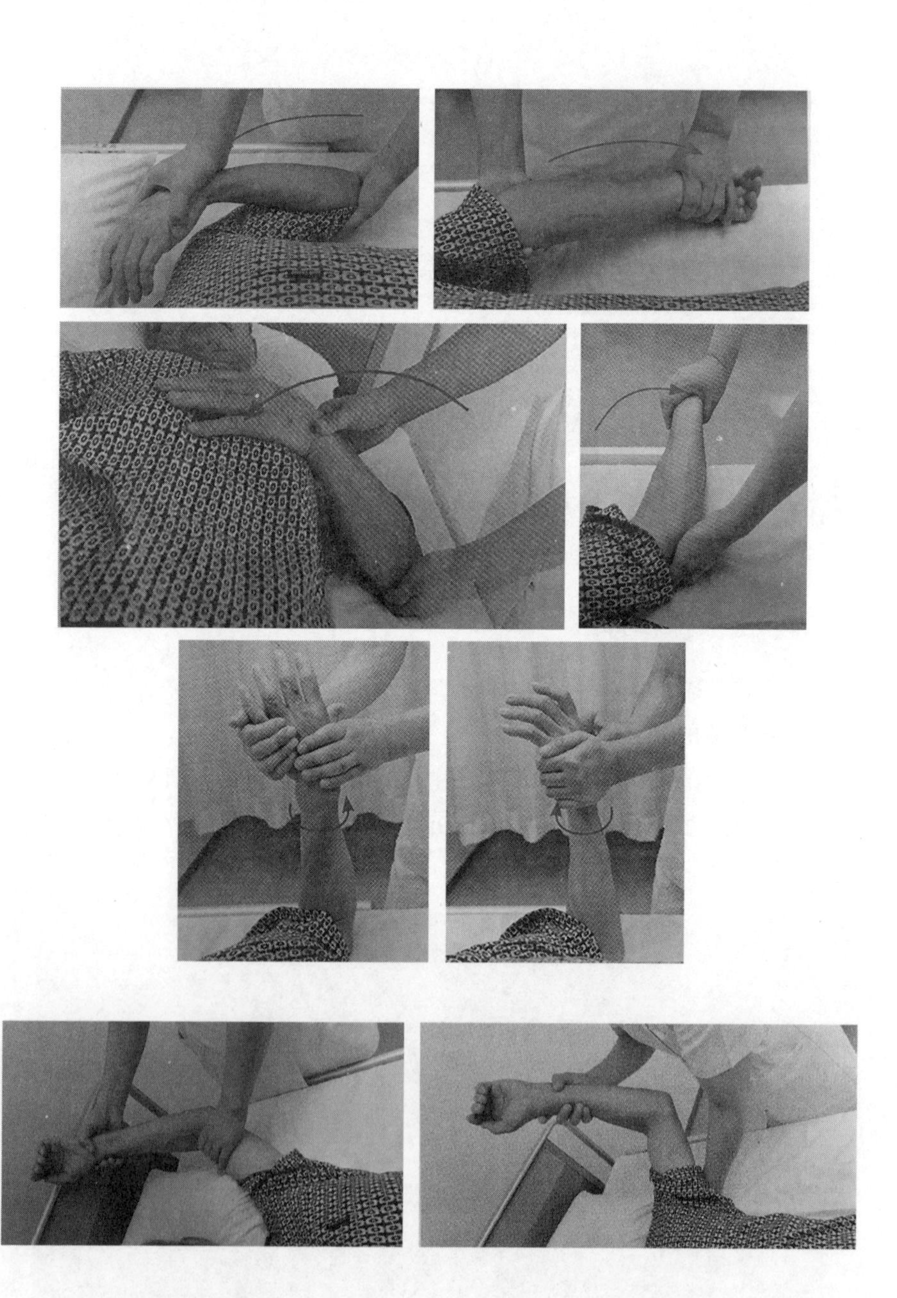

三、下肢操作方法

1. 足趾关节的屈伸。

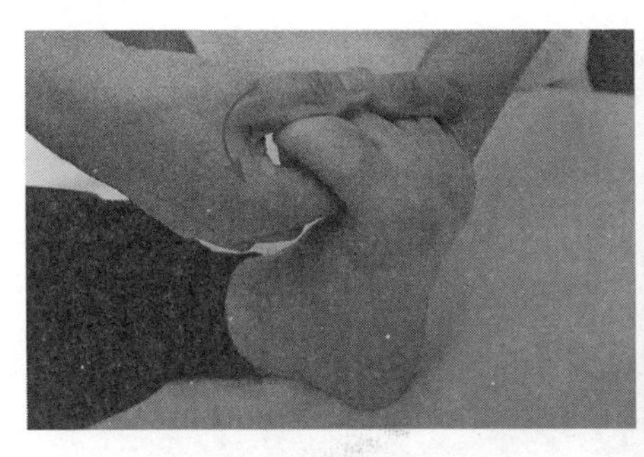
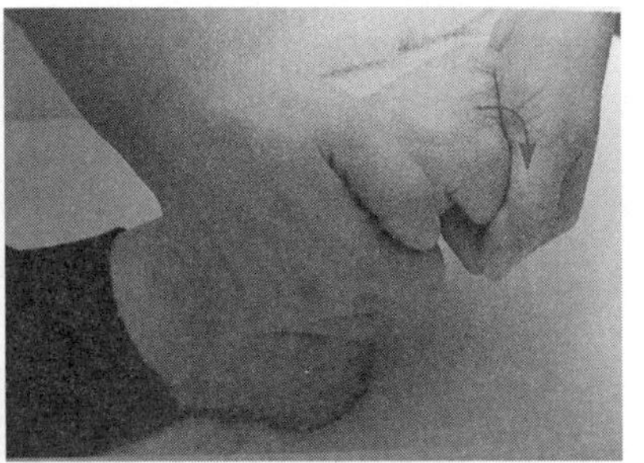

2. 足踝关节的屈伸。

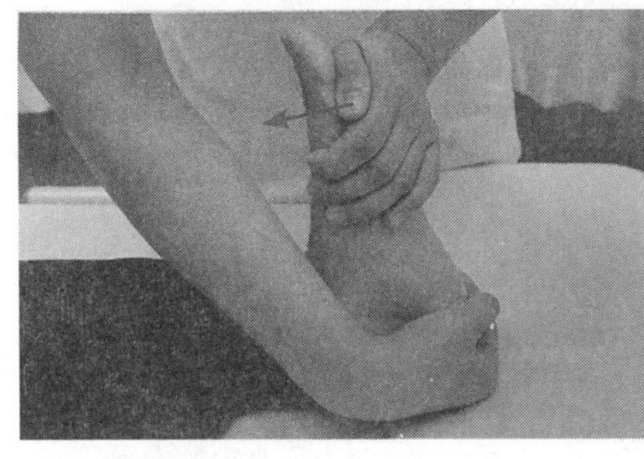
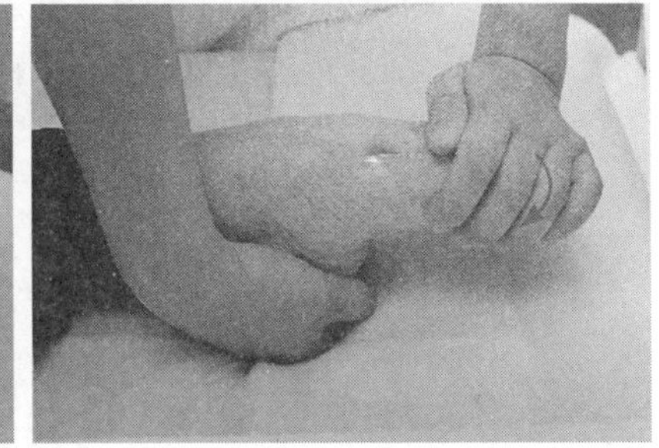

3. 膝关节的屈伸。

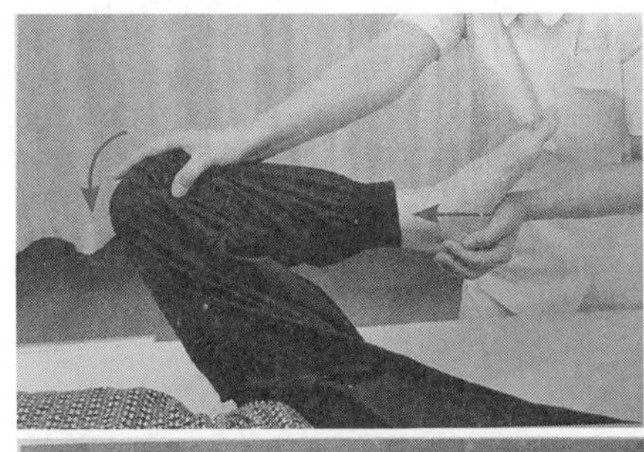
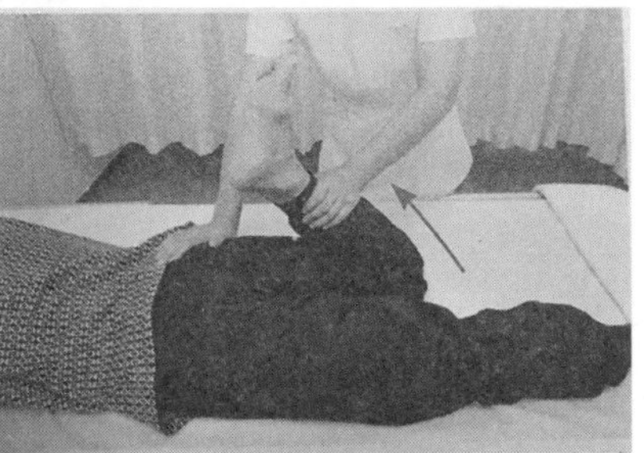
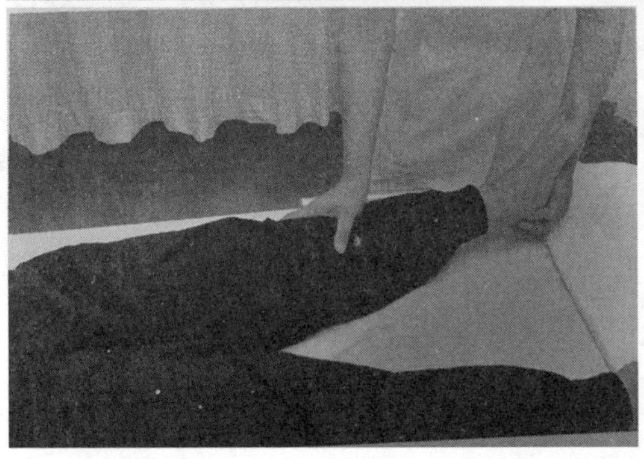
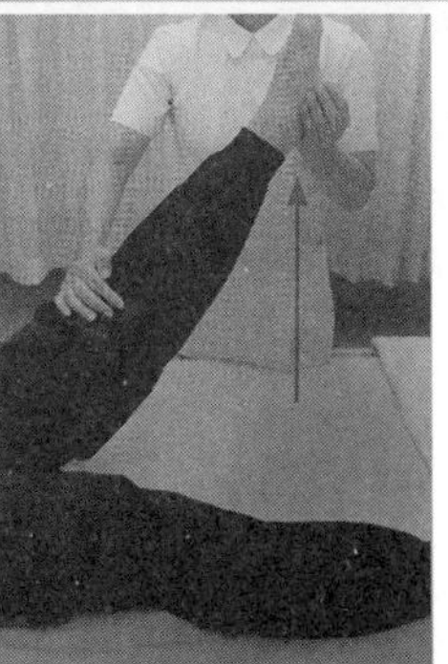

4. 胯关节的运动。

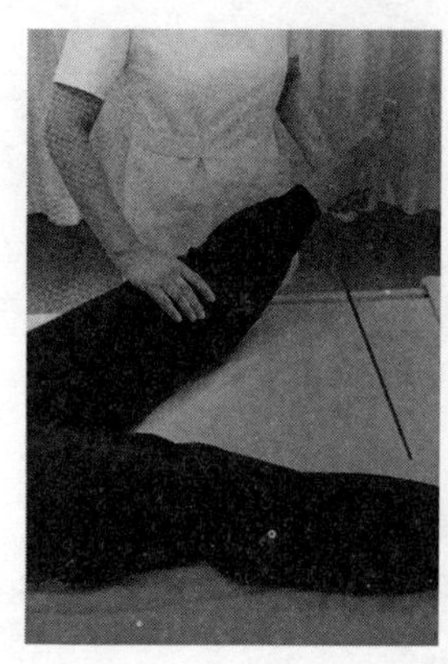

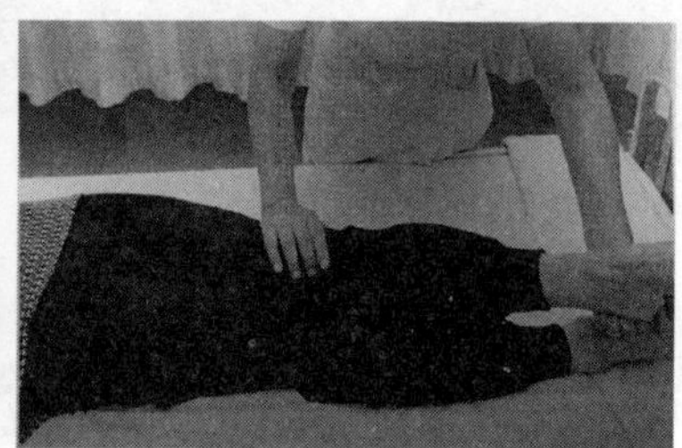

关节的可动性训练要持之以恒，最好每天都做。

第七章　移动介护技术

第一节　移动前要考虑的问题

一、老人情况的确认

1. 老人的身体状态（形体大小、体重等）。

2. 全身状态（直立性低血压、疲劳度、意识状态、坐位稳定性、眩晕等症状的有无）。

3. 下肢肌力和行走障碍的程度（是否能够站立，能否保持平衡，如果下肢麻痹、完全不能站立时，要考虑是否需要两个人协助介护）。

4. 坐位姿势（体干是否有能力维持坐位平衡，是否需要靠垫或用上肢辅助）。

5. 意识及精神状态（能否理解轮椅坐位的状态，有无危险等情况的认知和判断能力）。

6. 麻痹的有无、部位和程度。

7. 关节的僵直、功能受限情况。

8. 有无身体疼痛和不适。

二、移动路径环境的确认

地面，地毯，走廊，有无台阶和有无地面高差、倾斜和坡面，路径的宽度是否够宽（轮椅通过需要 90cm 以上），地面是否湿滑，地面摩擦情况等。

三、用合适的轮椅（另章论述）。

第二节　轮椅的移乘介护（部分介护）

一、老人及环境情况确认

实施前要进行状态确认，包括老人的身体状态，如血压、疼痛情况等，要取得老人的理解和同意。整理环境，清除障碍物，确保操作空间。

二、操作规程

将轮椅移动到老人床边，使轮椅与床呈 20°～30°。如果是有偏瘫，应该将轮椅靠在老人的健侧位置，并用闸固定好轮椅。轮椅的踏脚要抬起，注意不要因此绊倒老人。

角度和位置的大小可以根据老人的状态调整，如偏瘫、下肢肌力、意识情况、平衡功能和体重等要素，也要考虑到介护者自身的介护能力（体力和能力）和方法等。

当老人在床边采取端坐位后再调整床高（电动床），让两脚着地，协助老人穿鞋。有时为了保温和不弄脏袜子，也可以在仰卧位时先将两脚伸出床外，穿上鞋后再协助起身和两脚着地。起身动作的介护请参照体位变换介护技术的相关章节。

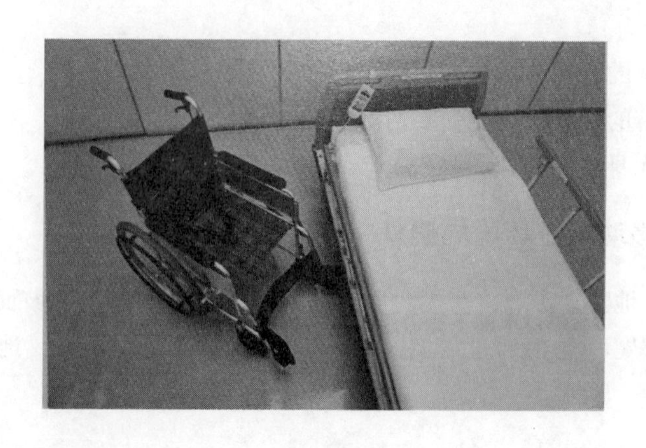

取床边端坐位时，注意要让老人膝关节屈曲 90°，两足着地。

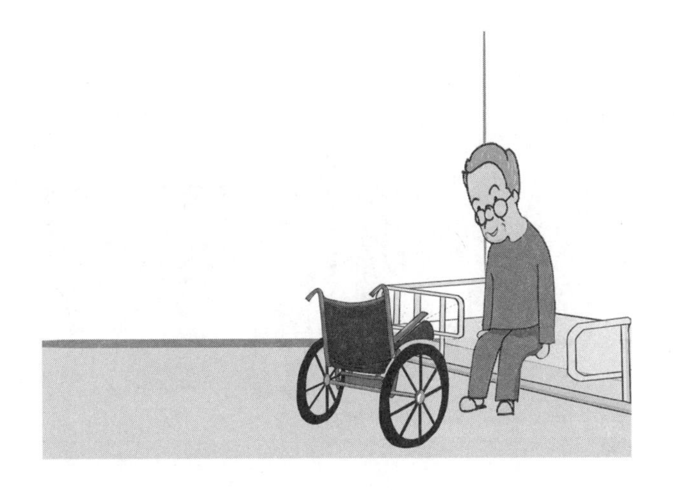

接下来从端坐位完成床到轮椅的移乘动作。

介护度较低的老人，先将老人的近轮椅侧的足部靠近一点轮椅，以便站起来时方便转身。介助者靠近轮椅的脚稍靠后一点，另一只脚靠前。

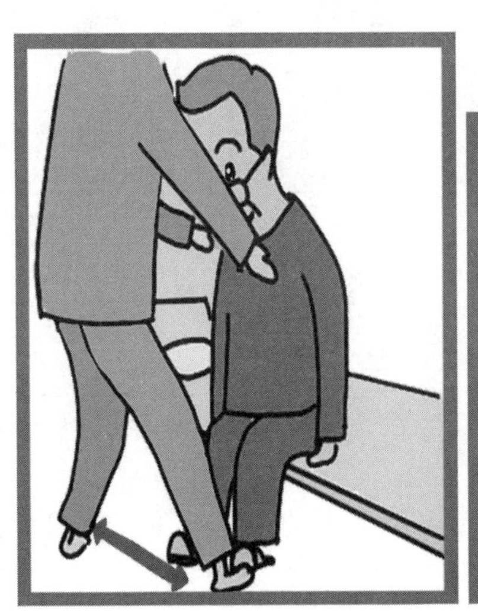

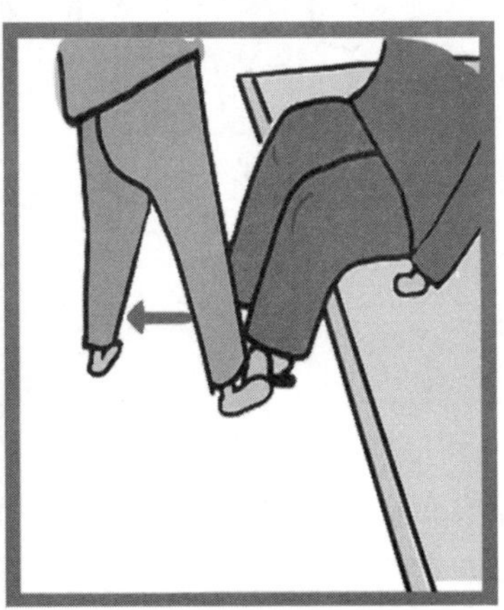

让老人一只手扶轮椅外侧的靠肘部，然后促使老人身体前倾、站立。

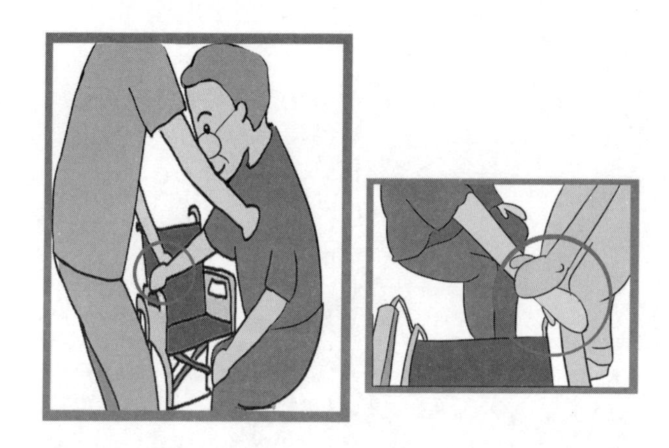

这样老人不用倒手即可坐下，比较安全。

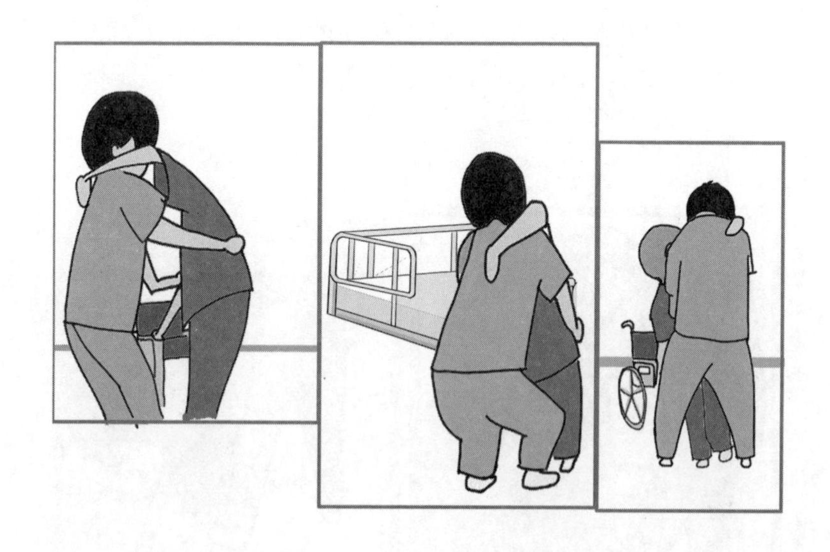

如果介护老人的介护度较高，可以让老人的两上臂放在介护者肩上，介护者两手绕过老人腰后部交叉。“一、二、三”喊着号令，站起，转身，坐下。

最后是调整姿势。让老人两手交叉在胸前，介护者在老人身后，从其

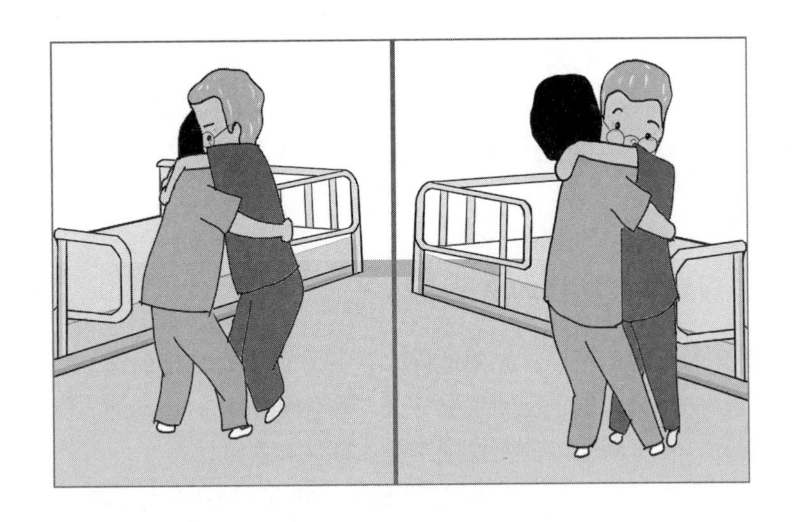

腋下伸出两手握紧老人前臂，让老人轻轻前倾后后拉，坐好。放下足踏，放上双脚。冬天有时需要保暖，盖上盖膝绒巾。移动前要告知老人，注意两肘不要过伸到轮椅外面，以免老人受伤。

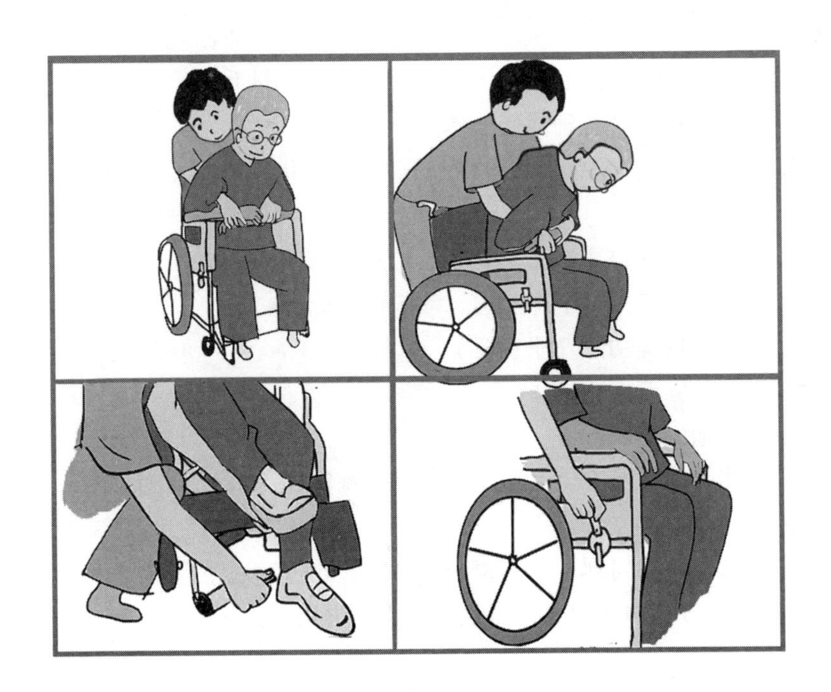

第三节 步行介护的方法

一、理解步行动作的复杂性

理解人的步行动作，首先要从脚来理解。行走时足部的运动是人体动作中最复杂的。足部从足踝到足尖，是一个刚柔混合的运动体，为了适应地面和运动，在不断微妙的变换中维持支撑性和安定性。

足部有 3 个足弓，即一个横足弓和两个纵足弓，它可以在人体的走、跑、跳以及特殊竞技中缓冲地面的冲击，保护关节，保护腔体中的内脏和神经。

足部构造上的多功能、全身运动系的连锁动作与意志及目的完美协调，使我们在不知不觉的过程中实现我们的目的。

二、与步行关联的内容

影响步行的要素不胜枚举。概括可以分以下方面。

1. 各种疾病以及各种障碍、体重。

2. 关节变化（挛缩、变形等），肌肉变化（萎缩、肌紧张、肌力低下）。

3. 感觉障碍（麻木、感觉低下、疼痛等）。

4. 动作反应能力、平衡能力、动作调整能力。

5. 视力，内耳功能（平衡觉）。

6. 空间认知能力。

7. 不合适的动作方法。

8. 身体管理情况不当（脱水、体液平衡障碍、生活意欲低下、药物副作用等）。

9. 生活环境的问题（床、椅子、扶手、轮椅、通路等）。

10. 介护方法和认知障碍问题（失行、失用、失认等）。

三、如何理解步行和老人

在所有生活动作中，跑和步行是人体接地面积最小、最不稳定的一种状态。步行动作移动的过程中，需要两侧下肢不断地单只支撑体重、交互前行，需要骨骼、肌肉、关节、神经等多环节配合。

步行是人体生活技能中最重要、最基本的能力，步行能力的低下严重影响老人的生活质量。步行能力低下使老人活动范围减小、活动量减少，进一步引发失用症候群，形成恶性循环。最终导致卧床不起。

如何维持步行和恢复步行能力，是介护工作中的重要内容。这除了老人身体方面的治疗和训练外，还包括使用各种康复及生活辅具，包括住宅环境的改修、改建等内容。

但是，只要是有步行，就一定会有摔倒的危险。摔倒时会引起骨折，会因此住院、手术，极大可能性会进一步出现失用症候群。再进一步引起肺炎，引起认知障碍加重、死亡等，是经常出现的一种情况。

步行能力的维持，是预防老年人的失用性症候群的关键。

四、失用症候群与高龄者

无论是什么原因，发生失用性症候群时引起的变化就不仅仅是腰腿肌力的变化了。几乎所有人都会或多或少地出现以下病变：

1. 骨骼肌肌肉萎缩和肌力下降。
2. 关节挛缩。
3. 代谢障碍（骨质疏松症、尿路结石等）。
4. 循环系统疾病。
5. 括约肌功能障碍（尿道、肛门括约肌）。
6. 精神障碍等。

五、步行介护注意事项

（一）老人的身体状态

包括老人的精神及意识状态，生命体征（血压、呼吸、脉搏、体温等），理解力，判断力和注意力情况，身体疾病情况（神经、骨骼、肌肉、内脏、疼痛等），对自身疾病和状态的认识情况，体力精力情况（乏力、倦怠、无欲等），衣着（尤其鞋子是否合适）等。

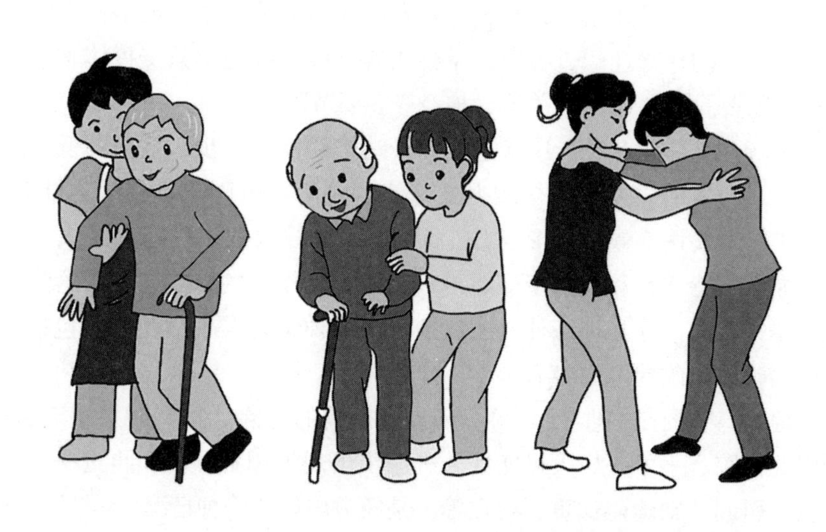

（二）老人的步行能力

包括从坐位站起来的动作，站位保持，站位平衡能力，水平移动能力，上、下肢肌力情况，意识和认知能力，视觉及平衡感觉等。

有时，根据老人的障碍原因和程度，需要选择各种不同的行走辅具，如手杖、各种拐杖、各种步行器等。

（三）环境状况

如地面是否防滑，是否水湿，通路中是否有障碍物，使用步行辅具以及介护步行时通路是否有足够的宽度，通路照明状态如何，是否有高低差，老人辅具是否会熟练使用等。

六、如何介护老人行走

（一）介护步行的原则

1. 不能影响老人步行　注意行走方向和障碍物，狭窄空间时注意不要影响老人迈步时的重心移动。

2. 根据老人障碍情况和介护度选择介护方法　一般的介护位置是：

- 当老人一侧有偏瘫时，要站在偏瘫侧；
- 当老人使用手杖时，站在手杖另外一侧；
- 当老人手扶扶手时，站在扶手另一侧；
- 当一侧肢体有站立困难或站立不安定时，站在患侧；
- 当老人下台阶时，让老人患侧下肢先下台阶，上台阶时健侧先上；
- 如果没有其他要素需要考虑时，可以选择站在老人的利手侧；
- 在体侧介护时，要在位置上稍稍偏后，可以两手轻轻扶其上肢和腰部，当出现摇晃有跌倒危险时，能迅速扶住老人；
- 一边行走一边注意障碍物等，随时规避；

行走动作、速度和节奏以老人为准，不能急躁和催促。

3. 避免危险　站在老人障碍一侧、危险一侧。室外行走时站在道路外侧和车辆通行侧。

（二）步行用的介助辅具

行走辅具包括以下种类：

1. 手杖类（下图）。

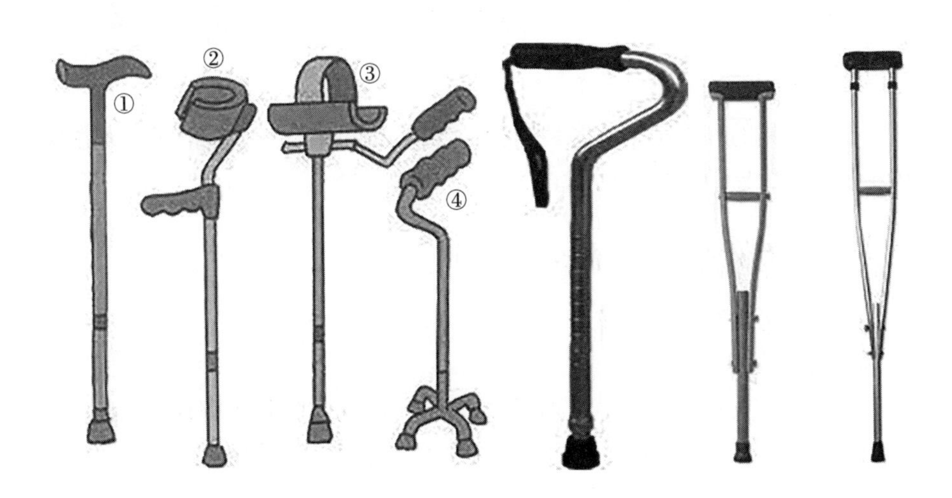

2. 步行器、步行车类。

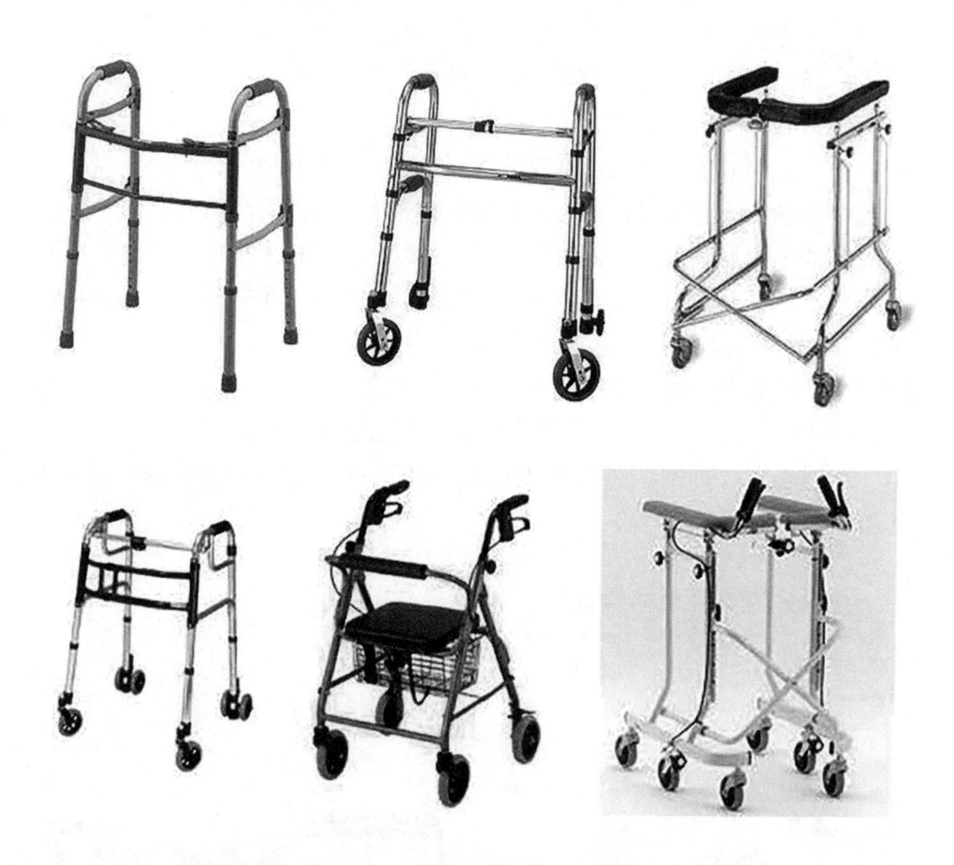

步行辅具的种类很多，各种辅具的性能和使用方法均不相同，要在康复专业人员指导下选择和使用。

（三）选择步行辅具的方法

可以按照以下思路选择。

1. 根据支撑部位选择

（1）手掌支撑（手杖，T形手杖，offset cane 3脚及4脚杖）：用于轻度步行障碍。3脚及4脚杖可以用于站立不安定的老人使用。

（2）前臂支撑（前腕部支持型杖由A. R. Lofstrand, Jr发明，图见手杖类③；platform support crutches图见手杖类④）：中度步行障碍、手掌支撑能力不足、手部疼痛的时候使用。

（3）腋窝支撑（图见手杖类）：下肢有疾患（骨折、术后等）的时候使用。由于操作性要求高，不适用于老年人。

从手掌支撑到腋窝支撑，根据体重支持、步行障碍程度、环境、平衡功能、稳定性、下肢免荷要求、手及上肢的支撑能力等要素决定。越是到腋窝，越是步行障碍较重，免荷要求也较高。

下肢支撑能力好、平衡能力尚可的，可以选择手掌支撑的手杖类。由于手部疼痛、无力或者下肢能力差需要免荷等情况时，要选择前臂或腋窝支撑类。

2. 根据下肢肌力和平衡力　与上同理，对于病后刚刚离床、下肢肌力低下、站位平衡能力差或者是下肢部分免荷时，可以选择固定式 4 脚步行器、交互型 4 脚步行器、4 脚 2 轮步行器、4 脚 4 轮步行器。这类步行器主要是以上肢的垂直支撑、手掌用力为主。

步行车主要用于长距离移动、以前臂支撑、平衡力尚可的老人。有的外出用老人步行车可以用于购物，还可以坐下休息，操作也很轻便。

（四）如何调节辅具的高度

手杖的高度调节：一般手杖高度的调节基准有几种：

1. 大转子高度。
2. 直立，上肢垂直伸直，腕关节的高度。
3. 身高÷2+3cm 的高度。
4. 站立，手杖尖端位于足小趾外前方 20cm，肘部 30°～40°屈曲时的高度。

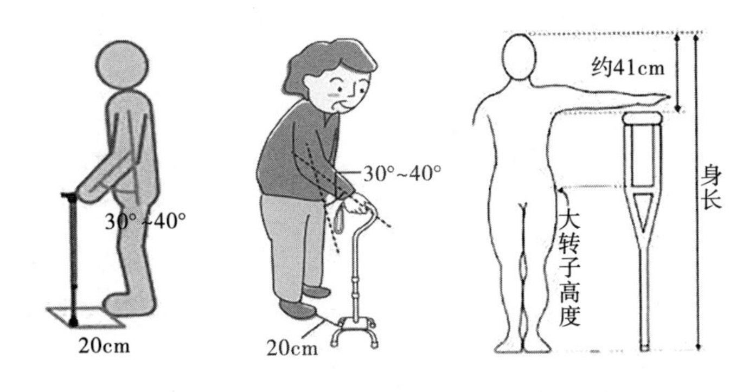

步行器的高度调节：一般是肘关节屈曲，体干轻度前倾高度。

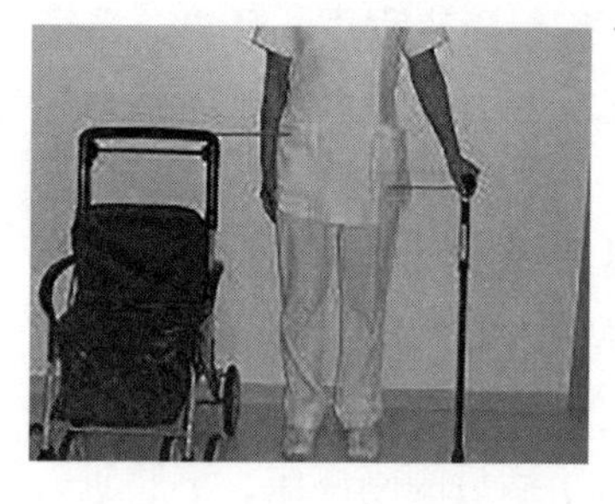
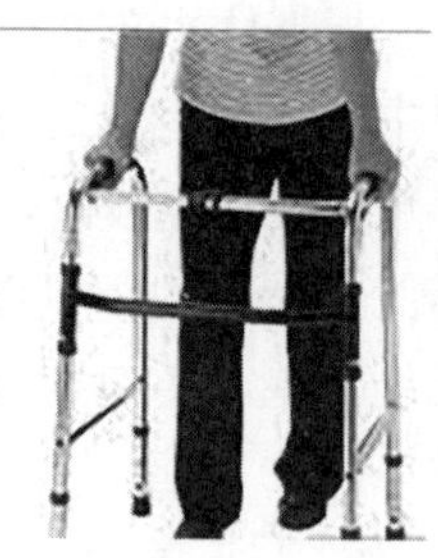
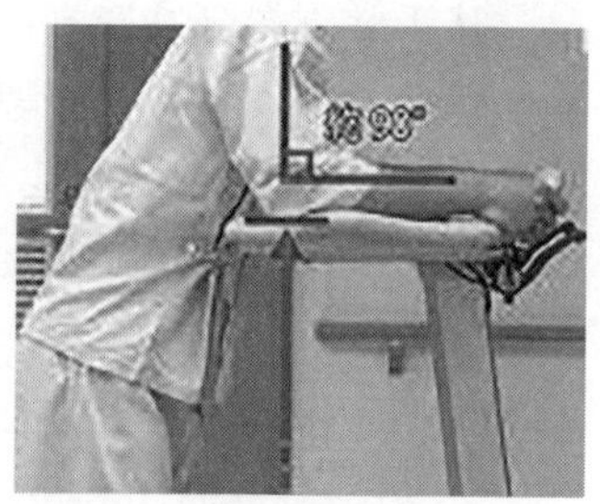

七、如何防止老人摔倒

（一）老人摔倒的原因和特征

老人摔倒的原因很复杂：

1. 内在原因　主要有两方面：①高龄引起的变化，包括视觉、听觉、平衡感觉的功能低下；②由于肢体及内脏疾患或者药物引起运动功能低下。

感觉功能低下主要是指视力、视野、视觉的变化引起的障碍物发现不及时；听觉能力低下引起的危险声音的感受迟钝，回避不及；还有对于外界刺激反应慢、危险因素感应慢等要素。

运动功能低下主要是指全身肌力、动作变化能力、平衡能力、反应速度等运动能力低下等要素。

引起上述运动能力低下的疾病有神经系统疾病（中风、帕金森病、运动失调等），循环系统疾病（高血压、起立性低血压、心衰等），呼吸系统疾病（肺功能低下），骨科疾病（变形性关节病、腰椎椎管狭窄、风湿性关节炎等）。

引起感觉功能低下的疾病有白内障、青光眼、内耳性眩晕、眼镜不合适等。

药物性原因有抗高血压药、抗过敏药、抗抑郁药、睡眠药、帕金森药、抗癫痫药等，这些药物可以引起嗜睡、眩晕、步行不安定、直立性低血压、谵妄和失神等副作用。

2. 外在原因　包括室内、室外移动环境的障碍因素，如路面的高低不平、电线、物品的阻碍等；穿着衣物和鞋子等不合适；照明不良、床没有护栏、地面湿滑、辅具不合适和介护不当等。

老人由于左、右下肢的重心移动和平衡能力下降，行走时多为拖步（两足足底不离地面，交互前行），即使1~2cm的高低差也容易绊倒。

（二）摔倒对老人的影响

1. 骨折　有股骨颈部骨折、桡骨远位端骨折、肱骨外科颈骨折、腰椎胸椎骨折等。

2. 摔倒恐惧症　一旦发生摔倒，这让老人对行走产生恐惧，丧失信心。避免外出和移动，引起少动、意欲低下和肌力下降，进一步引起消化及循环、呼吸等内脏功能下降，形成负的连锁反应，称之为“摔倒后症候群”。

3. 引发卧床不起、失用症候群，乃至引起和加重认知障碍及引起肺炎死亡等。

（三）如何评估老人摔倒

评估老人在摔倒方面的状态，可以筛查出老人摔倒的危险因子。可以使用MSF量表（Morse Fall scale）从6个方面进行梳理。

项　目		得分
1. 有摔倒经历	无	0
	有	25
2. 有无合并症	无	0
	有	15
3. 是否使用步行辅具	无或床上安静或有护士介护	0
	自身手扶家具移动	30
4. 输液治疗	无	0
	有	20

续 表

项　目		得分
5. 步行	正常或床上安静或使用轮椅	0
	不安定	10
	步行障碍	20
6. 精神状态	理解自身身体能力	0
	能力过信或忘记界限	15
		总分：

注：总得分为0~125分，得分越高摔倒的危险性越大。

（四）如何预防老人摔倒

主要是以下几方面。

1. 做好介入准备　进行评估，确认危险内容和危险场所，让相关人员知道。

2. 确保环境的安全性　一般情况下，老人在离床瞬间、卫生间和浴室摔倒的时候较多。为此尽可能将老人的房间安排在最近处，以便迅速对应。

在老人床边、卫生间和浴室等处安装呼叫铃；调整床的高度（电动床等可以调整时，高度要稍低一些），安装护栏和固定护栏；根据需要如果有条件可以安装感应装置（感应床垫、感应足垫等）；床边铺防滑垫等。

使用安全性高、稳定感强的座椅。大小、高低、形状、材料合适；适合老人在使用座椅时可以扶、拉、撑、靠等所有动作。

调整房间、卫生间、厨房的照明，有时需要安装夜间用的脚灯。

清理房间物品，特别是电线等绊脚的物品。

3. 预测危险动作　在老人的日常生活动作过程中，从站立、步行、移乘等动作的各个环节上，根据危险性时刻进行守护和介护准备。善于预测危险动作，防患于未然。

合理适时地使用步行的辅助器具。既可以扩大站立时的支撑面，增加安定性，也可以减轻腰膝关节负担。

夜间在卫生间摔倒的危险大时，可以减少睡前饮水，提前诱导去卫生间，或者使用床边简易座便等方式进行预防。

4. 积极治疗内因　因肌力下降或运动平衡能力下降时，可以通过康复运动强化下肢。因药物副作用引起时，可以与医师沟通，通过调整药物剂量、更换药品和改变服药时间等方法进行改善。

5. 周围人的理解与协助　有时摔倒是很难避免的。尤其是养老机构等专门为老人服务的地方，跌倒的危险是时时刻刻存在的，理解和协助是必须的。

第八章　老年人的休息与睡眠

一、掌握老人睡眠情况

了解老人的休息与睡眠应从以下几个方面着手：

首先是睡眠状态。包括入眠时刻是否一定、觉醒时间是否一定、睡眠节奏是否固定等；白天的困倦如何对应、是否有疲劳蓄积等；觉醒时的身体状态如何等。

如果有睡眠困难发生，往往会出现一系列症状，如睡眠觉醒障碍（早醒或者起床困难），以及因此引起的日常活动和社会活动受限；倦怠感，疲劳感，嗜睡，头痛，目眩，行走不稳，腰背酸痛，食欲不振，集中力、注意力和判断力下降；活动性和意欲下降；不安不稳，幻觉，幻听，幻想等。

还要掌握老人白天的活动情况，有无午睡、午睡时间、白天一天的生活方式等。尽可能午睡要控制在 1 小时以内，并且下午 3 点以后就尽可能不要午睡。

还有，有些睡眠障碍起因于所服药物。

二、休息及睡眠介护的关联要素

1. 老人自身的要素

健康状态（各种疾病、生活节奏、内容、社会性等）；

日常生活能力（排泄动作、摄食动作、保洁动作、移动能力等）。

2. 环境要素　气温、气湿、换气及通风、采光及照明、噪声、空气净化以及尘埃对策等。

居室内的生活物品（床、座椅、靠垫、电视、收音机等）。

3. 私密性环境的要素　个人空间的有无，能否感受到他人的视线和存在，他人的存在是否构成压力，是否影响其生活质量和节奏等。

4. 其他人的关联方式。

三、睡眠障碍的分类

1. 入眠障碍　入睡困难，怎么也睡不着。
2. 熟睡障碍　得不到熟睡感。
3. 中途觉醒　熟睡障碍，不能持续睡眠。
4. 早朝觉醒　睡眠时间短。

四、二次性睡眠障碍的原因

1. 脑部疾患，包括脑动脉硬化、脑梗死后遗症等。
2. 呼吸系统疾患，包括哮喘，咳嗽，睡眠时无呼吸症状群。
3. 循环系统疾患，包括高血压、缺血性心脏病。
4. 内分泌性疾患。
5. 消化系统疾患，包括胃溃疡、肝硬化、反流性食管炎等。
6. 血液病、肾功能衰竭、更年期疾患等。

五、睡眠障碍原因分类（5P）

1. 身体原因（physical）　咳嗽、尿频、呼吸困难、疼痛、瘙痒。

2. 环境原因（physiological）　噪声、光线、温度不适、旅行及搬家等环境变化。

3. 药物原因（pharmacological）　服药或者断药。

4. 心理原因（psychological）　精神压力，紧张。

5. 精神原因（psychiatric）　抑郁、精神分裂症、不安症。

六、人体生物节律

人体有一个生物周期，包括日周期、月周期、年周期乃至整个生命的周期等。这些关系到人体生命活动的全部内容。像日节律的光线、睡眠、体温、饮食；月周期的月经、情绪、激素、自主神经、运动能力、免疫代谢等。

人一天的生物节律据说是24小时±4小时，但是人又有根据外界变化进行变动的能力，这些外界变化包括光、温度、饮食、运动和社会生活（工作、学校等）等。人可以根据这些变化而进行身体适应。

老年人尤其是有认知障碍的老人，由于脑内主管体内生物节律的视交叉上核的功能下降，发生程度不同的器质性和功能性变化。功能下降导致夜间不能充分睡眠，只得白天来补充睡眠，于是使得生物节奏变得不规则，加上各种睡眠障碍，更容易引起谵妄和徘徊等异常行动。

患有认知障碍后，又往往因此服用各种精神药品或者睡眠药，加上药物的副作用等原因，引起谵妄、眩晕、动作不稳，甚至摔倒或跌落事故的可能性更高。

七、睡眠介护掌握哪些内容

1. 首先掌握睡眠节奏　日间生活节奏和日常生活动作能力首先要掌握。

2. 日间生活内容　包括日照情况。一般白天特别是早晨高强度的光照很重要，可以有效地调整人的日节奏。晚上避免强光也同样重要，暗光有助于睡眠。午睡不能时间过长，应控制在1～2小时，午睡不能放在下午3点以后。

3. 睡眠状况　包括入眠状态（睡觉时间、入睡状态和到睡着所用时间），有无中途觉醒（次数及其状况），睡眠持续时间和总睡眠时间，有无早朝觉醒（时刻和是否能再睡），睡眠的满足感，睡醒时的感觉（是否马上能觉醒，身体状态和觉醒时心情），睡眠药的使用情况（服用时间，依赖情况和效果）。

4. 失眠时的身体症状

身体方面的症状：有觉醒状态，打哈欠情况，倦怠感，疲劳及乏力感，头痛，眩晕，行动不稳，腰背酸软，眼球充血，眼睑水肿，脸色不佳，无食欲，营养不良，基础代谢低下等。

精神方面的症状：注意力、集中力、判断力下降，意欲低下，消极，活动性低下，神经过敏，精神运动障碍，幻觉，幻听，妄想的症状。

八、如何进行睡眠介护

（一）环境要因的调整

1. 光线调整　睡眠时每个人对光线的要求各不相同。有人喜欢暗环境，有人喜欢稍有照明。为了安全起见，有时要在老人床边、卫生间等处安装夜灯。晚上起夜开灯时灯光不能过亮。房间的朝向等原因，早晨阳光如果太亮太早也会影响睡眠。

2. 温度调整　有这样一个概念叫“寝床气候”。说的是睡觉时，人体在盖上被子等物时形成的被窝里的气温和气湿等环境。这个环境要舒适才能有好的睡眠。

另外，室内温度和室外温度如果大于7℃，就超过人体的调节能力。需要人工调节（空调或加湿器、除湿器）。理想的环境温度：夏天是26~28℃，冬天是18~20℃。

3. 湿度调整　合适的湿度是50%~60%。

4. 声音管理　环境中的生活杂音很多，如说话声、脚步声、门窗开启声、电视等音响声，同室他人的鼾声，有时也是影响睡眠的深刻问题。

5. 环境气味　在卧床老人的介护场景中，气味有时也是一个令人棘手的问题。排泄物要及时清理，室内换气要及时。

（二）贴身衣物、床、体位的调整

1. 枕头　枕头看似简单，其实有一个合适的枕头有时很难。特别是脊柱（颈椎）有问题、上肢有神经症状（神经根症状）时。枕头的高低、形状、使用方法、位置等因人而异，各不相同。

一般来讲，枕头是否合适可参考以下内容：

- 侧卧位时，脊柱与床是平行的；
- 仰卧位时，咽喉和颈部没有压迫感，次日清晨早起手臂没有麻木感；
- 仰卧位时，颈部前倾15°左右，是高低合适的一个参考指标；
- 枕头不能过软，尤其是老年人的枕头要有一定硬度（支撑）；
- 枕头手摸上去感觉舒服和睡得是否舒服是两回事儿。

2. 床垫　床垫也是一个很重要的问题。

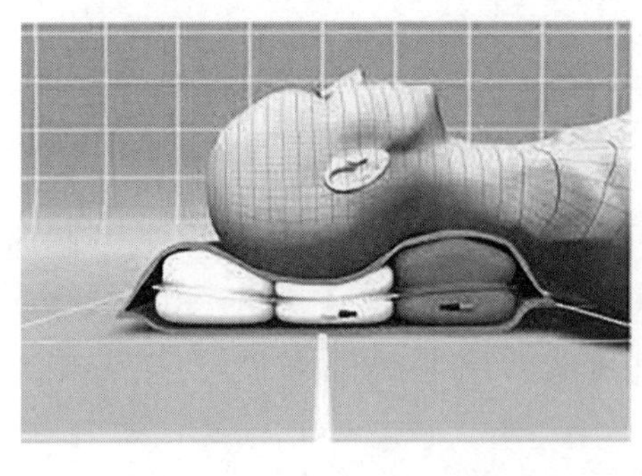
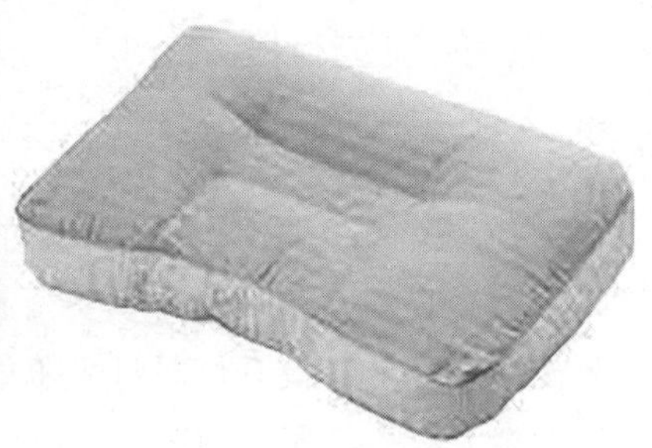

老年人包括脊柱在内，各个关节的可动性明显低下。床垫对身体的影响主要有两方面：仰卧位主要影响腰部和膝关节，引起腰痛和膝关节痛；侧卧位主要是腰部。

床垫是软垫好，还是硬点的好，也是因人而异。这和所患疾病、脊柱等关节变形以及与体重等相关。

3. 床及栅栏　床是否合适，首先要看使用人的身体状态。这里主要是指护理状态（介护度），是自立，还是半自立，还是全介护等。即使是有身体障碍，也要看障碍的程度和障碍的内容。要根据各自障碍内容的不

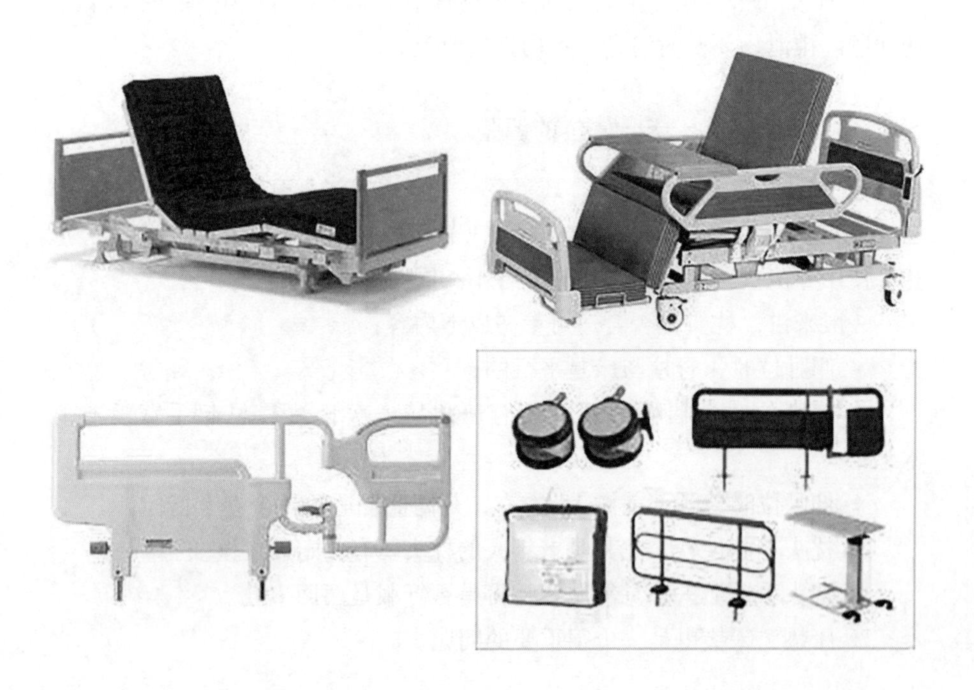

同，根据身体功能分析，配备合适合理的床具。要理解床的功能（高低、尺寸、升降以及起身和屈膝等调节功能）和床的附属功能。

根据使用者的生活动作情况来选择用床。

4. 被子　被子的性能，主要考虑其温度调节功能、吸湿性和放湿性。冬天时除了考虑保温性能外，还要考虑被子不能过重，这样会影响老人翻身和增加心脏负担。

5. 睡衣　不能过紧和过于粘合身体，应当有一定宽松空间和有收缩性。还要不影响翻身以及室内移动，要有合适的温度调节功能。

6. 感应器具类　为了防止摔倒和从床上跌落，有很多应用性的感应器具。

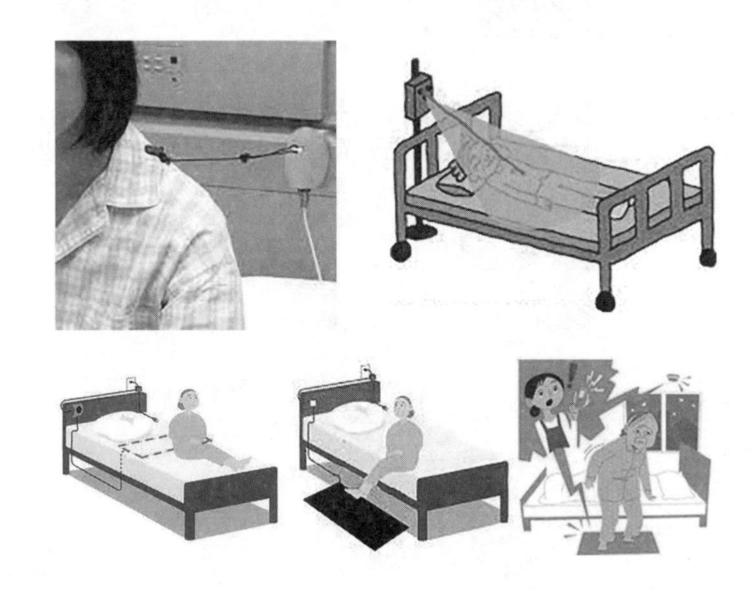

7. 身体固定（约束）用具　当遇到有认知障碍、无法判断和控制行为，会给本人或者周围人带来危险的时候，不得已对其进行身体约束（限制行为）。

身体固定有三大原则：迫切性、非代替性、一时性。

一般是指意识障碍（谵妄等），有跌倒、跌落的危险，拔管行为，自伤及攻击行为，介护抵抗行为等。

约束的方法和时间要根据各自情况而定。

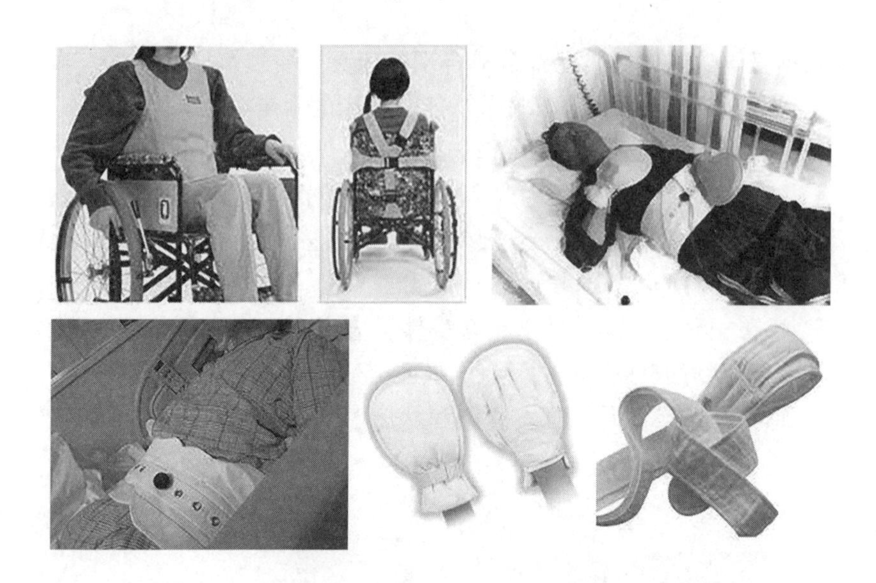

8. 体位管理　如何能使失眠者有个舒适的体位，对于有疼痛、肌紧张、关节挛缩等症状的老人来说很重要。可以使用各种枕头、靠垫等物。

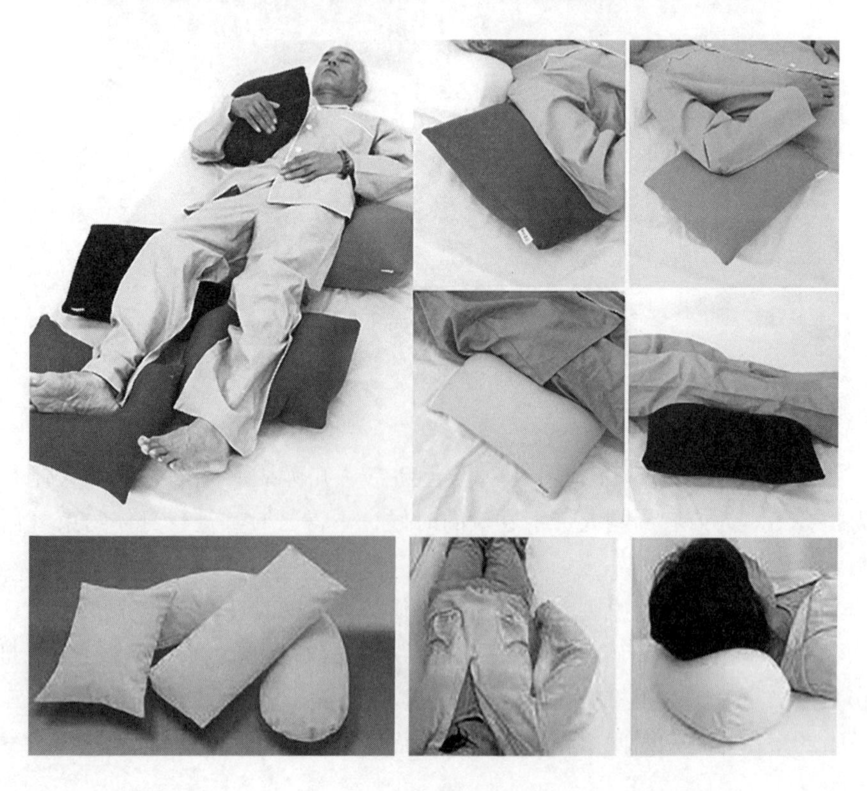

（三）心理要素的对应

老人是各种各样的，有一句话叫老小孩，正是说老年人往往有一种特有的心态。不安、恐惧、焦虑、抑郁、认知障碍等，具体对应也是因人而异。

在介护过程中主要注意以下几点。

首先，建立信赖关系，善于倾听。

由于心理因素引起的失眠，通过调节气氛（听听音乐、看看电视、读书、散步等），可以缓解其不安，改善情绪。

还可以通过足浴、按摩等缓解紧张的情绪。

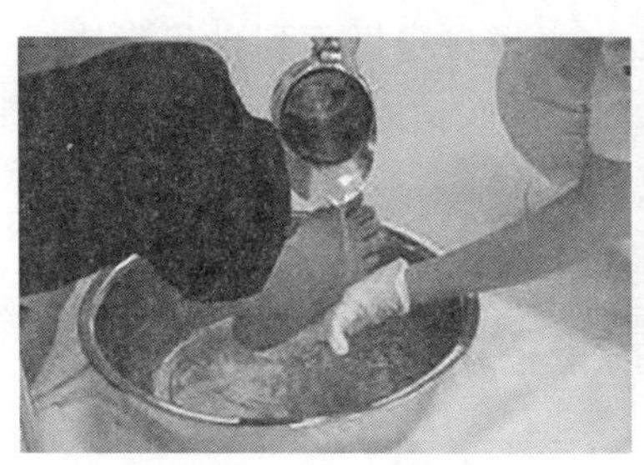

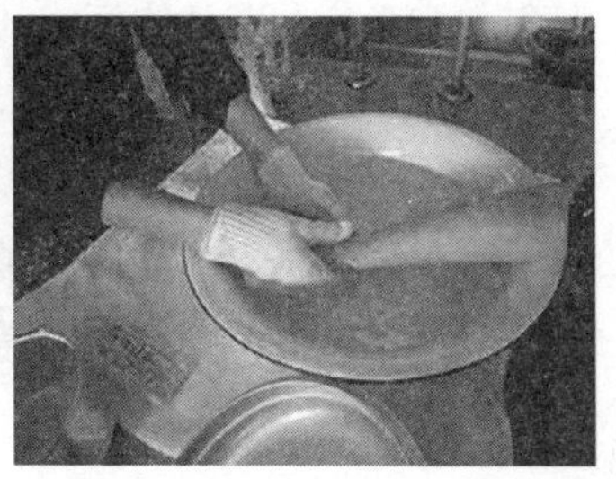

（四）调整日常生活活动

日常生活节奏关联到睡眠。

起床、饮食、休息、活动、就寝等节律性的活动，保持一定规律是必要的。每个人都有各自的习惯，不可轻易打乱。

晚上因尿频影响睡眠的也很常见。就寝前应该少饮水，睡前要先排尿再睡觉。为了安全等原因，可以考虑夜间使用床边便器。

有时睡不着是因为空腹，可以睡前喝一点牛奶（牛奶含有丰富的钙质，有镇静作用，热牛奶可以刺激胃黏膜，兴奋副交感神经，缓解紧张，促进睡眠）。

（五）合理使用睡眠药物

注意观察药物的副作用，观察有无日中觉醒不良、嗜睡、走路不稳、活动性低下、各种反射功能低下。

第九章　身体保洁与理容技术

对于后期高龄者，当身体行动不自由、自身做不到自我清洁、无法自立入浴，老人身体的清洁与否就不单纯是清洁本身了，事关老人最后的尊严。

同时，入浴清洁，还有很多其他的重要作用：

- **生理层面：**洁净皮肤，促进新陈代谢，改善肌肉和关节紧张，预防感染；
- **精神层面：**安定神志，使身心清爽，改善心情，提高生活意愿和正常生活；
- **社交方面：**洁净的身体有助于与他人接近，促进交流。

当然，入浴增加老人活动量的同时，也会消耗体力，引起血压变化、感觉不适。有时甚至是很危险的，介护老人入浴需要格外注意。

第一节　入浴介护的基础知识

入浴对人体的影响：

一、温热影响

水温对人体的影响因温度而异、因人而异。38℃左右可以促进副交感神经兴奋，舒缓紧张的心情；超过42℃的水温反而引起交感神经兴奋，加重心脏负担，要注意。

二、静水压

静水的压力虽然不大，但是也足以影响到老人。如压迫腹部可影响呼吸和心律；压迫下肢皮肤毛细血管和动静脉，可影响循环系统。加上温热作用使之血管运动增加，血行改善的同时有可能影响血压，在突然站立时会出现一过性脑贫血，有摔倒危险。

三、浮力

浴槽中由于水的浮力，身体动作的负担会因此减轻，关节的负担也会减少。尤其是下肢踝足和膝关节有疼痛时，温水中运动会大幅度缓解疼痛。

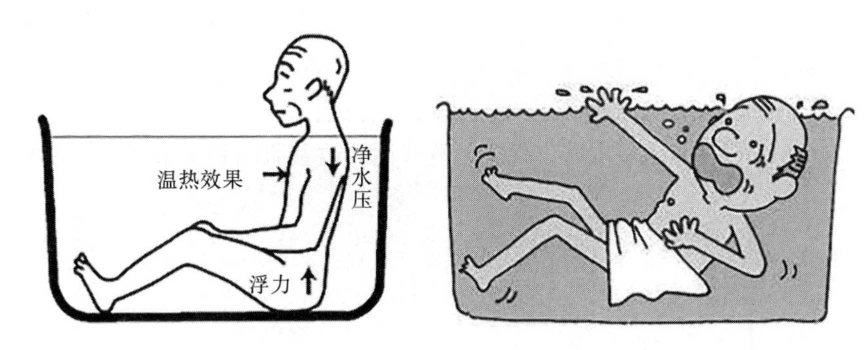

入浴中容易出现的事故有：①跌倒；②溺水。

入浴过程中的事故时有发生。发生时往往都是极其严重的，像骨折、溺水、感染、肺炎等。浴室是介护中发生事故较多的地方。

第二节　入浴前后要掌握的情况

1. 确认身体情况，包括毛发、皮肤等污染情况，掌握发汗和皮肤状态。

2. 测量生命指征，包括体温、血压、脉搏、呼吸情况。

3. 自我感觉，如疼痛、倦怠感、呼吸急促、心慌、感觉不适、脸色不佳等。

4. 日常生活能力，如步行、移动、站立、坐位维持能力、上下肢动作能力等。

5. 尿便排泄情况（失禁等）。

6. 入浴频度、上次的入浴情况等。

7. 入浴后吹干头发，注意有无脱水和身体保温。

8. 观察有无疲劳和急剧的血压变化等，浴后稍事休息。

第三节　入浴介护的注意事项

入浴时要顾及老人的羞耻心，通过使用帘子、屏风等物，建立老人入浴的私密空间，让老人能安心轻松地入浴。事先准备好毛巾、浴液、肥皂、梳洗用具、介护用具（洗浴椅子、垫子、浴室用轮椅）等所有物品。

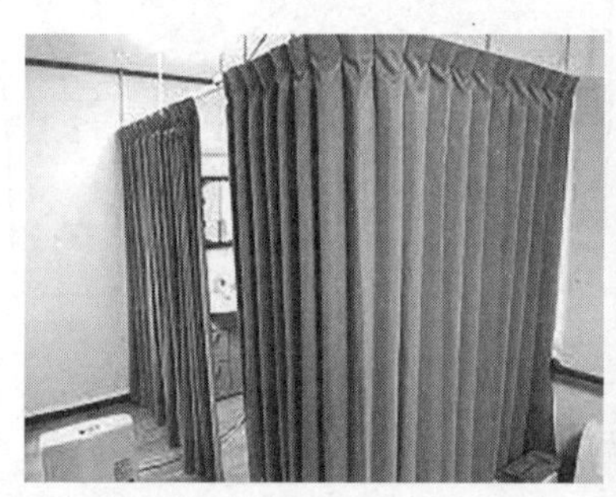

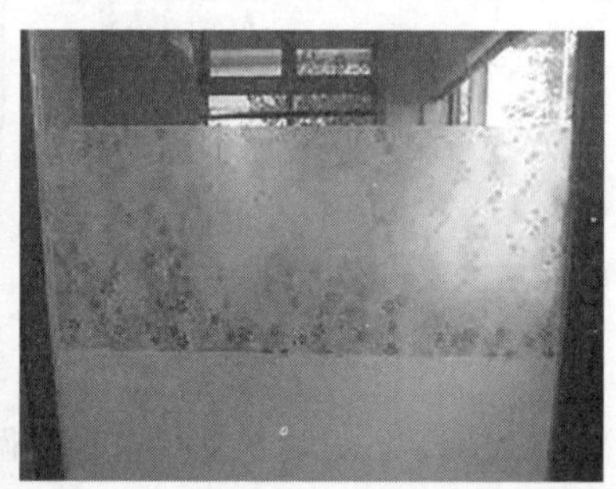

1. 掌握老人的健康状态　一般体温要在38℃以下，脉搏每分钟60~90次，血压高压在150mmHg以下，低压在95mmHg以下。

2. 事先调整入浴环境　主要是浴室室温、水温，各种介护器具的准备和安全确认。特别是冬天入浴，要注意室内外温度差，注意防寒。

一般合适的水温：冬天在40~42℃，夏天在38~40℃比较理想（注意个体差异）。

合适的室温：冬天24~26℃，夏天22~24℃。要注意地板防滑（可以铺上湿毛巾等）和注意设备检查（各种器具）。

3. 事先排尿和排便，并准备好更换衣。

4. 不勉强入浴　首先，入浴时要取得老人的动作配合。操作上要考虑多种安全要素（是否超过介护能力，有时一定要两个人配合介护），介护者要注意保护自己（以免引起腰痛和受伤等），不能在自身动作不稳定的情况下介护。

合理的选择和使用各种介护用具（包括浴室改造）。

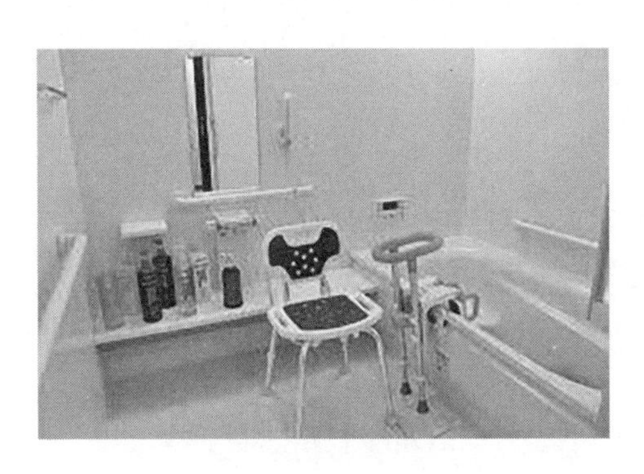

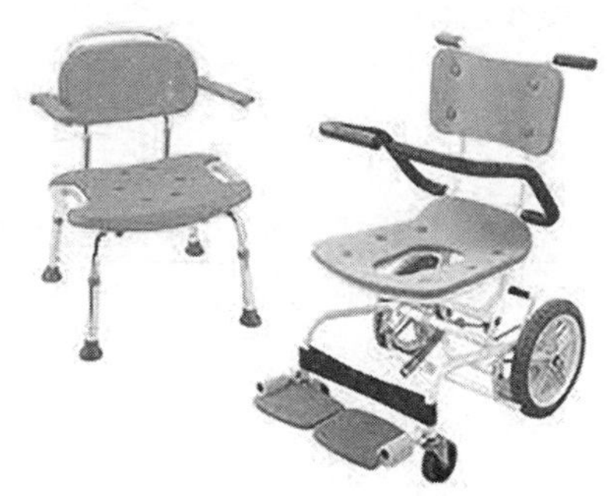

5. 不断观察入浴老人的各种变化（绝对不能让老人一个人留在浴室内）。

6. 浴室的清扫、整理、整顿、换气、消毒等。

第四节　入浴时需要的物品

包括浴巾、毛巾、浴液（肥皂）、洗发液、睡衣、内衣、吹风机、洗浴椅子、防滑足垫、需要时的轮椅、扶手、移动时使用的推车、介护者使用的防护衣、各种手套和围裙等。

第五节　一般入浴的操作流程

一、说明和同意

入浴，需要向老人说明并获得老人同意及协助。有些老人即使长时间没有入浴，也不愿意洗澡。这有许多原因，有体力上感到疲劳、不愿意动、怕麻烦，也有心理、精神和认知方面的原因。遇到这种情况时要耐心说明，不可勉强。

洗浴要避开空腹时间，还要考虑到老人的羞耻心。家庭内部、隔代人、异性间的入浴介护，更要细心慎重对应。

测量生命体征（血压、心率、体温等），进行一般状况观察，发现异常时考虑终止入浴。

二、准备物品

根据每个人的需求准备洗浴物品和更衣物品。

根据性别和身体状况、病症以及嗜好习惯的不同，准备的内容不同。

三、准备浴室

调节室温和水温，以及穿衣脱衣时坐的椅子和吸湿防滑足垫等。

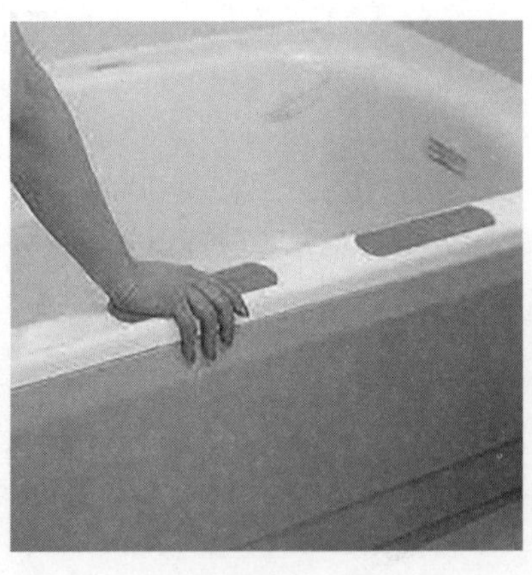

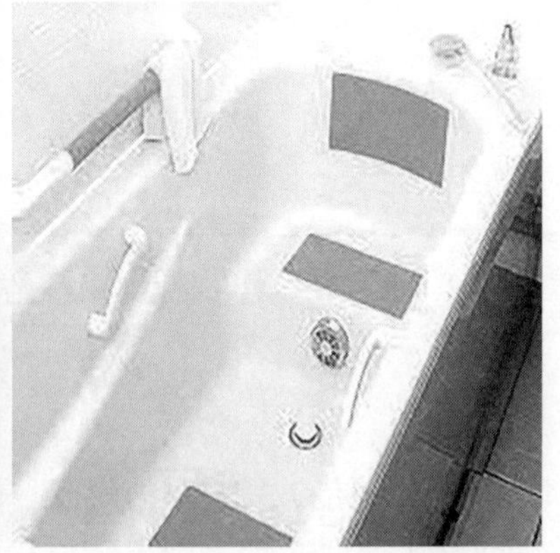

四、老人准备

老人入浴前去卫生间。入浴可以促进二便的排泄，中途再更衣去卫生间容易引发感冒，也增加老人的运动负担，在移动过程中还会出现跌倒等危险；如果在入浴过程中出现失禁，更是会严重伤及老人的自尊心。

将老人诱导至浴室，是介护行走还是轮椅移动，要根据老人各自的日常生活动作能力情况而定。使用轮椅时不要忘记要固定轮椅。

协助老人脱衣，尽可能少地暴露肌肤（使用浴巾遮盖）；站立有困难者，可以使用扶手或者手扶肩膀协助其脱衣。

五、协助洗浴

待老人坐在洗浴椅子上后，先确认水温，注意避免烫伤。洗浴时，让老人确认水温是否合适。淋水时要先从脚上开始，待全身适应后再清洗全身。

协助偏瘫老人入浴要特别小心。介护者不习惯操作的时候，为了安全起见，最好是两个人协助入浴。

入浴介护的有些细节注意可以参考：

- 可以用淋浴的热水将浴室空间加温；
- 用热水热一下座椅后，再令老人坐下；
- 偏瘫老人进浴槽时坐在横板上，先健侧下肢放进浴槽，然后用健侧上肢协助患侧下肢放进浴槽；出浴槽时顺序相同；
- 所有操作应以老人自身操作为主、协助洗浴为辅，老人的残存能力要充分利用；
- 老人自己能洗的部位，要老人自己洗；
- 不容易洗到的部位，如后背、足部和不容易洗干净的腋窝部、鼠蹊部、阴部以及皮肤皱褶处，仅仅用水冲洗是不够的，要协助其清洗；
- 洗浴过程中注意保温，可以用热水冲洗老人后背，以保持体温；
- 洗浴整个过程要多和老人交谈，注意老人的动作、表情等变化；
- 观察老人的皮肤（有无压疮、水肿、湿疹、瘙痒等）等全身状态；

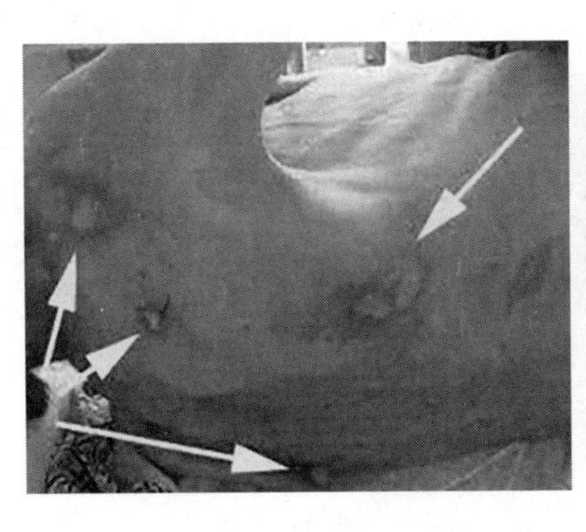
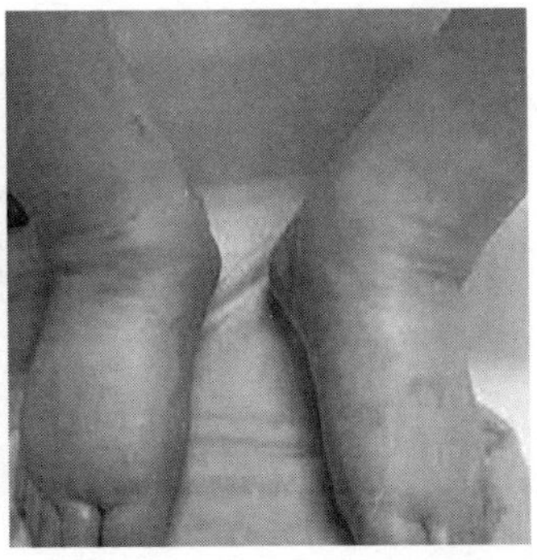

- 与穿衣的时候不同，搬动老人时要注意抓握部位，老人皮肤往往变得菲薄，加上营养不良、水肿等原因，介护者操作不当很容易使老人受伤；
- 值得强调的是，老人毛细血管及静脉脆性变化，稍有触碰就容易皮下出血；

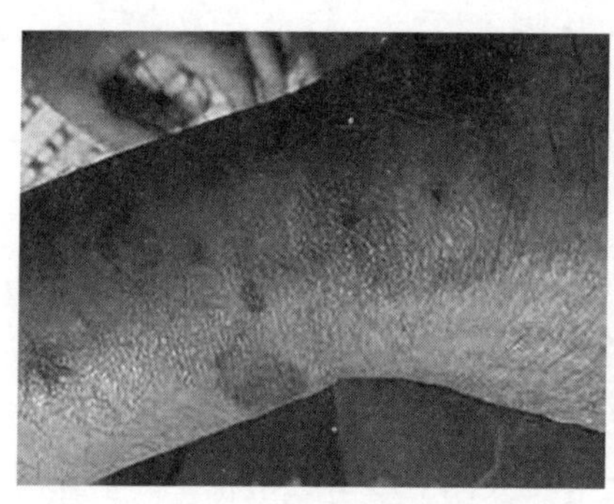
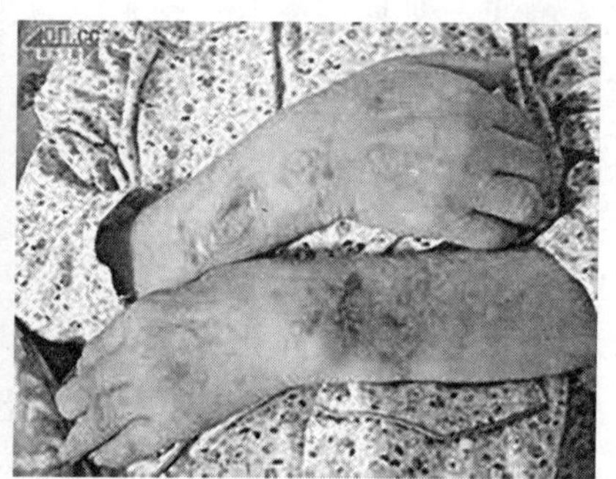

- 出浴槽时特别要注意防止老人滑倒等。

六、洗浴后的介护

1. 洗浴结束后，注意及时擦干老人身体，吹干头发，注意身体保暖和饮水等。
2. 由于干燥和皮肤变薄，容易出现瘙痒，可在浴后全身涂保湿霜。
3. 浴后要测量血压，防止入浴后低血压的发生。
4. 检查老人的指甲是否需要修剪。

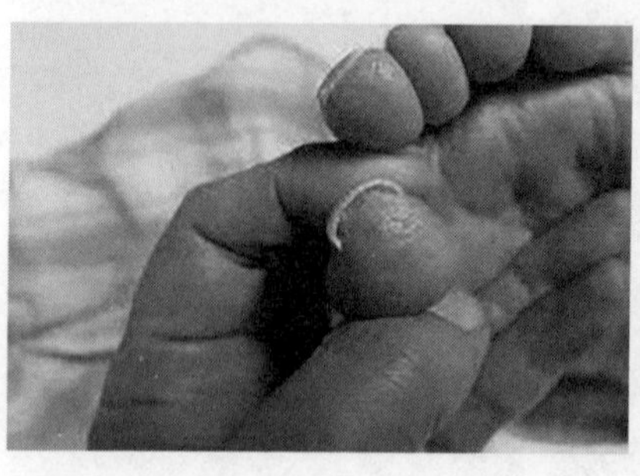
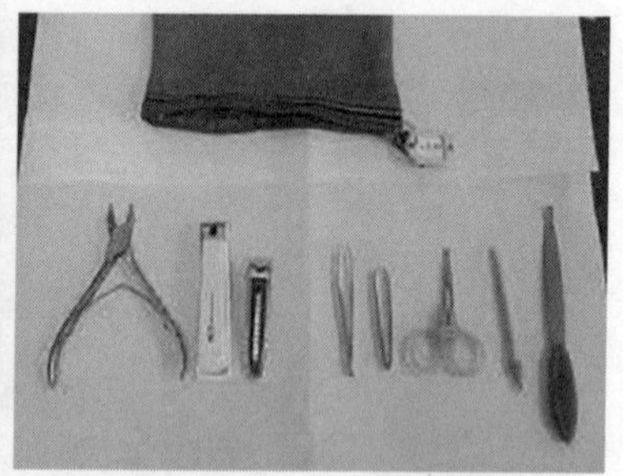

七、浴后观察

更衣后将老人安全地移送到床上。

根据老人面色、精神状态和症状等，需要时要及时测量老人生命指征（如血压、体温等）。

注意老人的疲劳感及其皮肤变化。

使用导尿管、中心静脉营养导管、胃肠造瘘、气管切开等各种处置的老人在入浴时要有医生医嘱，并有护士参与。

八、浴室、浴槽、浴具等消毒

容易在洗浴过程中感染的细菌、病毒有：耐甲西林金黄色葡萄球菌（MASA），绿脓杆菌，军团病菌，沙门杆菌，黄色葡萄球菌，流感，水痘-带状疱疹等病毒类，念珠菌，烟曲霉，白癣菌、卡氏肺孢子菌等真菌类，还有弓形虫、隐孢子虫等。

对于有开放伤口者（包括压疮）、MASA 菌携带者、患有肺炎等有排菌的时候，消毒要严格进行。重度压疮的老人，要在压疮表面粘贴防水膜后再入浴。

介护者也要穿戴防护衣、口罩和使用手套。事后要用热水或消毒液浸泡消毒或清拭消毒。

老人有疥癣者，介护者也要防止被传染，介护者尽可能皮肤少暴露，

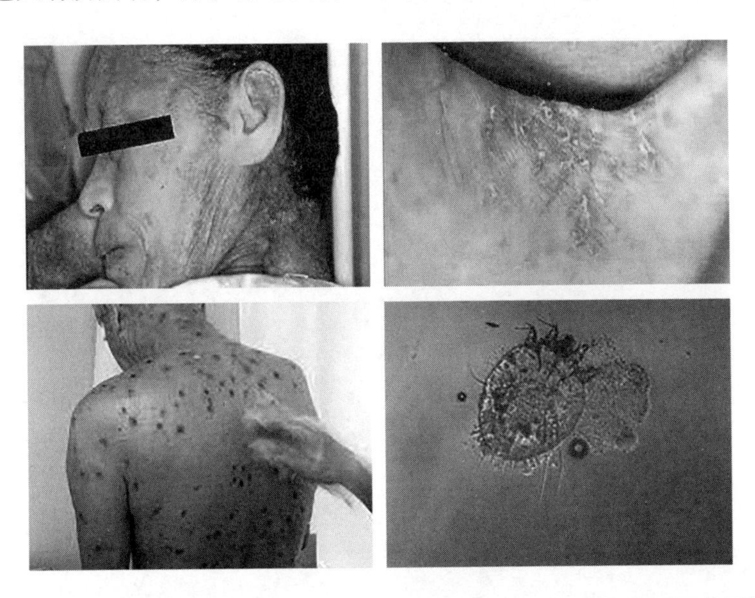

要穿着衣服协助老人入浴。发现被介护者有疥癣时，老人本人以及家属、介护者需要同时治疗。

老人患有肝炎时，注意防止传染血液和体液肝炎，可以使用长手套实施介护。

每次入浴后，浴室和浴槽、浴具等要用热水冲洗，然后消毒。

第六节 部分入浴的介护方法

一、洗发方法（卧位）

（一）洗发的目的和注意事项

洗发可以清除头发和头皮的污物（皮脂和头皮屑等），可以减轻由此

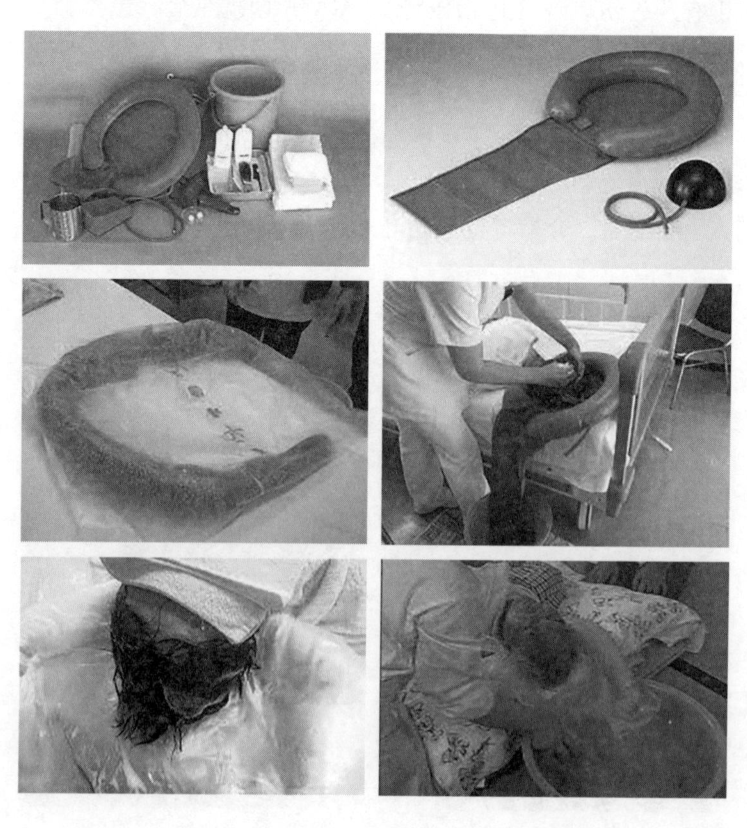

引起的不适感，以及治疗皮炎和预防二次感染。同时可以改善头皮的血液循环，使全身心感到轻松和舒适。

实施洗发前，同样需要了解老人的一般身体情况，看是否适合洗发。了解老人的血压、体温、疲劳情况、头皮皮肤情况等。

对于重症发热、重症高血压、体力严重不支、头部外伤、高颅压等病人，要考虑避免洗发。

（二）洗发用具及准备物品

两个液体容器（一个装41℃左右的热水，另一个是盛装排水用的容器），往头发上浇水用的漏壶、水壶、凯利洗发垫（气圈）（如图，如果没有，可以手指代替）、洗发香波和护发素、毛巾（大小毛巾，3块以上）、吹风机、梳子、温度计、旧报纸、耳塞（必要时）、防水床单（垫在老人身下）。

医疗以及养老机构可以考虑使用一些专用设备。

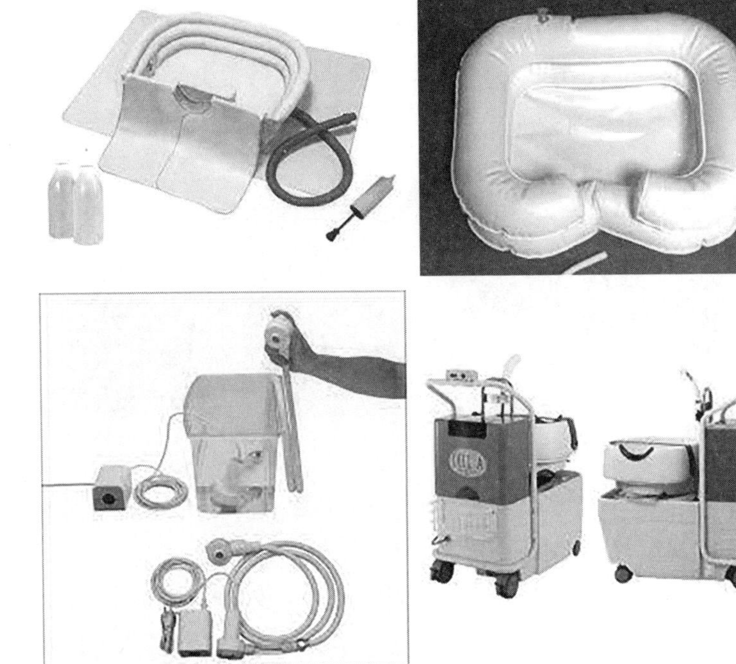

（三）操作顺序

需要向老人说明并获得老人同意及协助。洗发前先去卫生间。

测量和观察生命体征（血压、体温等）、疲劳和精神等一般状况。

调节室温（以老人感觉为准），调整水温（40~42℃）。

1. 做洗浴准备　为了方便洗发，先将老人取仰卧位，头部斜向外侧。

用单子罩上全身（消除因仰卧全身暴露的羞耻感）。

屈膝，膝下垫一个三角垫（取舒适体位，可以预防、减少腰痛和膝关节疼痛）。

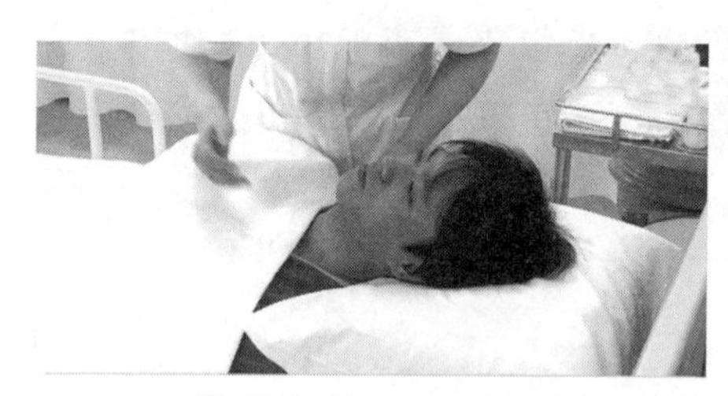

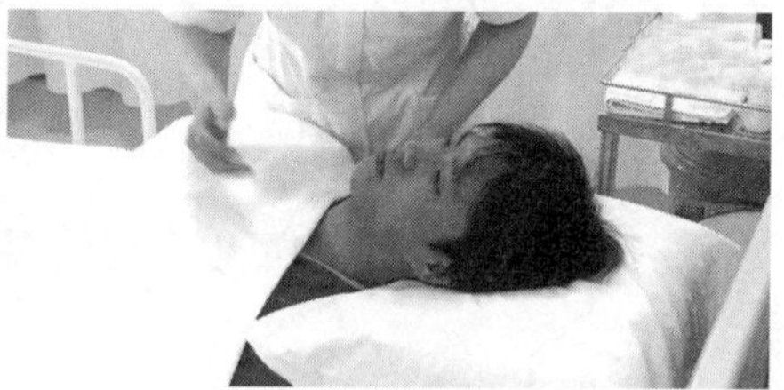

上半身下铺一个防水单（一条毛巾和一张塑料布事先卷好，可以一次铺好），以免污染床单等物品，颈部周围用毛巾圈起来，防止水湿衣物。

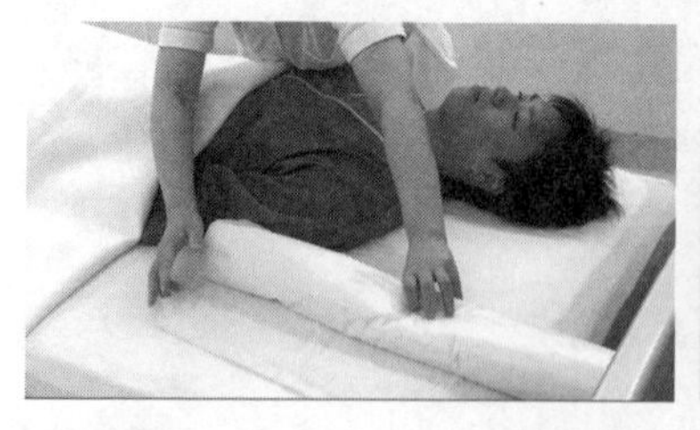

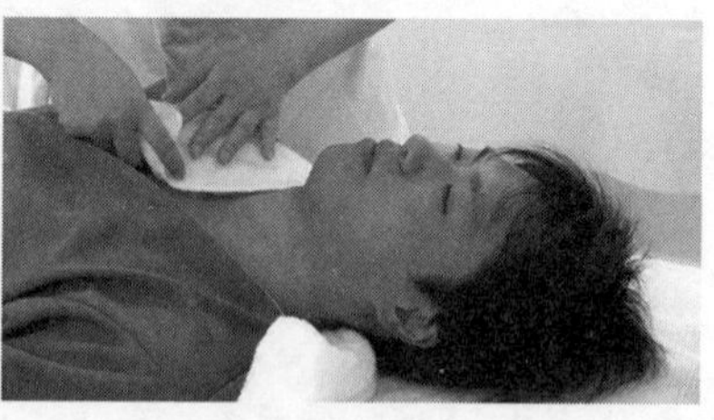

用塑料纸将上半身、颈部等盖住，防止漏水；后头部插进凯利洗发垫，然后调整高度（调整气圈压力）和下端的流水部分。

2. 洗发　先将头发梳开，边梳边观察老人头皮。检查和调节水温。

为了防止耳朵进水可以使用耳塞（棉塞），也可以在老人的脸部盖上薄毛巾，这样可以防止眼部进水和让老人感到安心。

让老人确认水温后，然后用手护着不要让水进入耳部、眼部和颈部，将头发漉湿，用手摊开洗发液将整个头皮进行清洗，指尖、指腹用力要轻重适宜。发际处往往是油脂分泌较多部位，要清洗到位。可以边清洗边按摩。

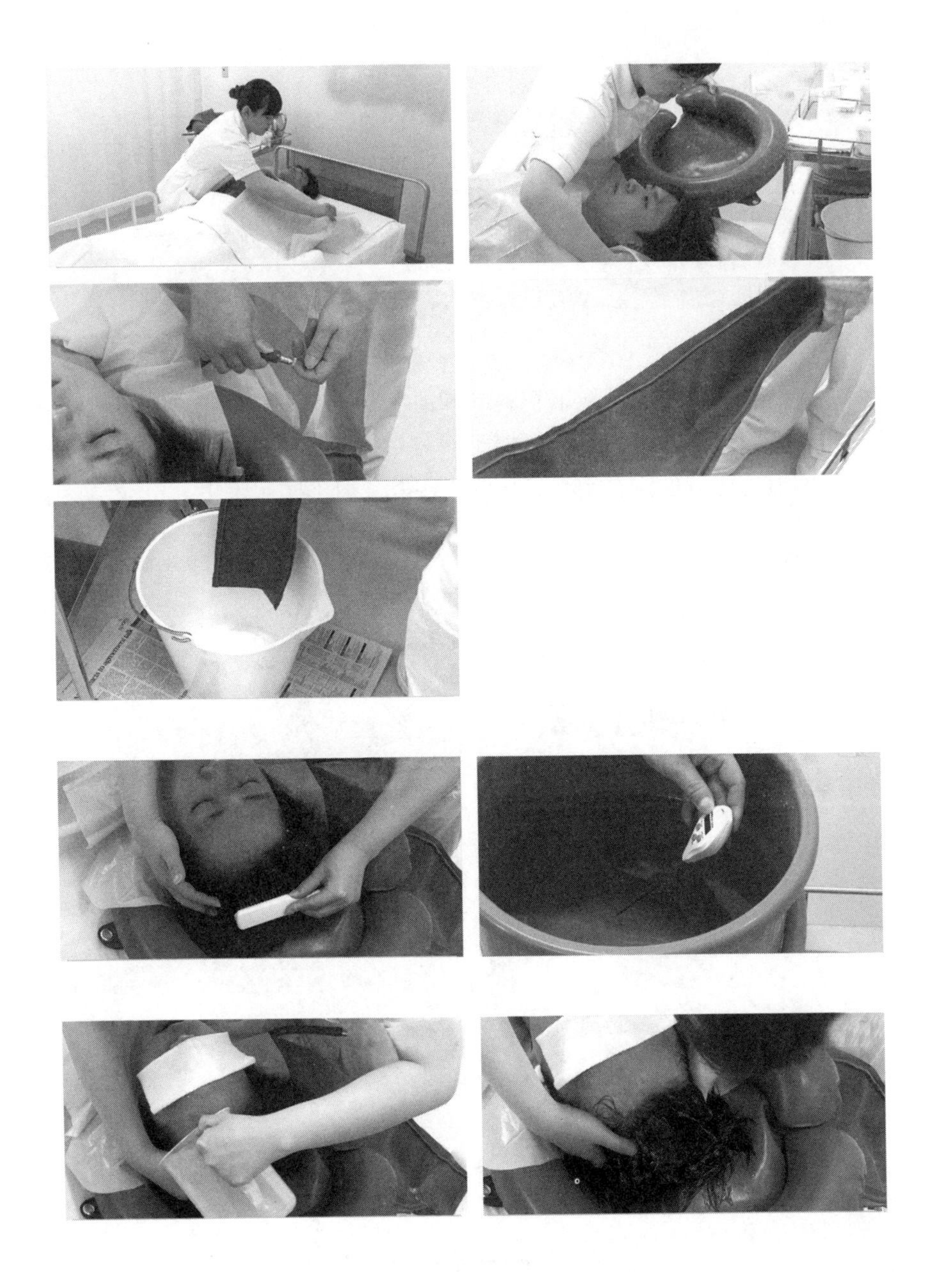

清洗的顺序为前头部→头顶部，侧头部→头顶部，后头部→头顶部。操作时进行头皮按摩，以改善头皮血液循环。注意不要伤及头皮。

用洗发液洗发后，先将残留在头发和周围的洗发液排出后，再用水冲洗，这样可以减少冲洗用水。

冲水时，从远离排水口一侧的头部开始冲水。

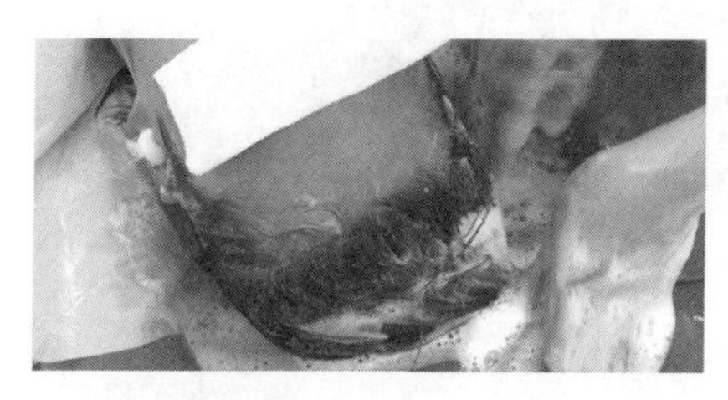

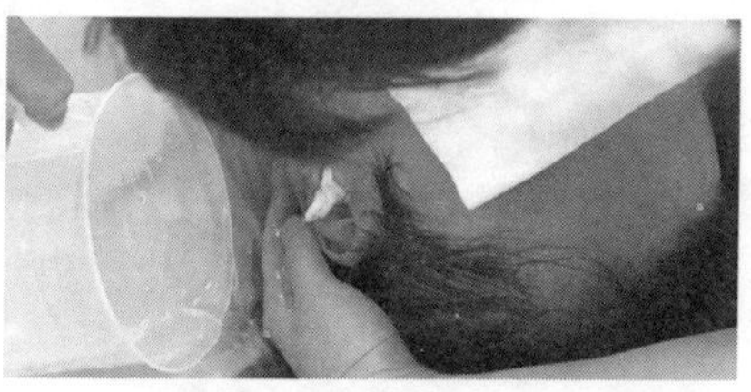

冲洗干净后，一次性取下塑料纸和凯利洗发垫，用缠在颈部的毛巾将后头部、耳部、头部毛发等初步擦干。其后，使用铺在床上的防水垫毛巾进一步擦干头部。最后，用吹风机吹干头发，取下防水毛巾。

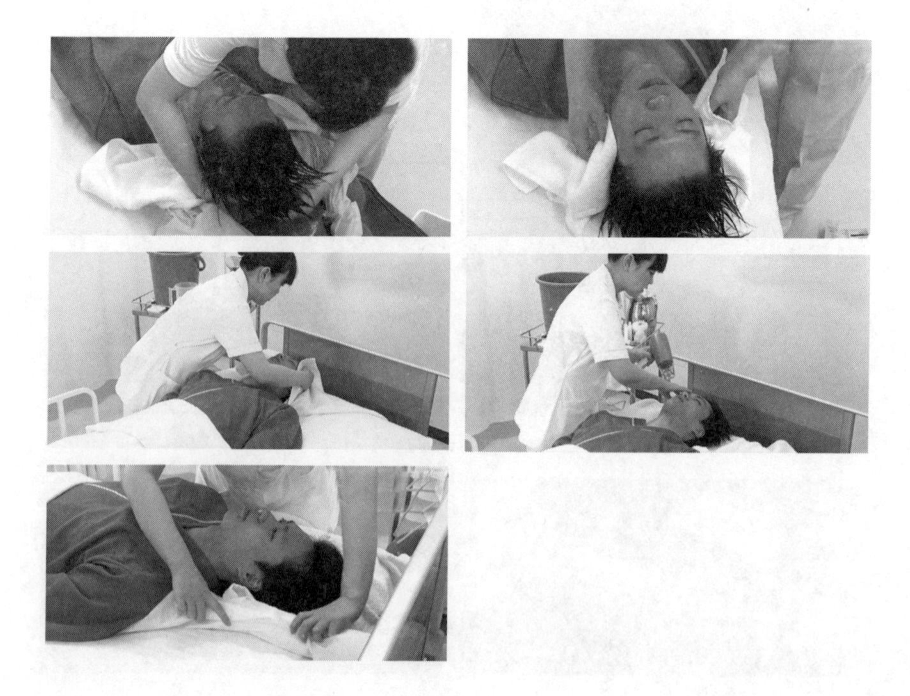

二、洗发方法（坐位）

首先，用毛巾将老人的衣领围好，外面罩上塑料纸。再戴上耳罩或者耳塞。交给老人一块毛巾在手中，有在意的地方老人可以自己擦拭。

确认水温后，用温水将头部淋湿，用洗发液清洗。注意事项与卧位相同。

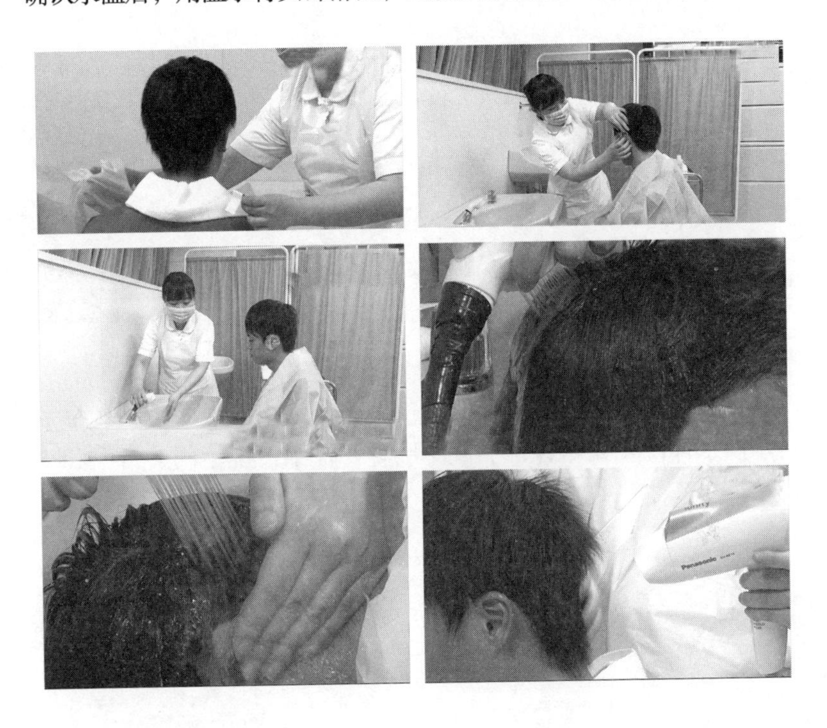

三、手浴与足浴

（一）手浴方法

事先对老人进行说明，征得其同意和协助。

根据老人的生活动作能力、有无偏瘫、坐卧位情况等，决定手浴体位

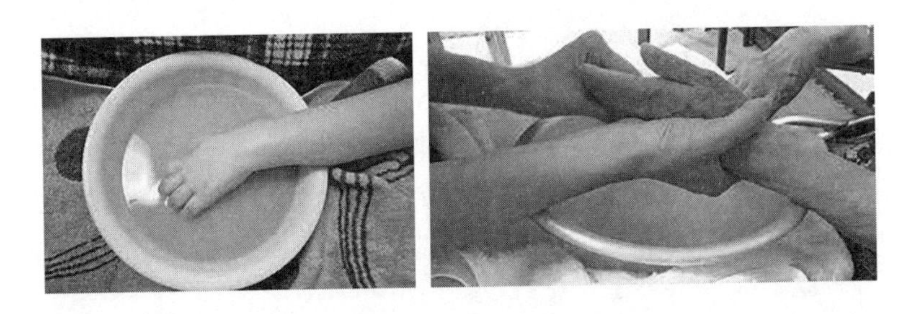

和方法。

如果是卧床老人，可以采取以下方法：

先是借助各种靠垫、枕头等，让老人有一个舒适的体位。暴露肘部以下要清洗的部位，铺设防水单，再垫上毛巾，并用毛巾包裹保温。留出一块可以放脸盆的空间。

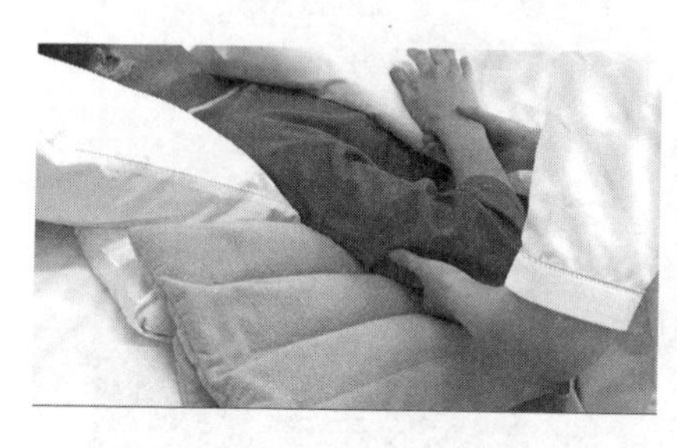
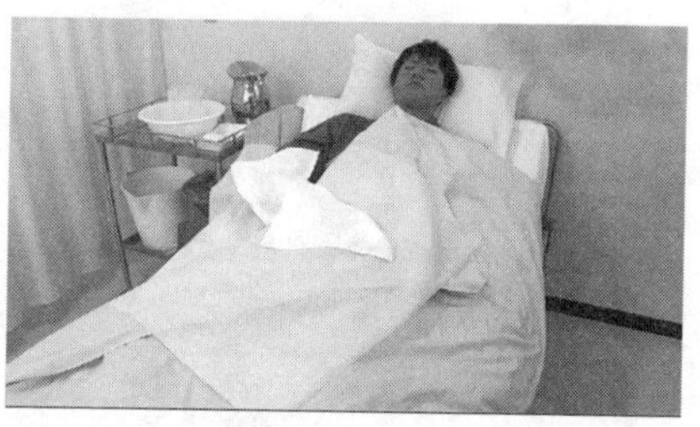

确认好水温后，在脸盆内浸泡手指，用小毛巾或者纱布蘸肥皂，清洗手指后用温水冲洗。偏瘫者、手指变形者要仔细清洗指间、指甲和皮肤皱褶处。

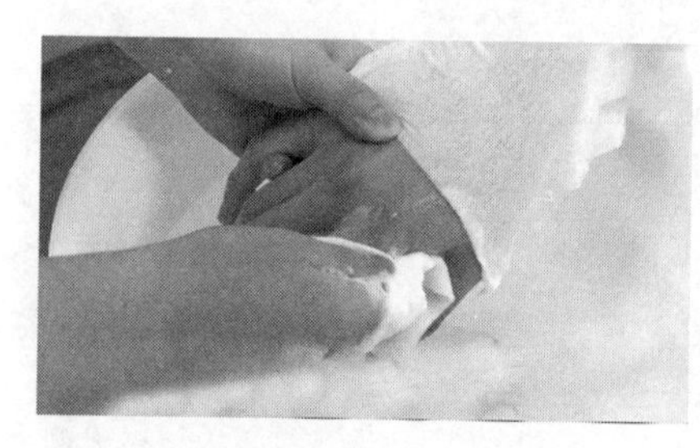
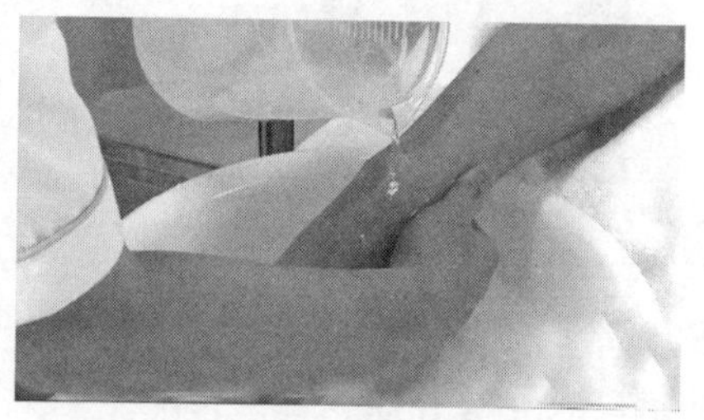

将手指擦拭干净，撤去脸盘，根据需要修剪指甲和涂抹护手霜。最后将床、被子、体位等恢复原状。

（二）足浴方法

首先，根据日常生活动作能力决定坐位或卧位。

卧位时用三角垫或枕头将膝关节垫好，用毛巾围裹固定膝部，以保温和防止打湿衣物。

脚下铺防水单，确认水温是否合适。

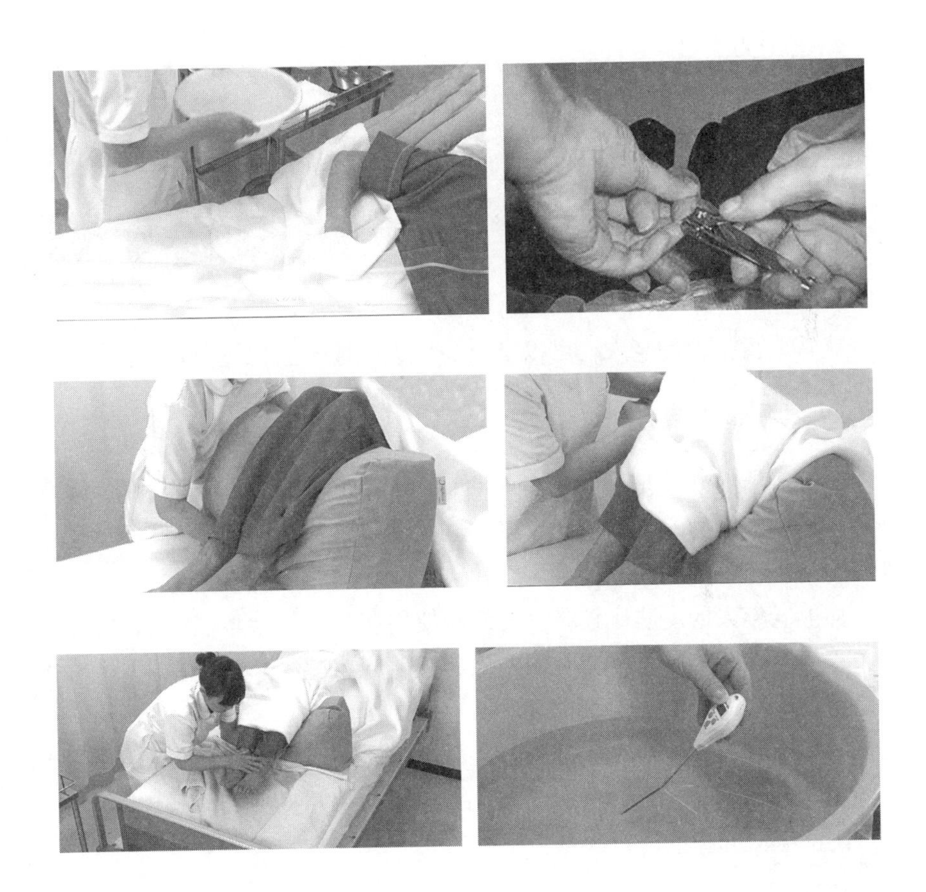

将脚浸泡一段时间后，用纱巾或小毛巾蘸肥皂水清洗。

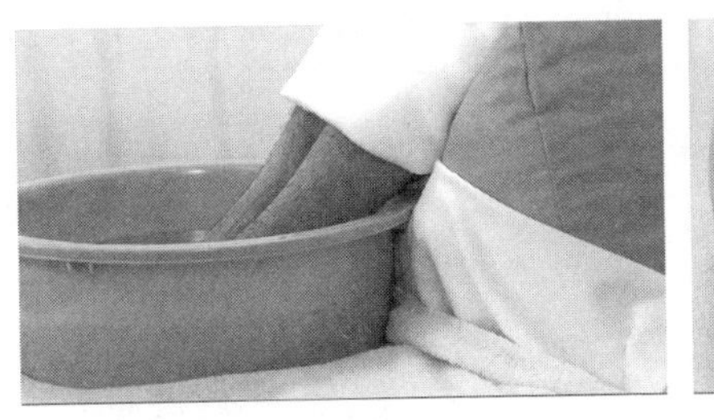

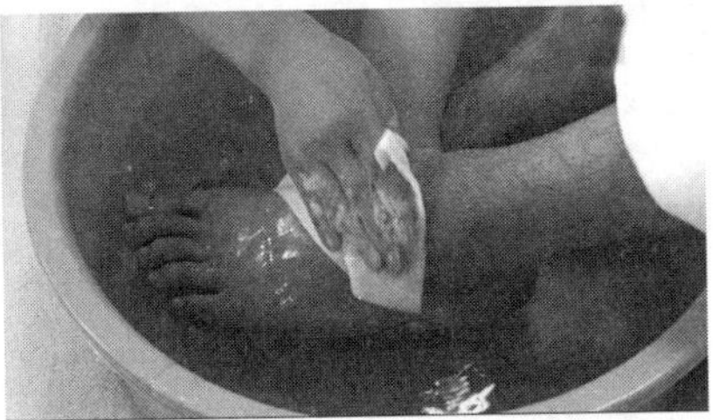

最后进行冲洗，擦干足部。必要时修剪趾甲。

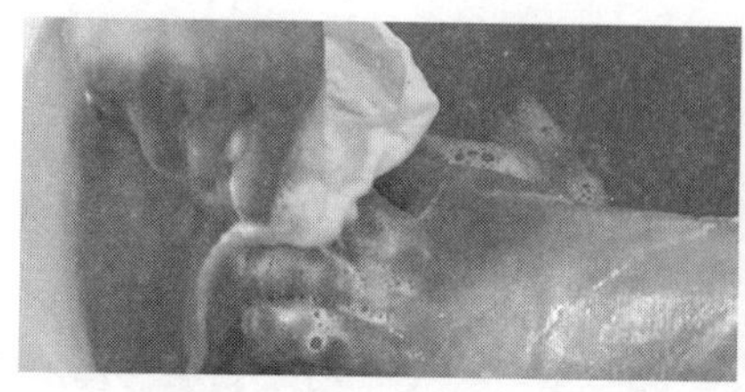
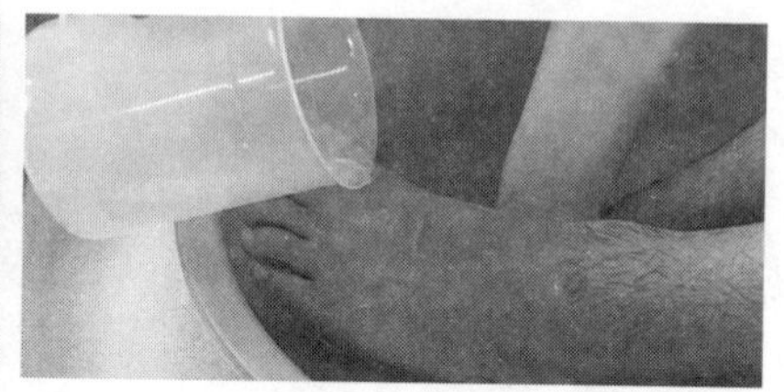

能够取得坐位的老人，可以坐位（床边或椅子上）进行足浴。

四、阴部清洁介护

阴部清洁的好坏是判断护理是否到位的重要标志。老年人由于体力、日常生活动作能力、认知障碍，以及尿路感染、尿便排泄障碍、使用座药等原因，阴部不洁的情况很难免。

加上老年人的皮肤比较弱，失禁和使用尿片的机会增多，脱水和使用导尿管等原因，容易发生会阴部的皮肤炎、尿路感染和压疮。阴部清洗清洁是协助治疗的重要一环。

阴部的清洗介护对于老人来讲是很难为情的事，操作过程中要特别注意顾及老人的羞耻心，努力维护老人的自尊。

阴部清洁介护的注意要点：

（一）注意观察阴部和臀部的皮肤及黏膜状态

男性要注意观察阴囊、阴茎以及腹股沟皮肤病变（发红、发疹、水疱、皮肤颜色变化等）的有无。注意尿道口有无分泌物，有无疼痛。

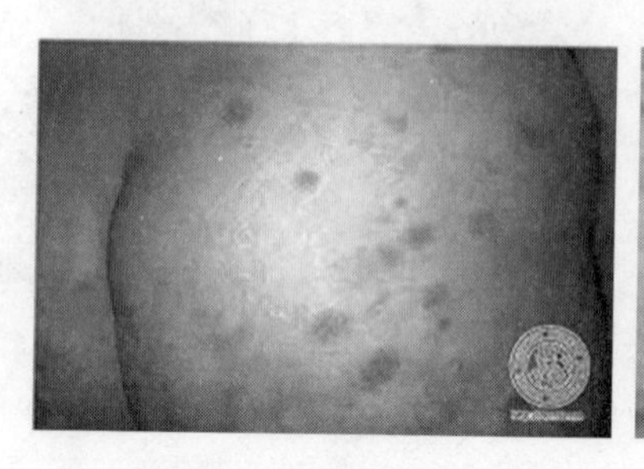
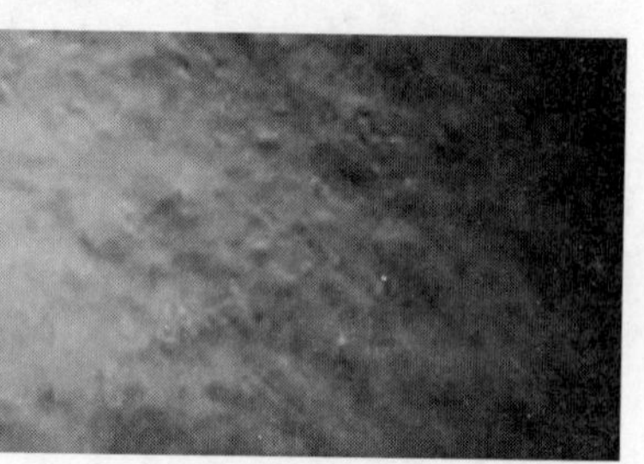

女性要注意观察外阴部、尿道口、阴道口等部位，看有无肿胀、发红、水肿、水疱、皮肤变化，有无分泌物、出血等。

使用尿片后局部容易出现各种感染，皮肤易出现发红、糜烂等现象。

肛门及臀部同样要注意各种感染，注意有无发红、糜烂、水疱等现象。老年人的尿便失禁和使用尿片等，容易造成局部经常处于潮湿和不洁状态。长期卧床的老人，其骶骨周围容易出现压疮。特别是有营养不良、水肿的老人，注意观察其压迫部位的皮肤颜色变化，这至关重要。

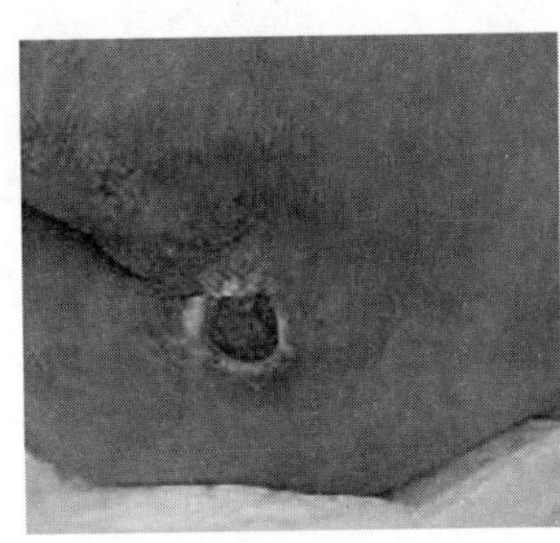

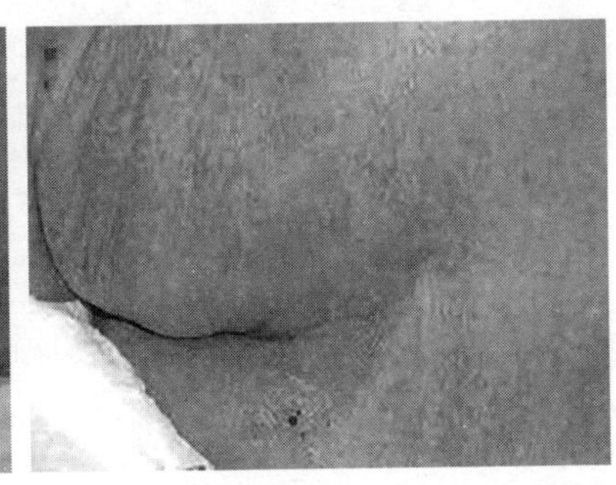

（二）尿便的排泄状态

特别要注意尿便的失禁。

尿失禁：注意观察尿意的有无、有尿意时的表现，了解其特有的排尿规律、排尿时的症状、尿失禁的种类等。

便失禁：特别是拉肚子对老人局部皮肤的伤害较大。便后及时清洗非常重要。

（三）阴部保洁的目的及所需用品

阴部是最容易发生污染的部位。排泄、出汗、使用纸尿裤、失禁等原因，可使局部容易出现各种皮肤损伤和各种疾病。清洁可以是治疗和预防的一部分，可以消除异味，预防尿路感染，预防压疮发生。

同样，在进行阴部清洗时，要注意观察老人的基本生命体征（体温等）、一般症状（有无疲倦、疼痛等），观察皮肤变化、分泌物，有留置导尿管者要与医护人员联系。

准备用物：防水床单，口罩，围裙，一次性塑料手套，温度计，阴部用小毛巾，大毛巾，纱布数块，纸尿裤，便器，阴部清洗用冲水器，热水容器，水盆，肥皂液，旧报纸，护肤软膏，消毒酒精，物品袋，更换衣物等。

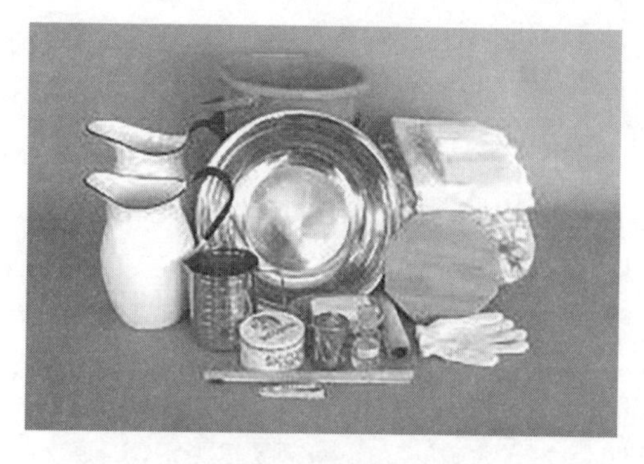

阴部保洁用品

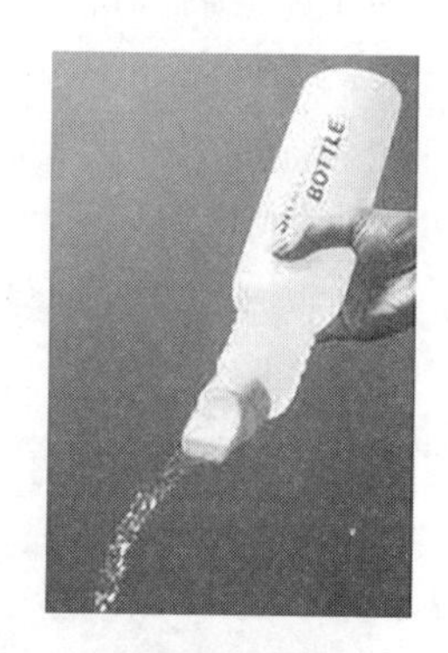

阴部冲洗器

（四）操作程序

目的和操作要和老人事先声明，并征得其同意。要告知老人整个保洁的操作程序、目的、需要的时间、需要暴露会阴部、代替入浴清洁等内容。操作时注意在私密空间进行，要避开访客和人员来往较多的时间带。

操作前确认老人有无尿意和便意，最好是让其先去卫生间排泄。如果是在排泄后进行会更好。一般阴部保洁所需时间 20~30 分钟。

卧位清洗时应取仰卧位。拿掉被子叠放在被介护者脚下，在老人身上盖一张毛巾被或者是大浴巾（考虑到老人的羞耻心）。让老人屈膝抬臀，臀下垫一张防水床单。然后脱下其裤子或将裤子褪到脚踝处，在臀下再垫一张吸水尿垫。

将一次性手套用 2 副重叠戴在手上。

对于男性老人要在耻骨上和两大腿盖上大毛巾，用纱布将阴部围裹（如图）。

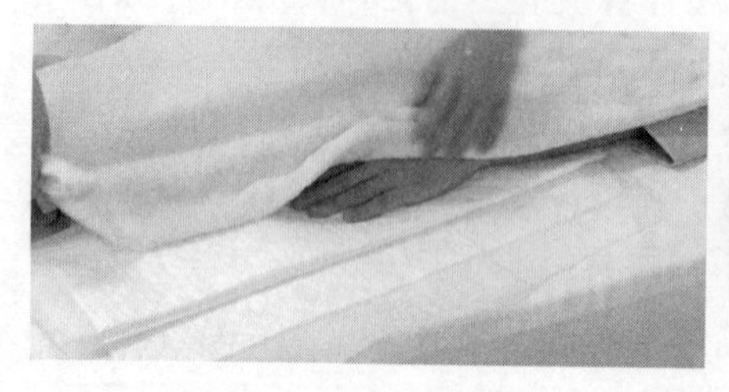

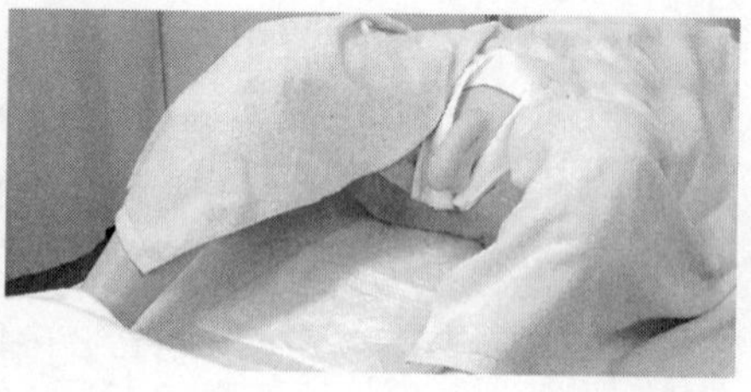

用热水冲洗。冲洗前介护者要用前臂确认水温。

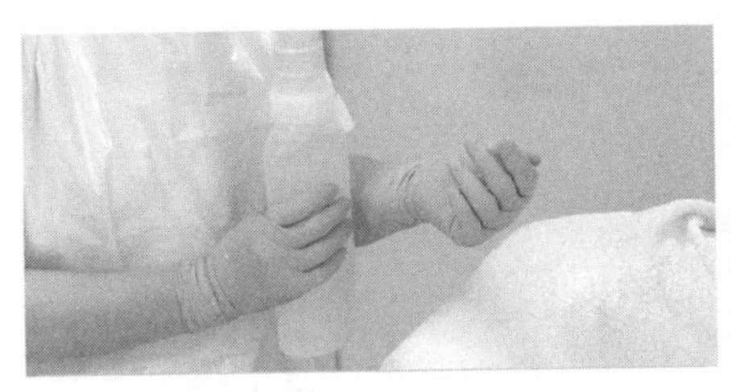

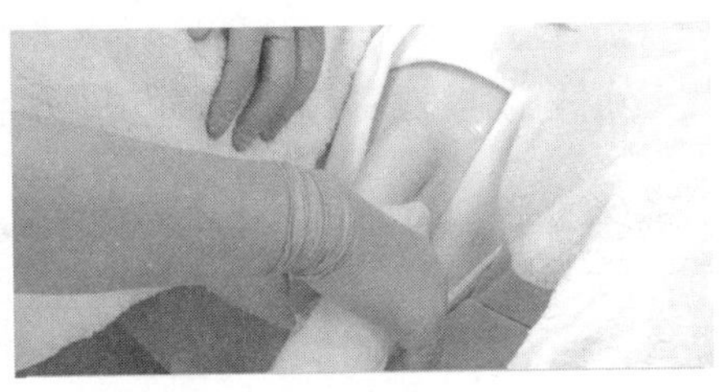

用纱布蘸肥皂液清洗阴部。清洗顺序为龟头部→阴茎部→阴茎根部→阴囊部，最后为肛门部。肛门部含有大量大肠杆菌等病原菌，清洗时要放在最后。用温水冲洗肛门后擦拭干净，然后摘掉外层手套，用臀下的吸水尿垫将清洗用的污染物和摘掉的手套包裹在一起，做垃圾处理。最后，摘掉里层手套，用酒精消毒手部。给被介护者盖上毛巾被，拿掉防水单子，穿上裤子，盖上被子，告知老人操作完毕。

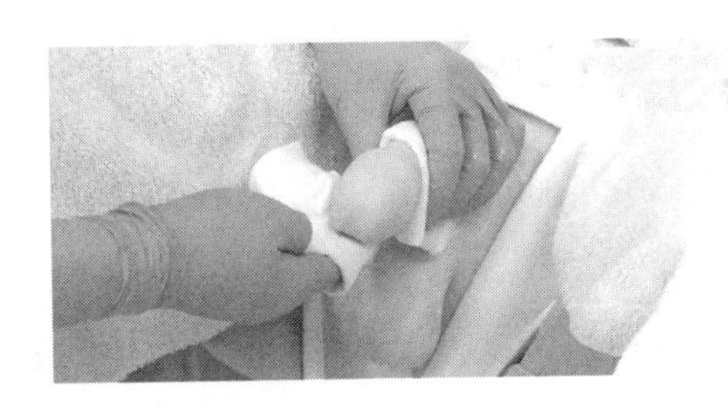

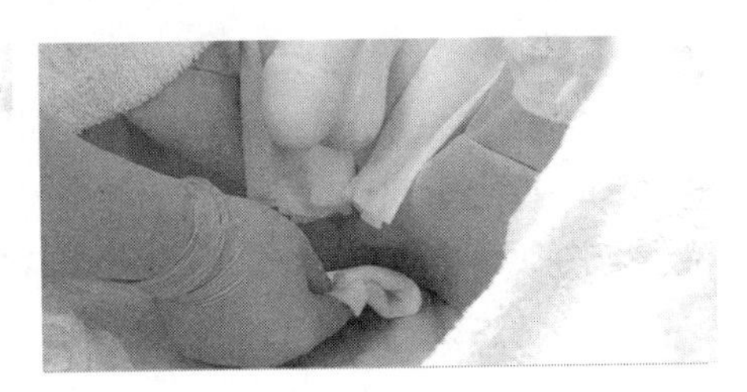

给女性老人清洗阴部时，在耻骨上和两大腿盖上大毛巾，用纱布将阴部围裹。

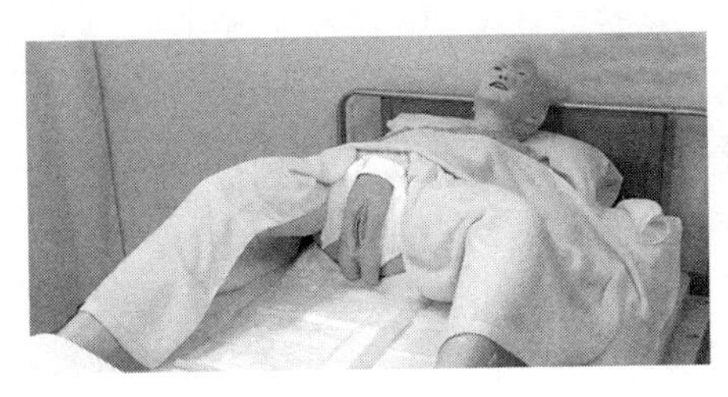

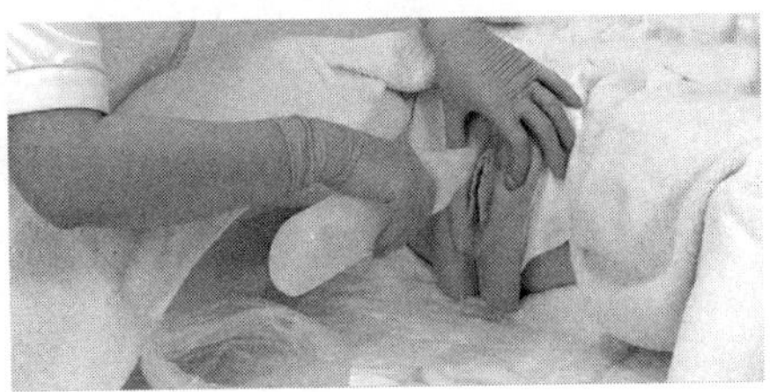

用纱布蘸肥皂液清洗阴部。清洗顺序为小阴唇→大阴唇→肛周部，最后为肛门部。其他操作步骤同“男性老人阴部保洁”。

清洗肛门周围时，可以让老人取侧卧位（有半身麻痹时应健侧在下），用毛巾蘸肥皂液擦拭，用水冲洗，擦拭干净。

第七节 全身清拭操作

全身清拭目的除了保洁，还可改善循环，促进皮肤黏膜代谢，改善精神状态等。又可以在全身清拭过程中观察全身皮肤、关节等变化。

主要是用于体力原因、疾病原因无法入浴或禁止入浴的老人。

准备用物：水桶，脸盆及热水（50℃左右），水壶，大毛巾，毛巾被，防水单子，擦拭用小毛巾（全身用和阴部用区分开），阴部冲洗用冲水器，纱布，旧报纸，肥皂，塑料袋，温度计，睡衣，更换用干净内衣裤，纸尿裤等。

操作程序如下。

调节室温（23℃以上）。

目的和操作要和老人事先说明，并征得其同意。要告知老人，整个清拭的操作程序、目的、需要时间、需要暴露会阴部、代替入浴清洁等内容。操作时注意在私密空间进行，避开访客和人员来往较多时间带。

操作前确认有无尿意和便意，最好是先去卫生间排泄。如果是在排泄后进行清洁，效果会更好。

被介护者取仰卧位，拿掉被子叠放在脚下，在老人身上盖一张毛巾被或者是大浴巾（考虑到老人的羞耻心）。

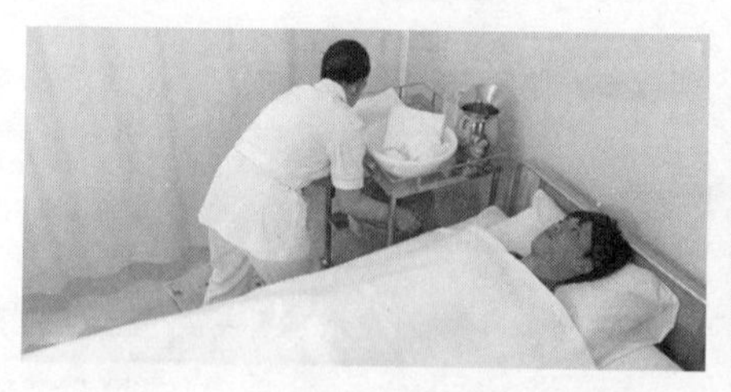

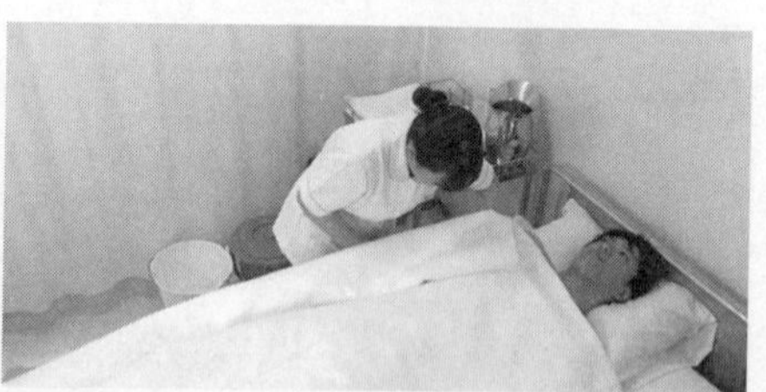

在单子下面脱去上衣，暴露先清洗的上肢（左侧），用毛巾将上肢包裹好，然后准备物品（热水和毛巾）。一般是先清洗较干净的部位，最后清洗最污染的部位。先清洗健侧上肢，后清洗患肢。

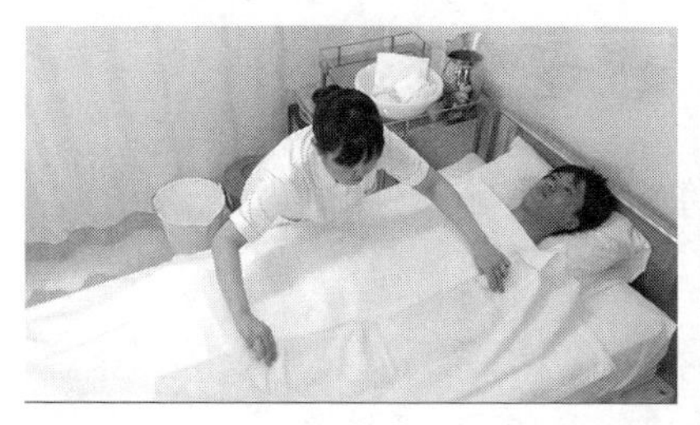
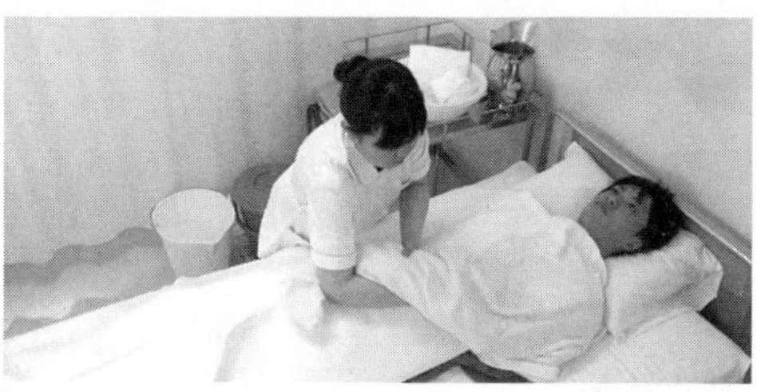

热水温度为50~53℃，将毛巾蘸湿后，拧去一部分水分，用在老人身上的温度一般是40~42℃。开始清洁前，介护者应先用自己的前臂确认水的温度是否合适。

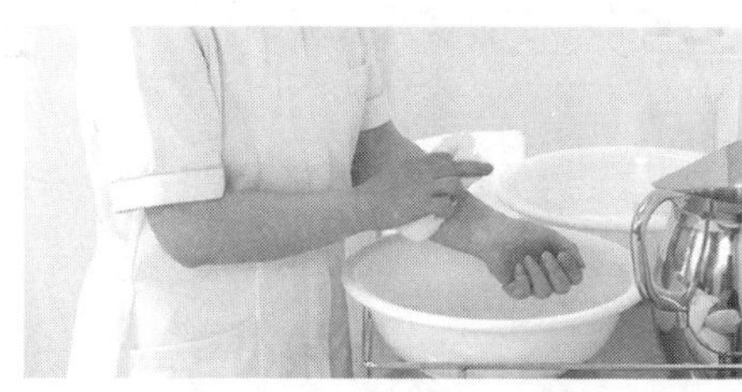
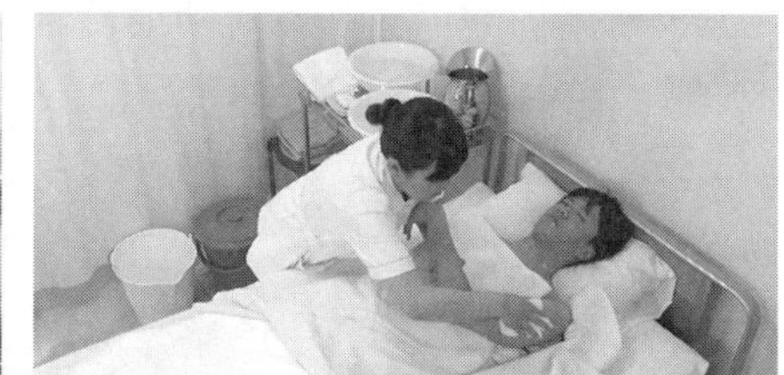

上肢清洗先从近体干、肩部、肘部开始，前臂→手腕→手的顺序用热水清洗。

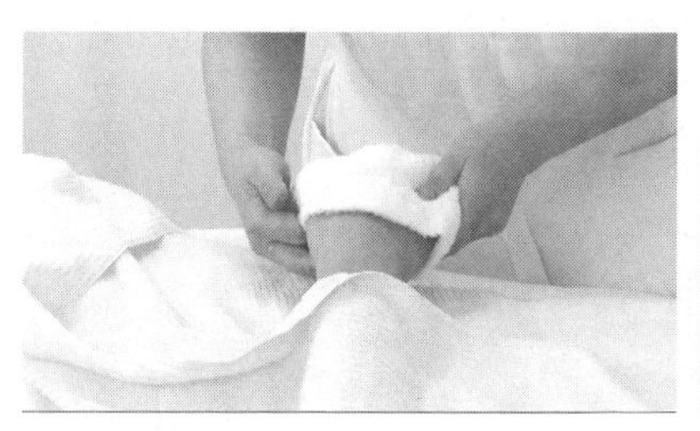
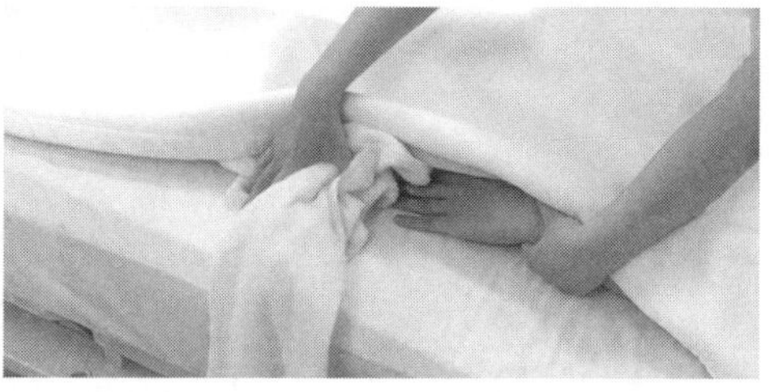

左上肢擦拭完后，用长毛巾盖住上半身，从下面褪下身上的大毛巾。

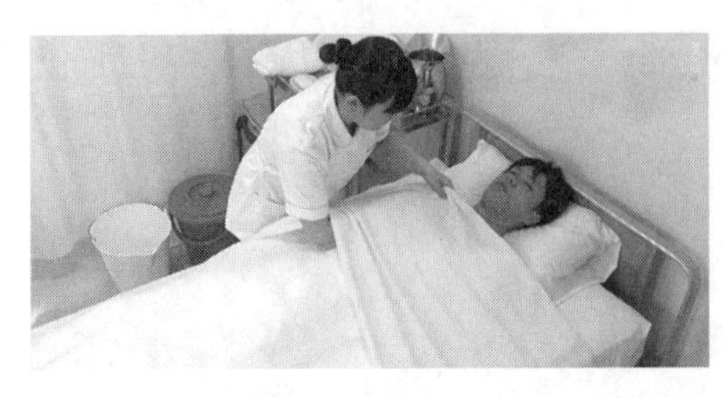
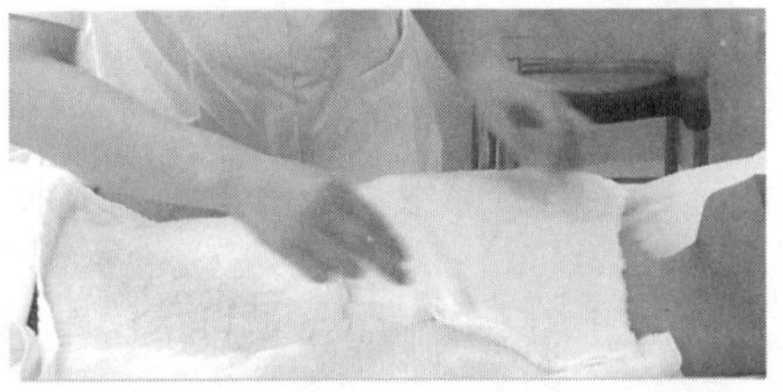

盖上一个小毛巾后，准备擦洗蘸湿的毛巾，打肥皂沫，擦拭上半身。

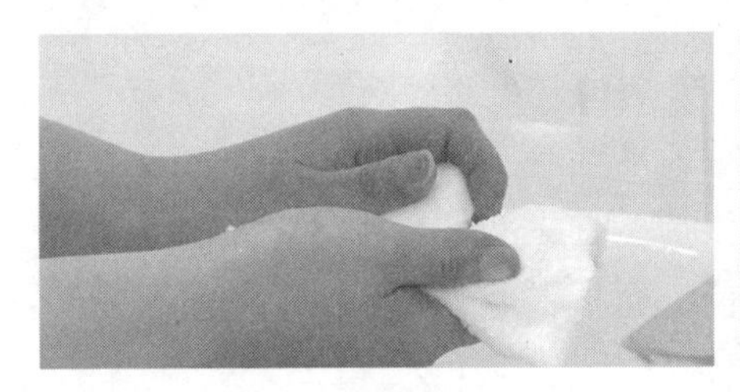
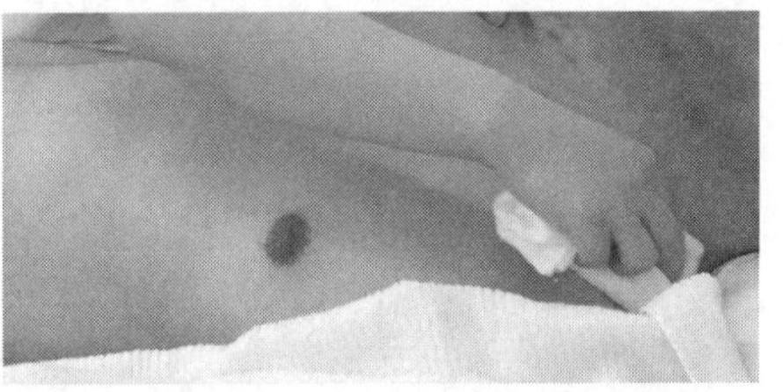

依次擦拭颈部、乳房（圆形擦拭）、胸部、腹部以及腋窝部。

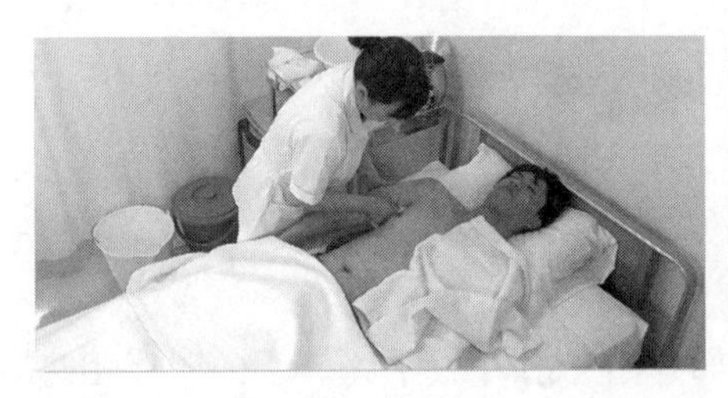
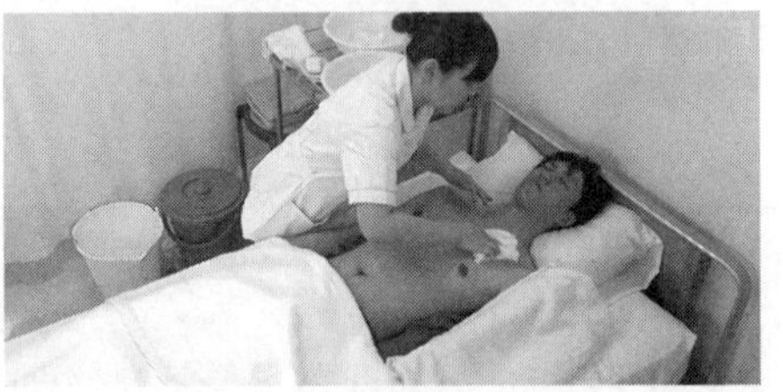

用肥皂擦拭后，用干净湿毛巾擦干净肥皂液。迅速用大毛巾盖住上半身。然后准备擦洗后背，让老人屈膝，变更体位成侧卧位。用大毛巾盖住后背。

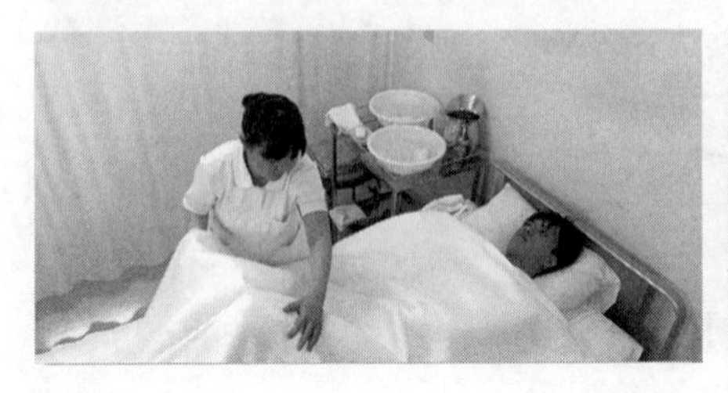
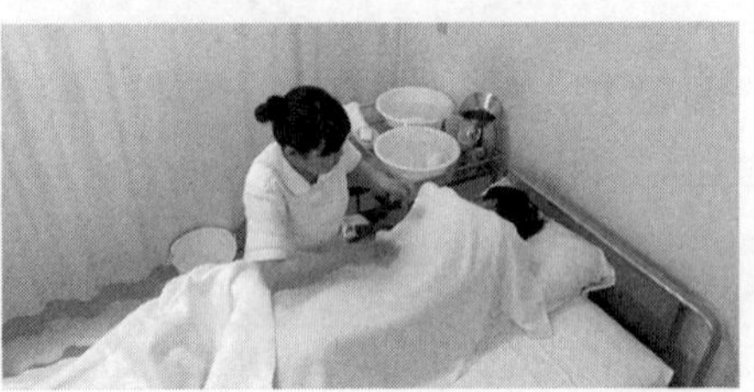

同样用肥皂擦拭后，用干净湿毛巾擦干净，盖上大毛巾。

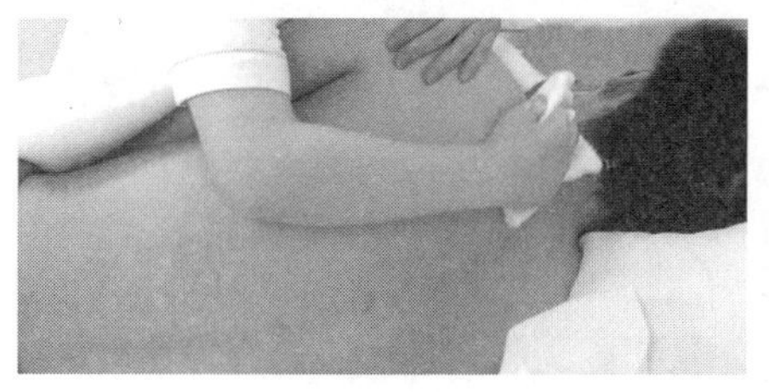

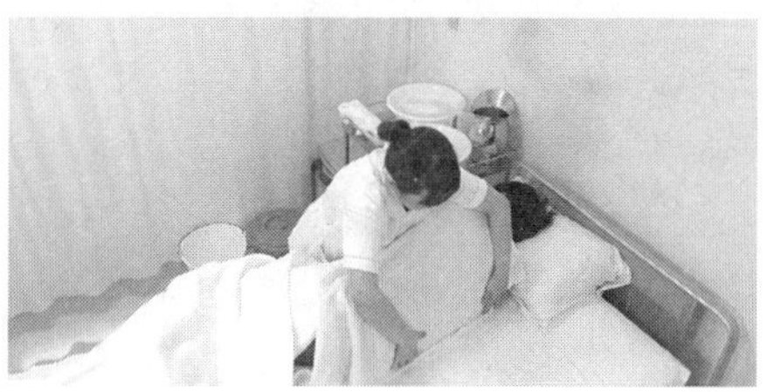

用大毛巾全面擦干身体后，协助更衣。先穿上左侧上肢衣袖，取仰卧位，然后再穿右侧上肢衣袖，扣上纽扣。协助老人屈膝，在大单子下面脱下裤子。

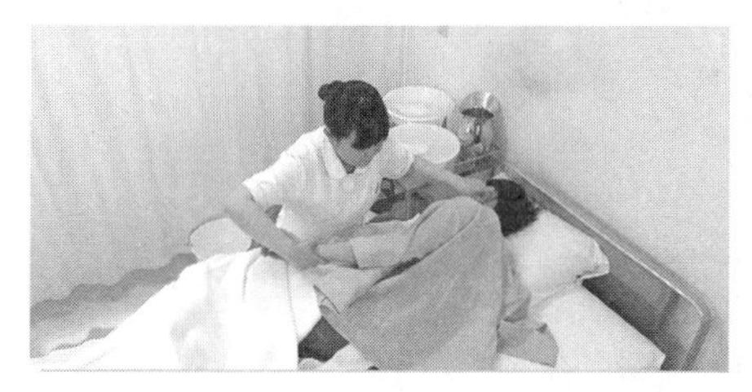

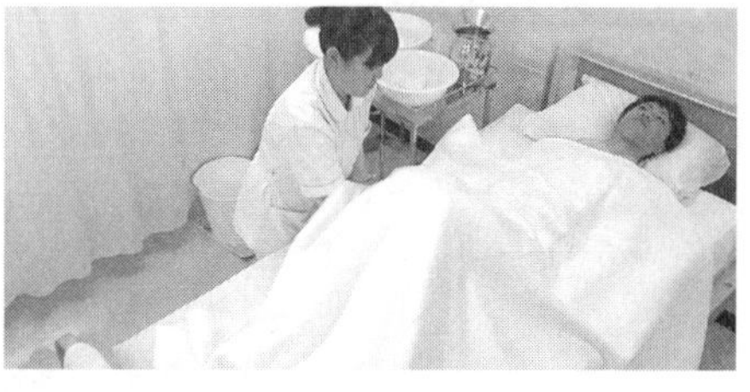

保留短裤，将要清洗的一侧下肢用长毛巾盖住。

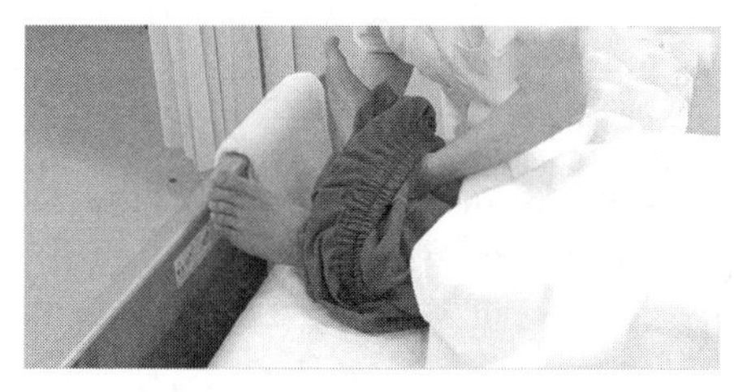

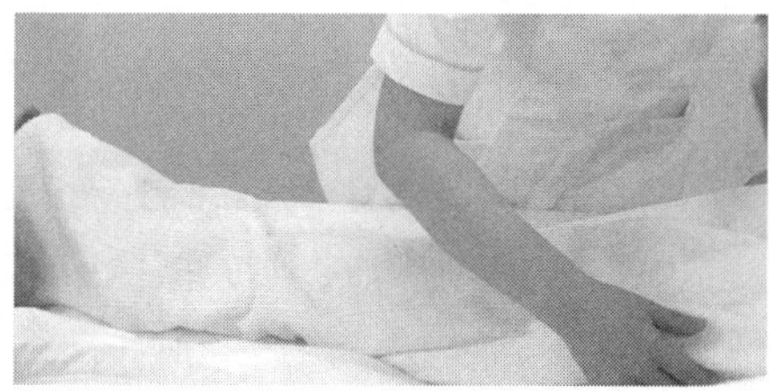

仍然是从近端开始，从大腿前后、膝盖、膝窝、小腿前后、足踝、足背、足底、足趾等，用肥皂擦拭后，用干净湿毛巾擦干净。迅速用大毛巾盖住下肢。

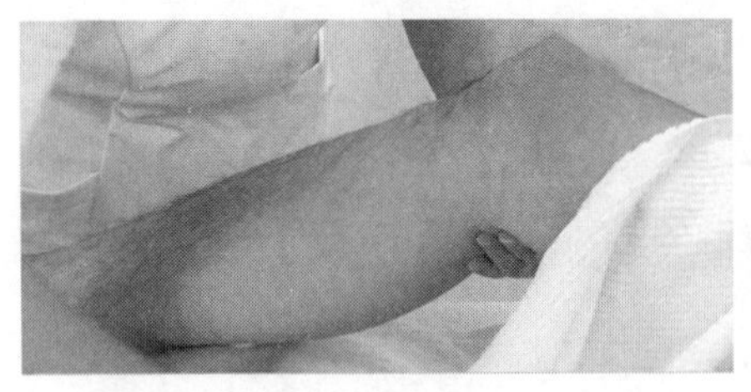

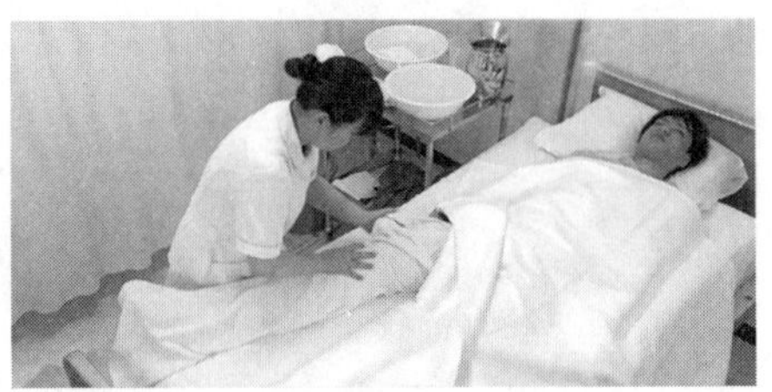

清拭完毕后，用大毛巾将下肢擦干净，穿上裤子。

擦拭过程中的注意事项：

1. 确认有无尿意、便意，最好是在排便后进行。

2. 操作时间不要太长，一般 20~30 分钟内结束。

3. 水温控制在 50~55℃。操作过程中蘸湿毛巾、拧去水分、移动等会有 10℃左右的降温，所以开始水温要高一些。

4. 擦拭毛巾的拿法如下图所示。

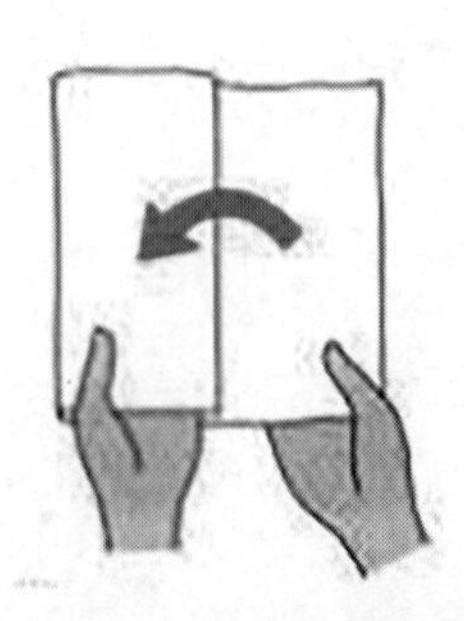

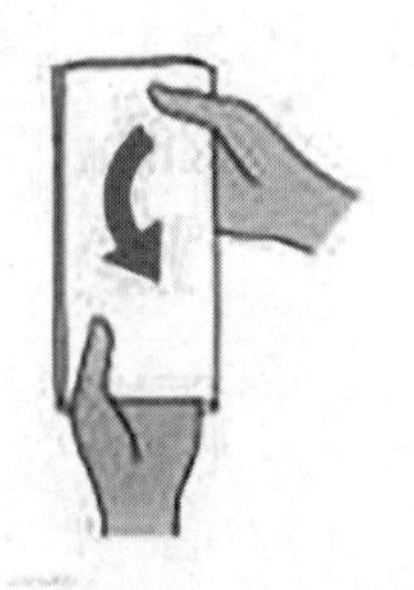

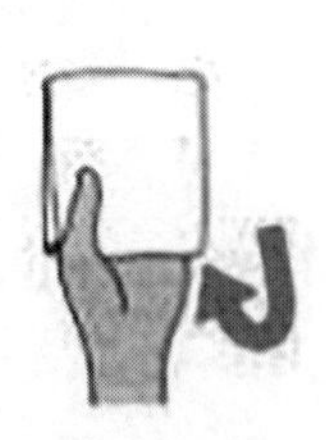

5. 擦拭时要考虑到解剖构造和皮肤纹理，擦拭方向有一定的法则。面部擦拭时考虑到清洁，要先擦拭眼部，先从内眼角向外眼角方向擦拭。眼部清拭时，每清拭一次后要换一次毛巾。

6. 擦拭毛巾也要注意温度，可以配合使用微波炉。也可以一次性准备好 7~8 条卷好的毛巾，用 70~80℃热水烫好，戴上胶皮手套拧好水装在塑料袋里。

7. 使用肥皂擦拭部位，要用干净湿毛巾擦拭 2 次。

8. 根据老人的日常生活能力，也可以坐位清拭。

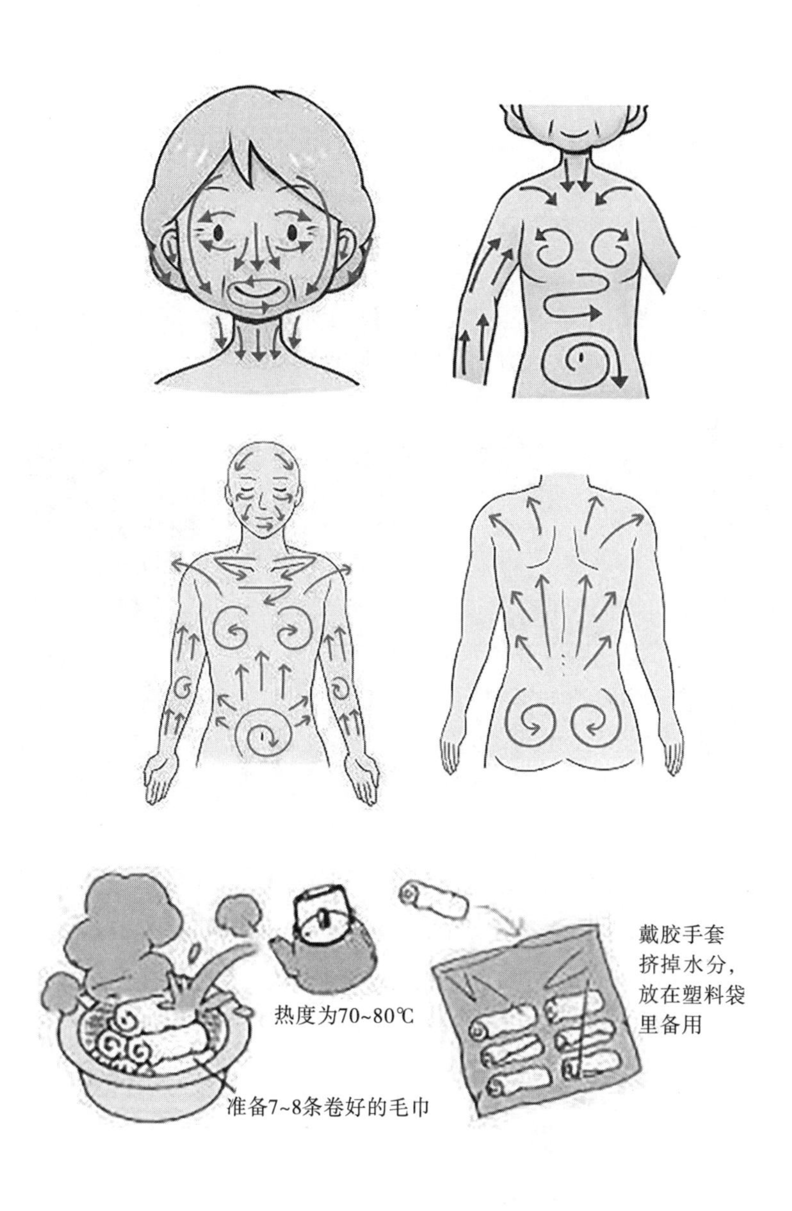

第八节　剃须、修剪指甲、除耳垢

胡须清整的好坏决定一个人的精神面貌，也是一个人起码的尊严。干净、整洁等外表也是对外交流的基本状态，促进与他人交流，保留其社会性的基本条件。

由于年龄和走路减少等原因，指甲发生问题的情形在老年人群中很普遍。甲癣、指（趾）甲变形等各式各样，有的在处理上很棘手，需要到医疗机构去处理。

指甲部位还是一个容易藏污纳垢的地方，老人自身够不到、做不了的情况很多，需要他人协助。

另外，老年人由于皮肤瘙痒等情况比较常见，皮肤抓挠时为了不伤及皮肤，适当的爪甲护理从这方面上讲也很重要。

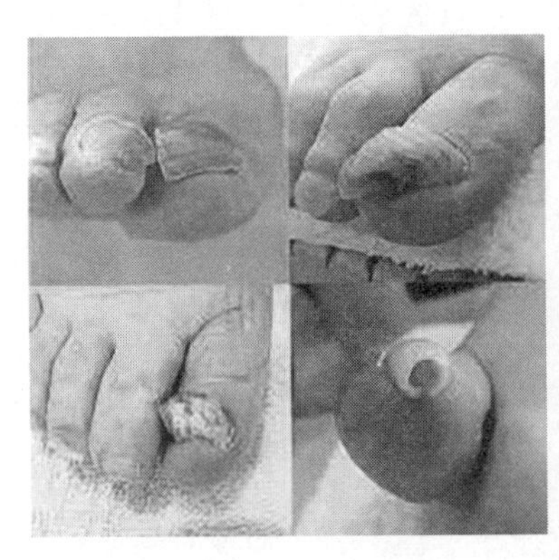

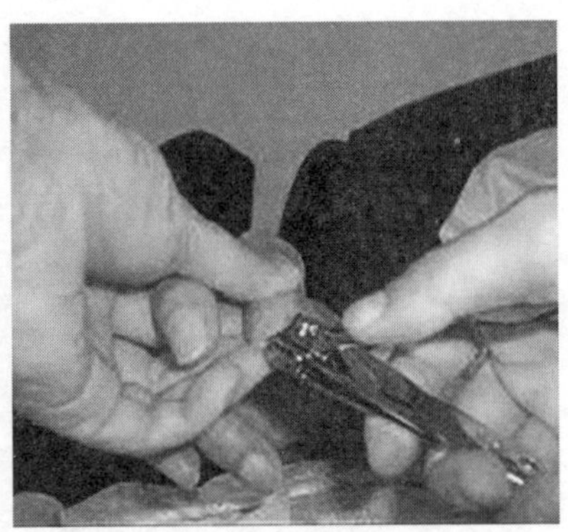

耳部的污染在老年人中比较普遍。关节的可动性下降，日常生活动作能力下降（手颤抖、麻痹等），认识，意识以及习惯等原因都有。

高龄者的耳腺分泌减少，外耳道容易产生耳垢蓄积，有的会影响听力，需要适时清除。

第九节　更衣技术

更衣是老人介护的基本技术。年龄增高导致神经功能下降、运动能力下降、日常动作能力下降。

表现为脊柱关节变形，关节活动范围变小，动作缓慢，持久力下降，更衣动作能力下降。有的老人关节发生挛缩、关节变形，甚至出现疼痛，导致更衣困难。

包括更衣动作在内，老人自身能做的尽可能协助让老人自己做。介护者不能替代老人做其能做的事，被动的介护在一定意义上讲是剥夺老人的生活努力和能力。

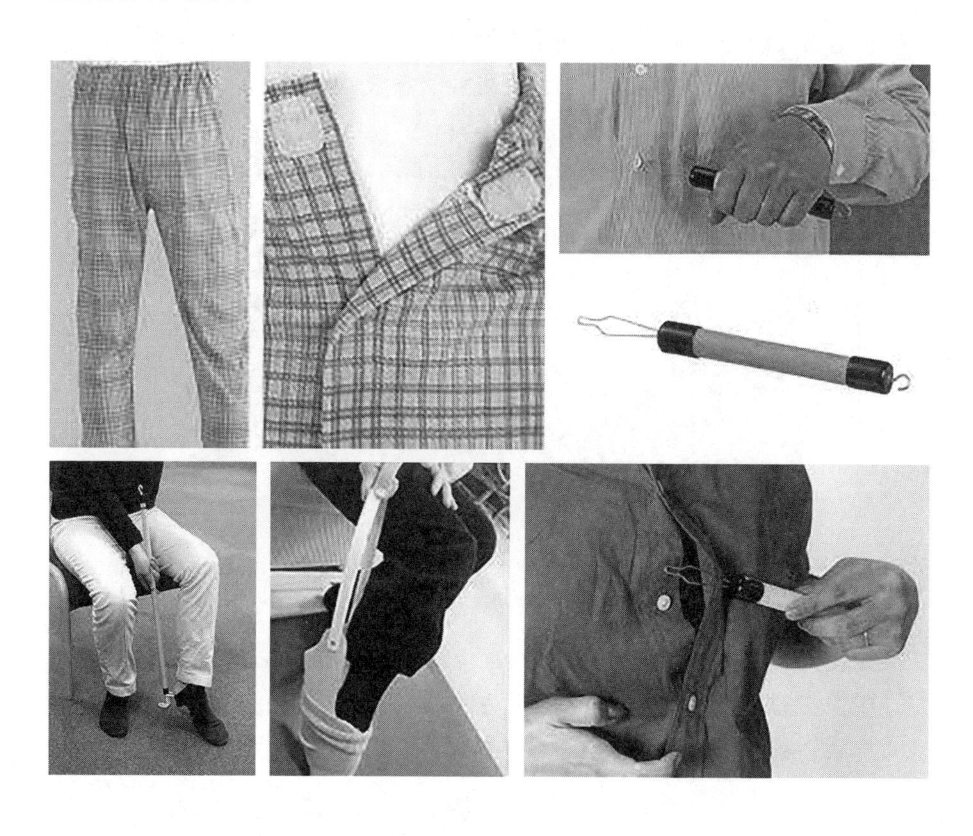

为了老人的舒适和介护方便，除了一般意义上的温度调节、吸湿、通气、医疗等要素外，在选择衣着上也要考虑到介护需要。如选择比较宽松、纽扣大一些的、开襟样式的衣服等。

为了方便和达到更衣目的，可以做一些衣物的改良，如粘贴纽扣、按扣和可以适当借助一些自助工具。

什么体位更衣？这要根据老人身体状况（日常生活动作能力、身心状况、麻痹、疼痛的有无等）。坐位、站位、卧位等，要考虑到老人的动作平衡能力和安全性。

更衣原则：容易穿脱；不影响关节动作；方便于治疗及检查；考虑到老人的舒适和喜好。

一、仰卧位的更衣技术

在这里介绍一下卧床老人的更衣操作技术。

首先，取仰卧位。让老人确认要更换的衣服。

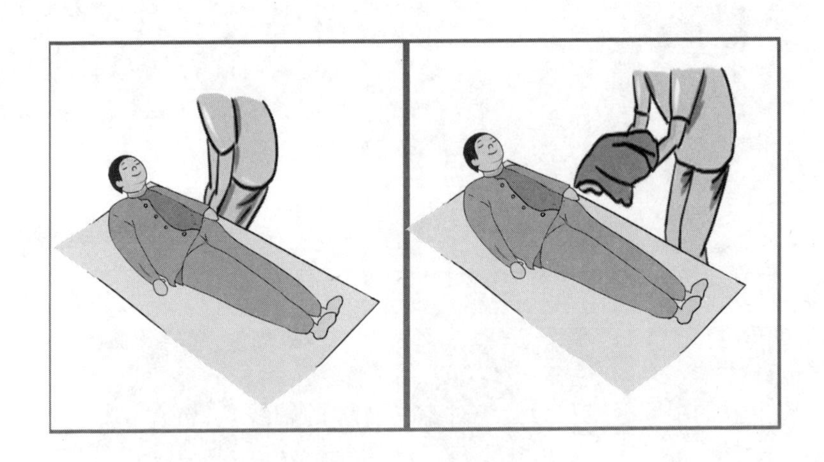

站在先要更换侧（老人右侧）的反侧，将要更换的衣物在老人右侧放好。脱去左侧上肢的衣物。取右侧卧位后，将要更换掉的衣物的左侧塞到老人身后、身下，回到仰卧位。

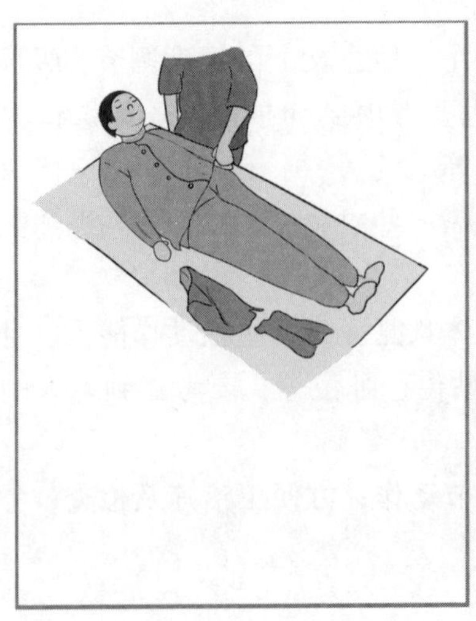

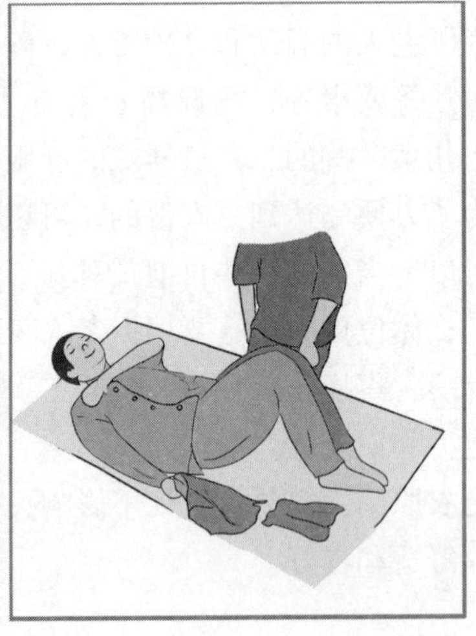

左上肢抱在胸前、屈膝，然后翻身到左侧卧位，左侧下肢稍分开（侧位稳定性）。将要更换的衣物从身下抽出。再将要穿上的衣物拉到身上，便脱去旧衣袖，穿上新衣袖。

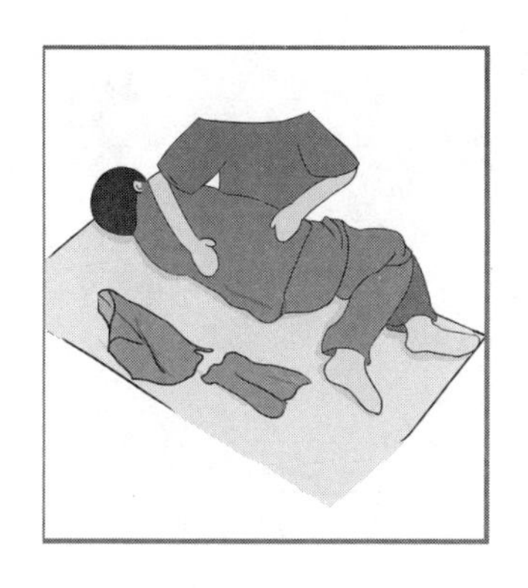

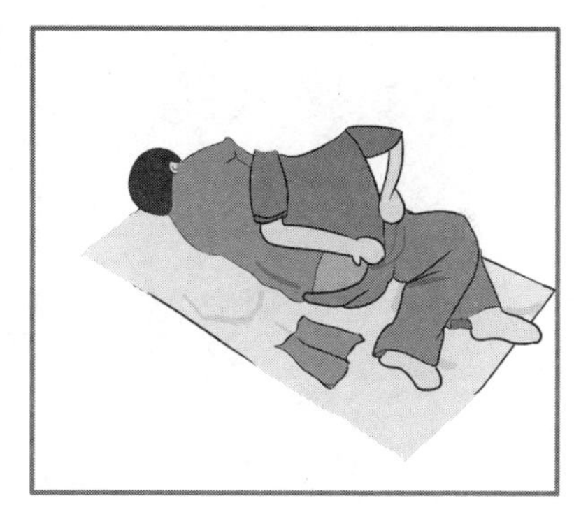

将上衣的中间缝线和旁缝线对齐（身体的轴线），再将右侧裤子褪到臀下。回归仰卧位。

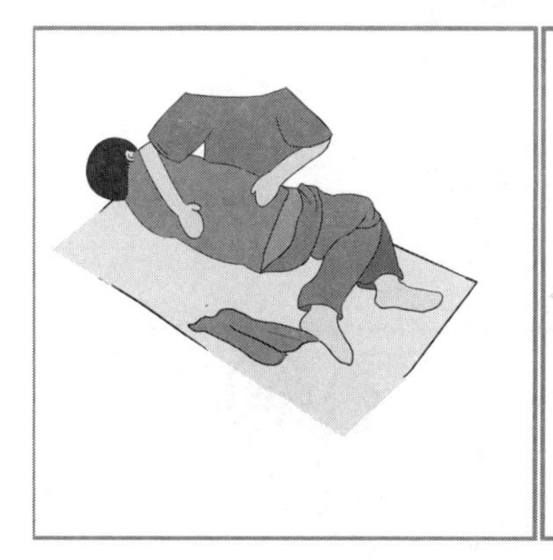

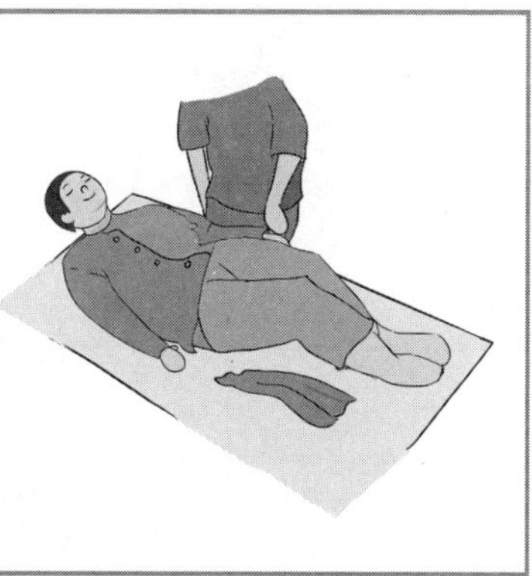

然后，膝部倒向右侧，褪下左侧裤子。脱下全部。

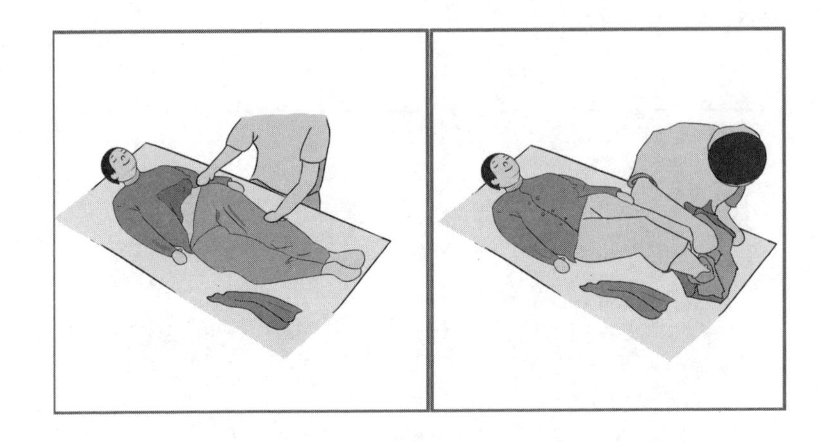

将要更换的裤子挽起来，通过两下肢，左右提上裤子。

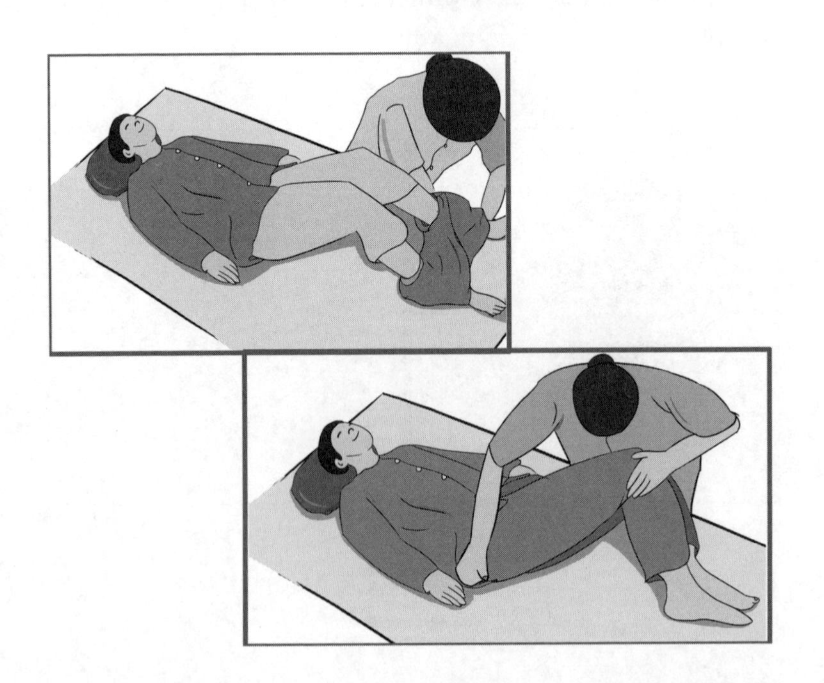

膝关节左右侧倒，将裤子提到腰部后，取侧卧位。将上衣的中缝和侧缝、裤子的中线和侧线对齐，平整后变成仰卧位，再整理正面衣襟，结束。

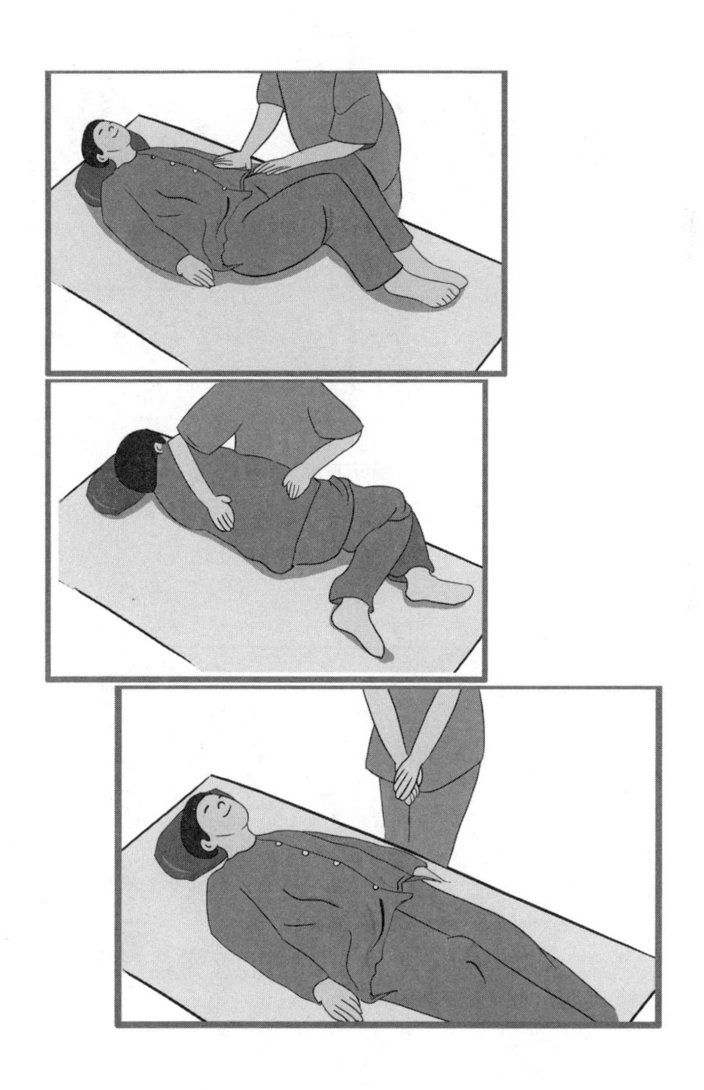

二、坐位的更衣技术

以左侧偏瘫为例，介绍坐位更衣技术。

偏瘫老人的穿衣脱衣原则：脱衣是先从健侧脱，穿衣是先从患侧穿。

床边坐位，让老人用健侧手将健侧腰部衣襟提到腋下，介护者抓住右侧衣袖，老人抽出右手。

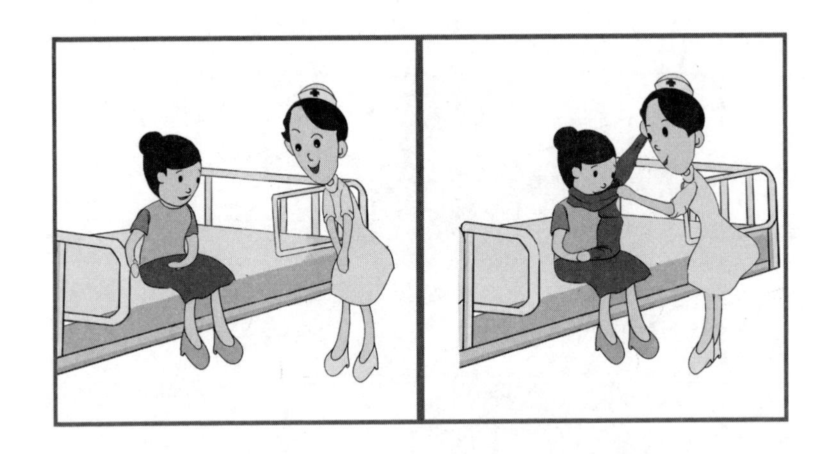

老人用右手抓住领子及前襟，介护者协助后襟及颈后衣领，从头上脱下上衣。

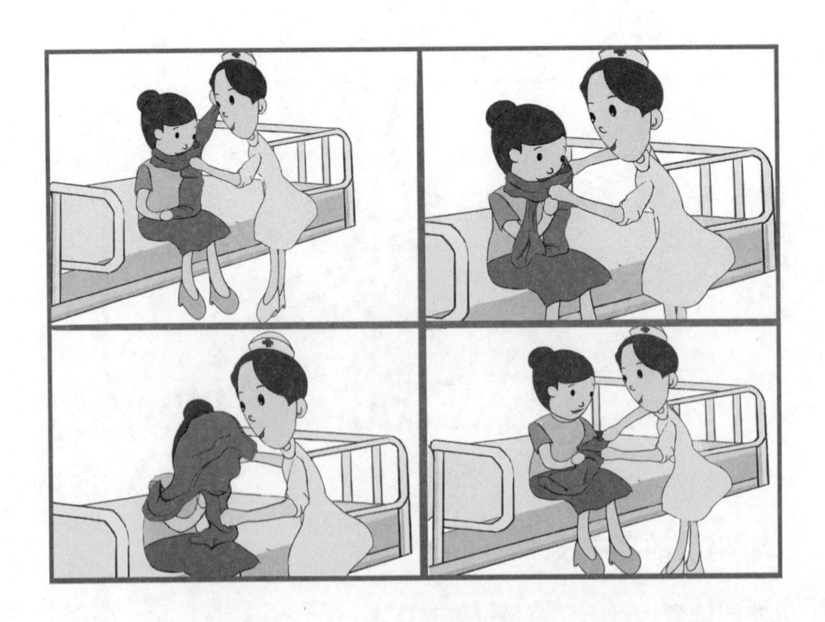

老人用右手将上衣从肩膀脱到肘部，介护者协助脱掉左手衣袖，接过来衣物。

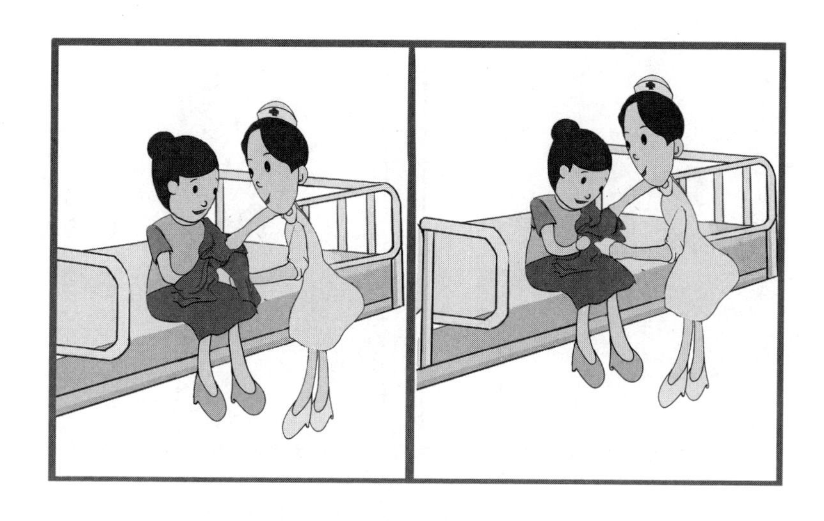

然后，介护者将要更换的衣物让老人确认。

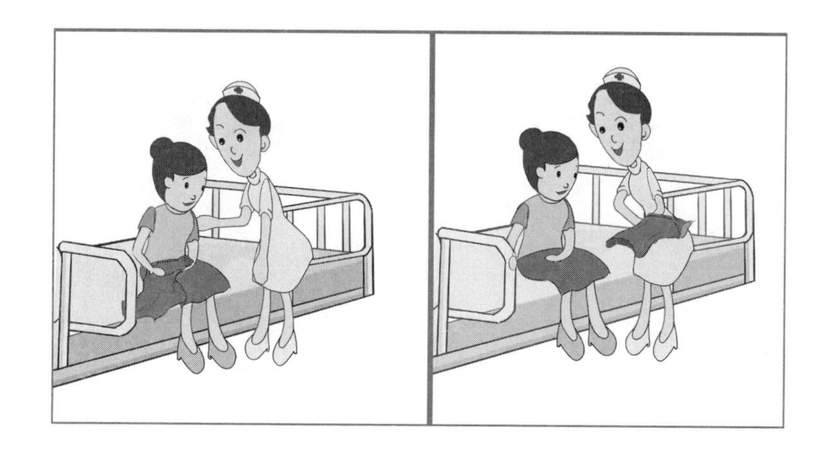

穿着时，先从患侧上肢穿。先协助老人将左手穿过衣袖，在胸前让老人右手抓住衣领和前襟，介护者协助其穿后襟和套头动作。

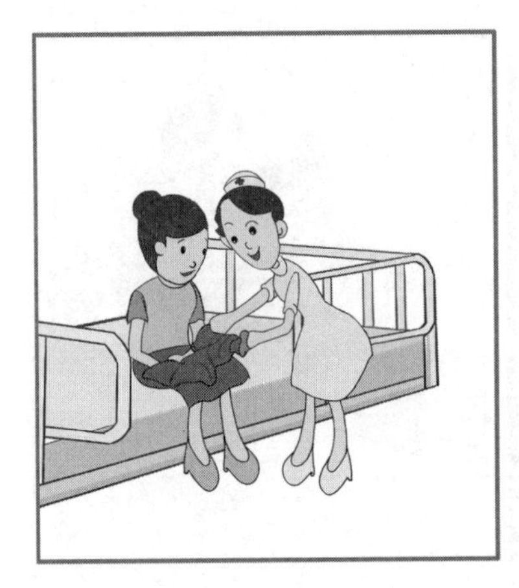
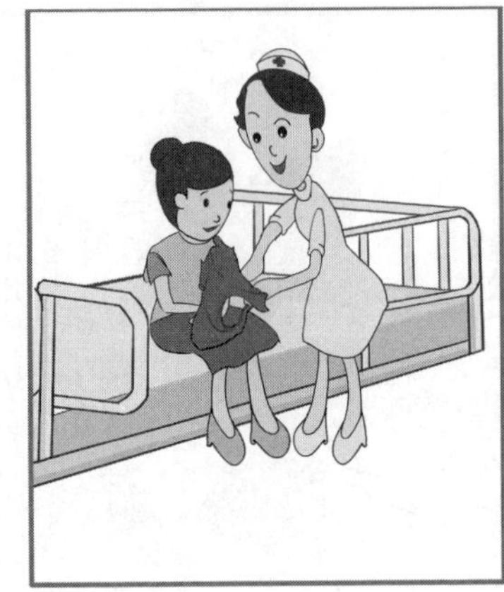

套过头部后，介护者将右侧衣袖整理到胸前，协助老人将右手穿过右侧衣袖。

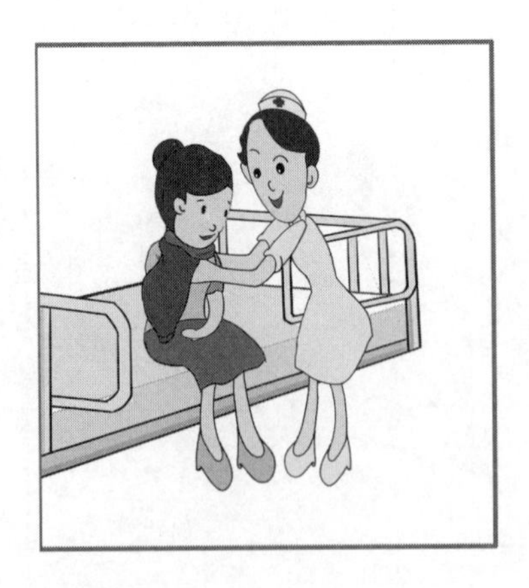
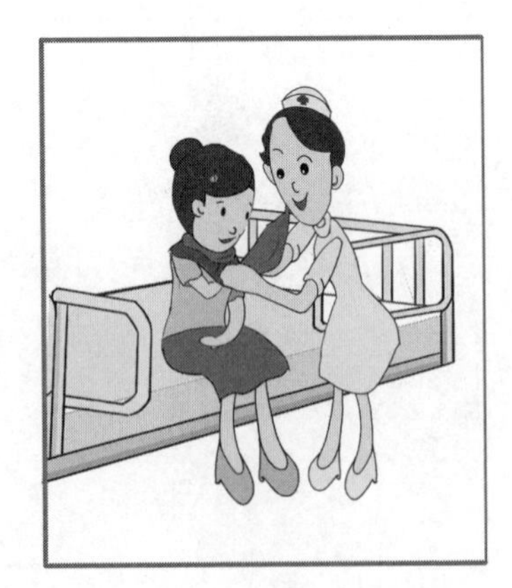

最后，整理一下前后左右衣襟，结束。

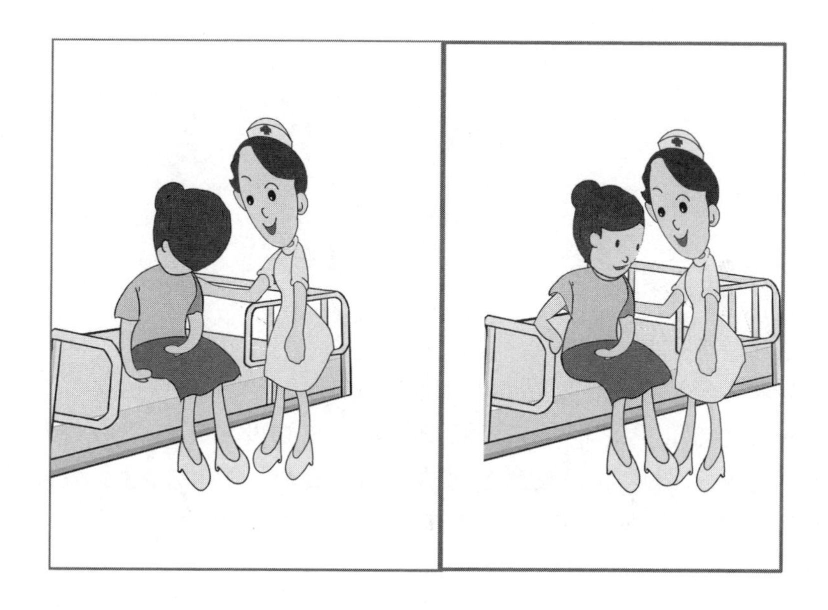

第十章　家庭排痰技术

老年人经常会有呼吸道感染，往往与咳嗽、咳痰关联密切。

成年人在正常情况下，口腔的饮水、食物及分泌的唾液、大量的液体不断地经过咽喉，被有意识的吞咽到食管。其中，达到喉头的气道分泌物 1 天有 50 ~ 100ml，也被有意识的吞咽到食管，很少作为痰咳出。

只有在出现一些问题，如呼吸道感染、肺淤血、肺肿瘤、过敏反应、刺激性物质的刺激、污染、药物等原因刺激分泌，会增加痰量。

老年人由于吞咽功能下降，咳痰能力下降，会出现痰液蓄积，很容易引起肺炎。需要采取各种方式协助排痰。

痰多时的应对预防和治疗是第一位的。老年人，特别脑卒中后遗症等原因引起的咀嚼吞咽功能下降，因误咽引起的痰多比较常见，可以尝试通

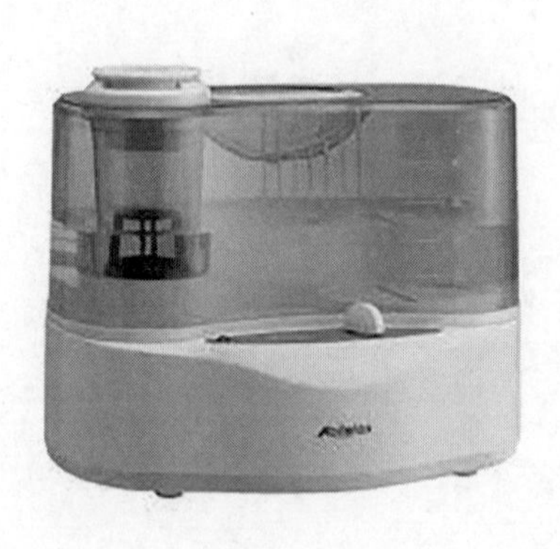

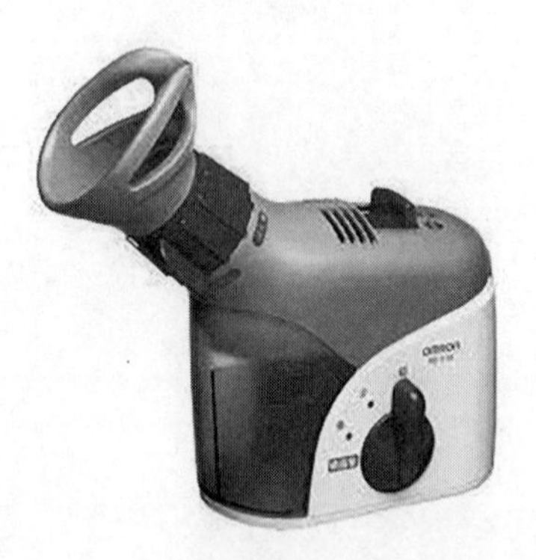

过改善进食方式介护方法来预防和解决。其次是通过利用摄取水分，如空气加湿、雾化吸入、体位排痰、手法排痰、吸痰、药物治疗等方法进行排痰。

一、排痰要掌握哪些情况

1. 首先掌握老人的一般情况　一般状态，包括体力、精神状态、面色、口唇、指甲颜色等；呼吸肌肌力情况，主要看咳痰能力；了解患病情况，尤其是与肺直接相关的疾病。

2. 观察痰的状态　包括痰的形状、量、颜色等。如外观上是黏稠，还是血性、脓性，是浆液性还是带泡沫等；颜色如何，透明、灰色、黄色、绿色、黑色、铁锈色、巧克力色等；有无特殊气味等。

3. 胸部情况、伴随症状、饮水及补液情况和用药情况等。

二、痰吸引术

在有痰、有气道分泌物、唾液以及食物滞留在口腔到咽喉这一段位置，自力无法将痰咳出时，可以通过机械吸引排出痰液。如果不采取措施，由于老人的吞咽功能差，咽部反射能力差，痰液会不断地甚至是无知觉的流入气管而引起肺炎。这也是老人死亡的主要原因之一。

除以下情况外，可以考虑使用机械吸痰。

口腔内有炎症、出血、溃疡以及吸痰刺激有可能使病情恶化的人（如老人处于危险状态，吸痰可引起呼吸功能恶化等情况），不应该使用机械吸痰。

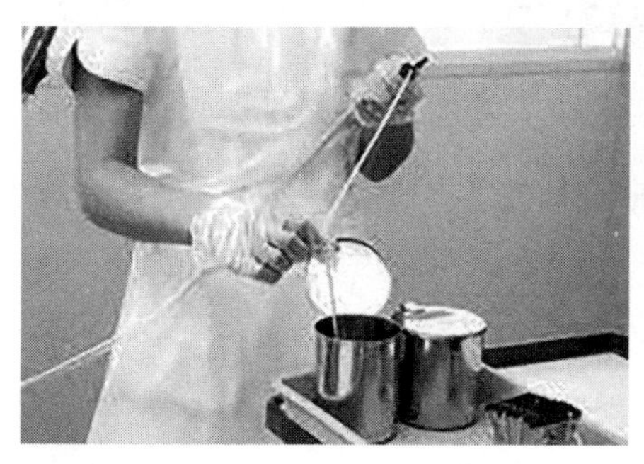

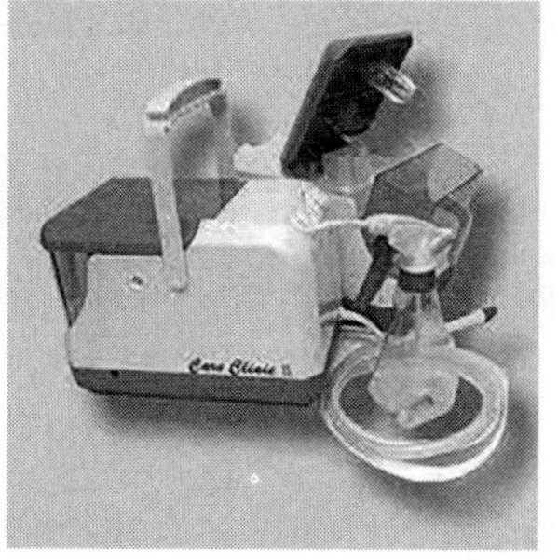

还有，机械吸痰属于医疗行为，医疗资格所有者以外的人，除了直系家人外，法律是禁止的。

吸痰时应该准备的物品：吸引器、吸引瓶、连接管、吸引导管、酒精棉球、一次性手套、围裙、眼镜、口罩、血氧测量器等。

吸引分口腔内吸引、鼻腔内吸引和气管内吸引。

三、排痰术

排痰术可促进排痰，应当首先考虑水分的摄取，空气加湿，超声雾化吸入等方法，然后考虑试用体位排痰、手法排痰等。

1. 水分的摄取　尽可能尝试饮水解决。如果没有饮水限制，每天水分摄取量应当为1000～1500ml。如果是脱水所致，可以因此得到症状改善。如果是在输液治疗中，通过调节输液量改善。

2. 室内湿度调整　室内使用的超声雾化器可以增加室内湿度，改善空气环境。一般来讲，室内湿度应保持在50%～60%。一定的湿度对于预防过敏性肺炎、细菌及病毒感染也有效。

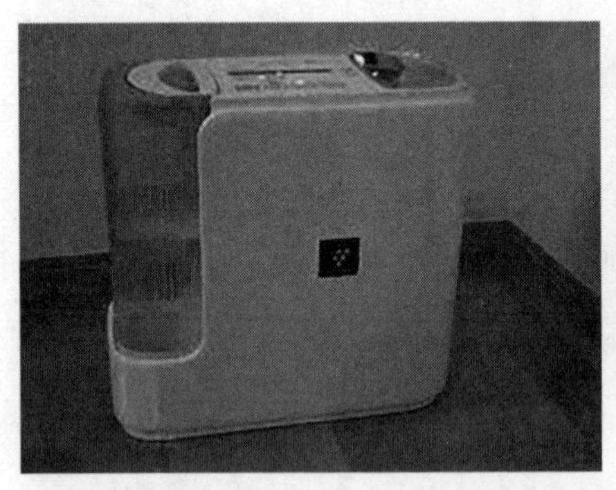

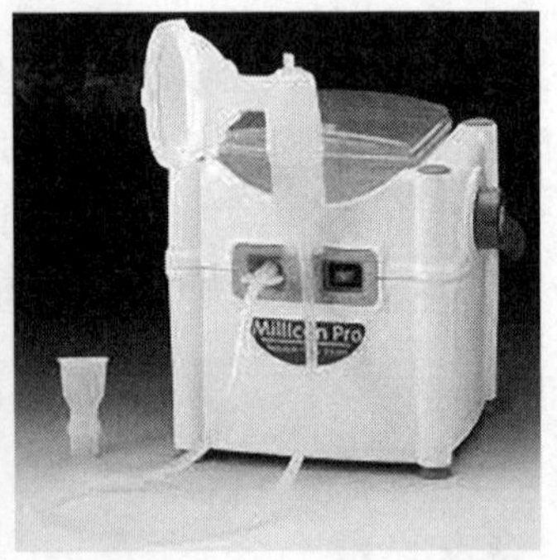

3. 超声雾化吸入　针对性地增加气道湿度和通过气道给药，超声雾化吸入是一个很好的方法。

4. 体位排痰。

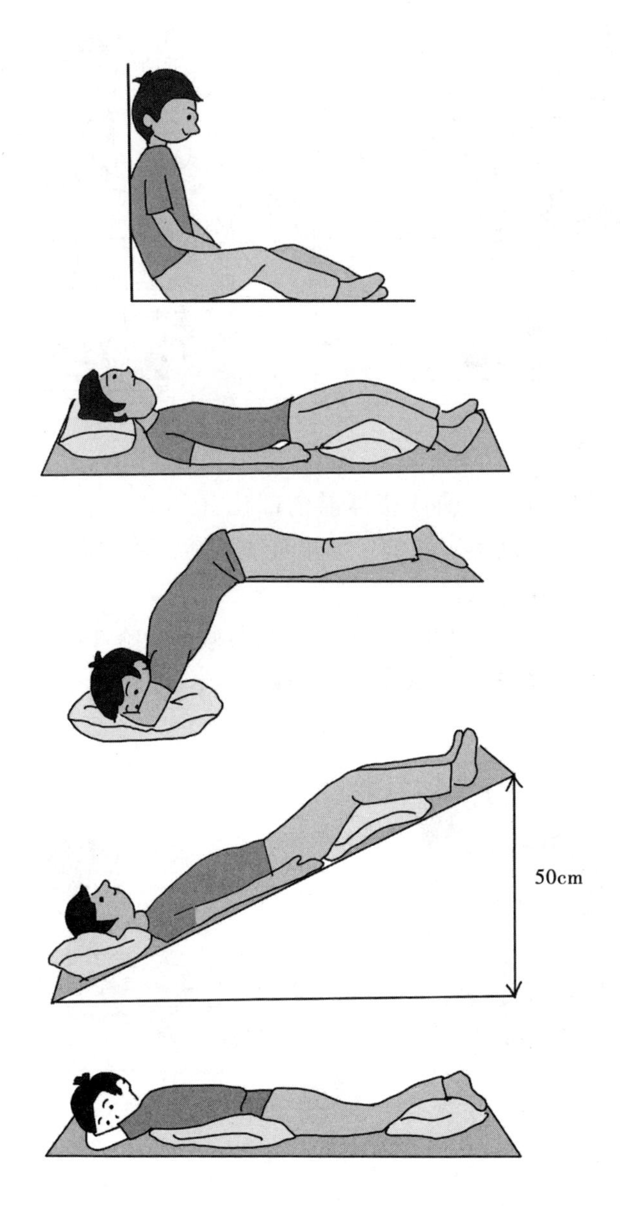

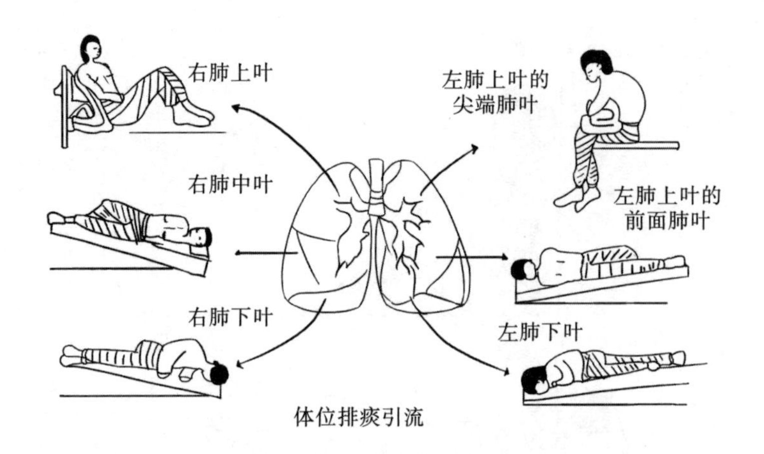

体位排痰引流

依据听诊等方法，确认痰停滞的部位（肺叶）后，采取一定的体位，利用重力（流动性）排痰。如果可能的话，一个动作需要做15～30分钟。

5. 咳嗽排痰，哈气排痰　协助老人通过咳嗽和哈气排痰。

老人取坐位（床上、椅子），身体前倾，增加腹压。进行深吸气，

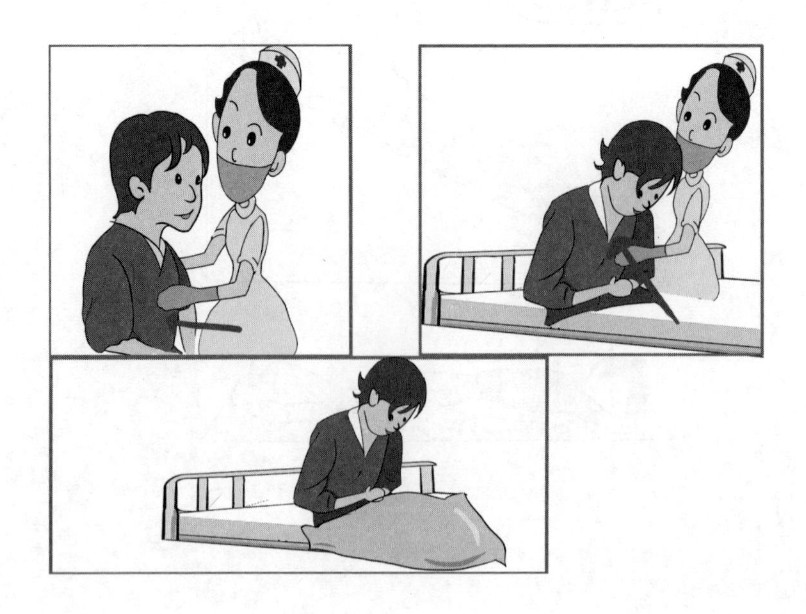

2~3 秒停住，然后最大限度的咳嗽或张口哈气。重复 2~3 次。介护者可以在旁边协助压迫胸部。

6. 手法排痰　以上方法仍不能使痰有效排出时，可以考虑使用手法排痰。只是手法排痰需要相当的手技，需要有专门的培训，才能掌握。手法有“挤压”“振颤”“叩打”等。由于手法要求较高，方法及用力不当甚至会出现骨折等危险。

第十一章　疼痛的体位管理

老年人由于患骨科疾病和神经科疾病较多，故老年人的疼痛很常见，包括内脏疼痛和癌因性疼痛等。疼痛往往都伴随其他症状，如麻木、水肿、关节变形、强迫体位等。

疼痛的原因有时非常复杂，很难找到和消除原因。无论原因如何，疼痛都会严重影响老人的生活质量，很容易引起负面连锁，影响老人的生活自立，迅速降低老人的日常生活动作能力。

发生疼痛时，除了积极地针对原因进行治疗外，协助其得到一个安乐体位也同样重要。

一、缓解疼痛需要了解哪些情况

（一）疼痛原因

医学上把疼痛分为三大类：体性痛、内脏痛和神经障碍性疼痛。

体性痛指皮肤、骨骼、肌肉结合组织等体性组织的疼痛；内脏痛是指食管、胃、大小肠等管腔组织和肝脏、肾脏等有被膜的组织疼痛；神经痛指末梢神经、脊髓神经、视床、大脑等传导路的疼痛。

（二）疼痛部位和程度

观察和了解老人疼痛的部位、范围、强度、持续时间、改善和加重的影响要素等，通过改善环境、改变体位、热敷或冷敷等处理的影响变化情况。

（三）生活情况

饮食情况：食欲、摄取方法、饮食内容、饮食量与疼痛的关系。

排泄情况：能否取得坐位，便前、便后的处理，排便、排尿情况与疼痛关系。

身体保洁：了解保洁方法、频度，入浴及清拭，理容情况与疼痛的关系等。

睡眠情况：睡眠情况以及与疼痛关系。

服药情况：药物原因的疼痛以及镇痛药的使用情况等。

（四）疼痛的预防及缓解方法

可以根据情况，协助其采取安乐体位、热敷（或冷敷）、康复、改善环境和安抚、使用药物等方法来缓解疼痛。

二、疼痛时如何取得安乐体位

需要协助取得安乐体位的指完全卧床的老人，因手术、骨折等原因无法自立变更体位的人群。

长时间的单一固定体位是非常痛苦的。除了压迫部位（皮肤、关节、肌肉等）的不适及疼痛外，组织的循环不良、水肿、静脉血栓形成、压疮、肺炎等合并症也会出现。

进行体位管理介护之前也要掌握老人的一些基本情况：

病痛情况（原因和疼痛加重与缓解要素），床垫是否合适（软硬度），老人自身能否自己变更体位，有无偏瘫麻痹（侧卧位时一般不把偏瘫侧压在下边）等，压疮、皮肤损伤等情况。

适用范围：如全介护、意识障碍、自身无法变更体位（运动系统疾病）等。

禁忌事项：如骨折、出血疾病、心脏疾患、剧痛性疾病限制活动等。

使用的物品：根据采用的体位和使用目的，可以选择各式各样的软垫。有坐位的（床上、轮椅、椅子）；有卧位的，如用在膝窝的，有用在腰间的，有用于手握的，有用于悬空来避免压迫的等。不一定要用成品，可以利用家庭现有的物品，如毛巾、枕头等替代。

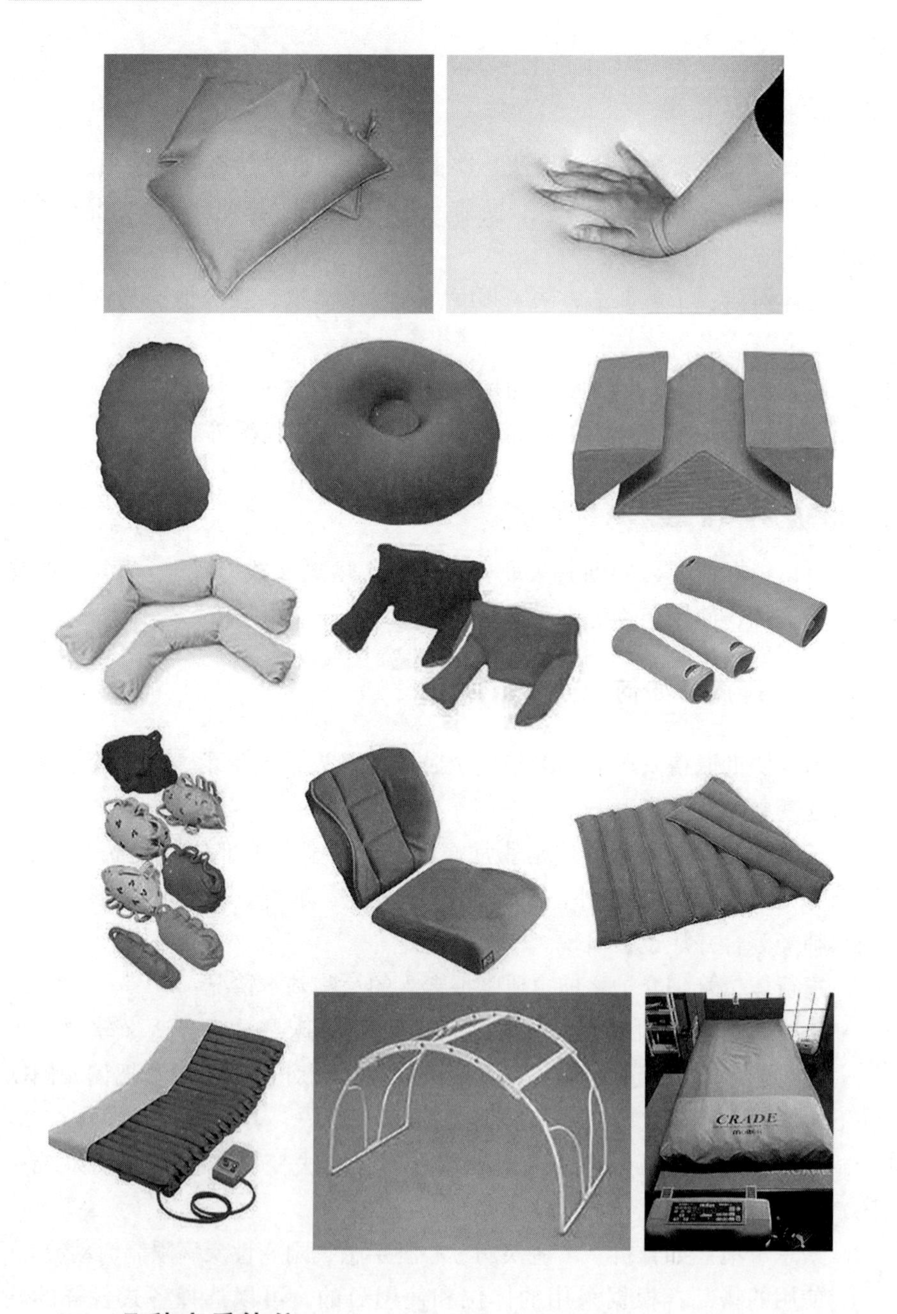

三、几种安乐体位

卧床老人的体位有仰卧位、侧卧位、俯卧位等多种。其中，侧卧位往往不是完全侧身，是一种半仰半侧的体位较多。

（一）仰卧位

注意肩胛骨不要压在枕头上，枕头的高度要因人而异，主要参考老人的脊柱形态；老年人如果有臀部肌肉萎缩，仰卧位时身体压力容易集中到骶骨，此时应注意分散骶骨部的压力；髋关节和膝关节取轻度屈曲可以减少腰痛；长期卧床容易引起足部变形（尖足），可以使用一些物品垫在足下（如下图）。一旦尖足形成，一般很难恢复。

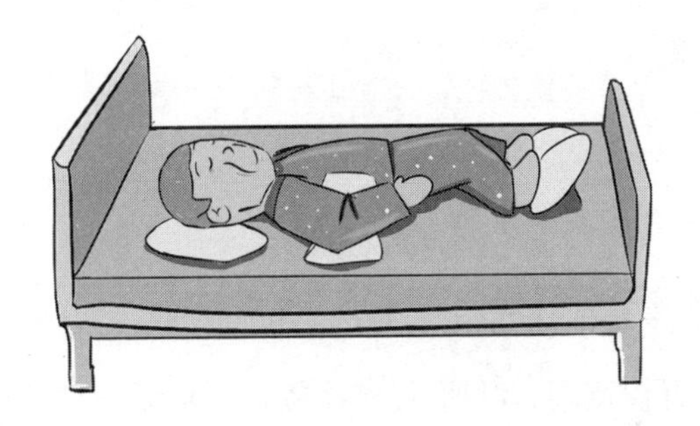

（二）侧卧位

侧卧位可以有多种，包括半背卧位、半俯卧位。有偏瘫者可以采用抱枕侧卧位。

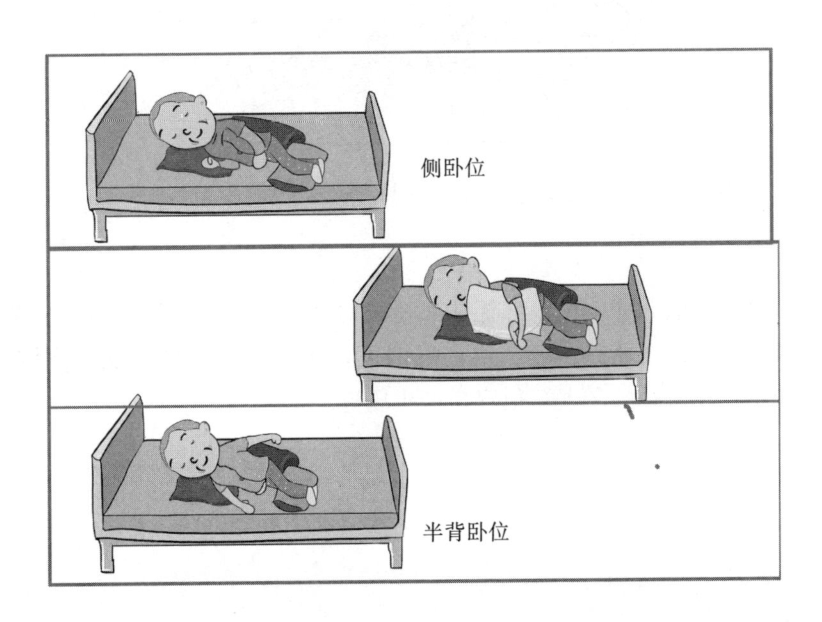

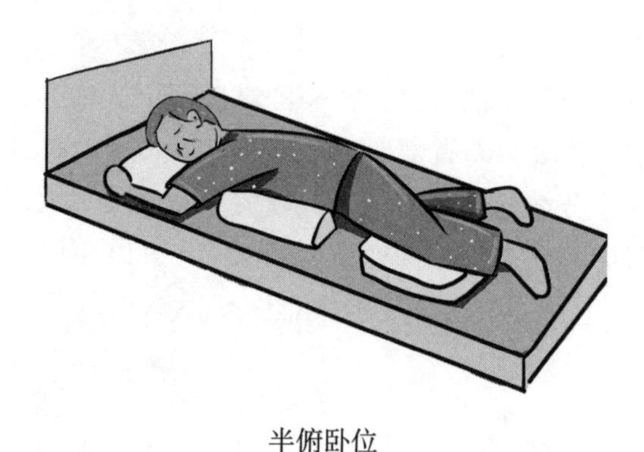

半俯卧位

（三）半坐位（又称法老位、半法老位）

这种体位视野较宽阔，呼吸也较容易。只是骶骨部位的压力增加，身体也容易下滑，要注意安全和预防压疮发生。

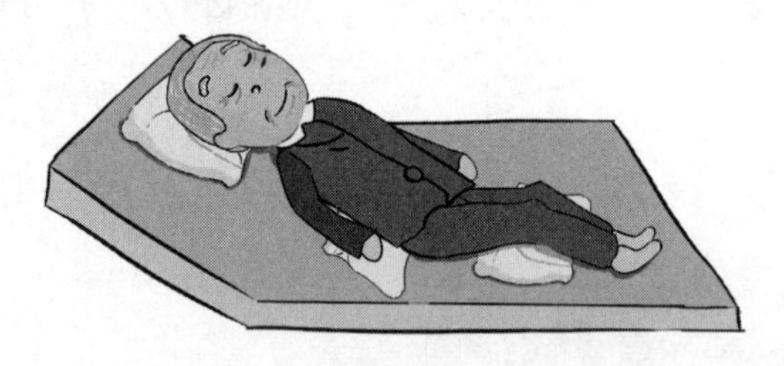

半坐位

无论是采取哪种体位，都要注意持续时间不能过长，注意身下衣物的皱褶和杂物等，要使其平整，不能长时间压迫。特别是体质弱、皮肤弱、有营养不良、水肿的老人，很容易产生压疮。

第十二章　如何看待死亡

一、不回避谈“死”，早谈比晚谈好

（一）离世面前，人人平等

世界上最平等的事是什么？可能只有“死”是最平等的。

人的一生千姿百态，人生经历各不相同，但“死”的降临对于每一个人都是必然的。

即使死的方式有所不同，但结果都一样。

死，是世间最普遍、最平等的结果，在死亡面前机会均等，没有差距。

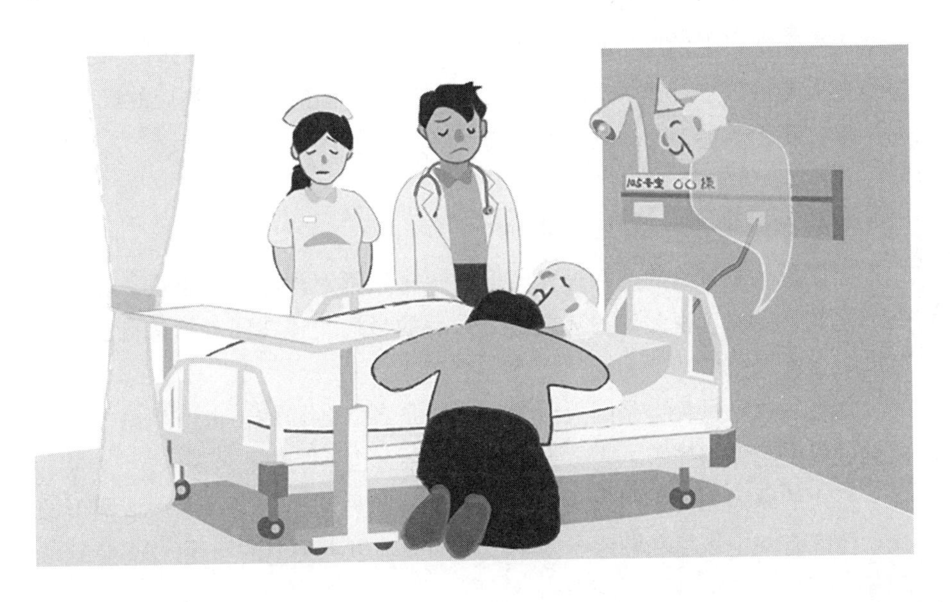

（二）毫无准备的突然离世，对于活着的家人是一场浩劫

然而，死亡对于本人即使是结果相同，但是，对于遗留下的家人以及相近的周围人也总是一件令人困惑的事。有古语曰，人生四大悲：“老年丧子，幼年丧父，中年丧妻，少年丧母”。

家庭成员，尤其是家庭的主要成员毫无征兆地突然离世，对于遗留在世的家人而讲，可能就是一场浩劫。

（三）最后好，就是一切都好

死亡及其相关问题，是一个无法避免的现实问题。这里也是人生中最自然、最重要的环节。世界各国对人生的最后都有一些总结性的成语或谚语。

如中国人讲究的是“盖棺而论”和“善始善终”，要有“好死”；日语中讲“最後が良ければすべてよし”——说的是“最后好，就是一切都好”；英语讲“The end crowns all　All’s Well That Ends Well”——“人生最后的1%好，就是100%好”等。总之，对于所有人来讲，人生的最后好，就一切都好。

（四）人的出生无法参与，人的死亡可以参与

人生无奈，人的出生是无法选择的，但是人的死，活着的时候我们通过委托人是可以进行选择和在一定程度上进行干预的，这是最后的机会。

生，我们不能参与；死，我们是可以参与的。

（五）人离世时面临以下问题

死亡是一个自然的生物过程。但是很多人都对死亡极度恐惧，极度不安。尤其是无法正视此事，甚至到了最后的最后，还在回避承认自己即将离世。

临终的这个过程也是因人而异，方式是各式各样的，也不是每个人在离世过程中会伴随痛苦，多数人不是很复杂，也不是很痛苦。

死亡的原因无外乎两大要素：一个是病，另一个是老。这种情况下的死亡往往有一定规律和顺序。或早或晚的面临以下类似的问题。

1. 身体的痛苦

疼痛：特别是癌症的晚期，往往伴随着难以忍受的疼痛。

不适感：如恶心、倦怠乏力、昏睡、意识障碍、食欲消失等。

日常生活动作障碍：如移动、排泄等障碍。

2. 精神的痛苦

面对于死亡，不安、烦躁、孤独感、恐惧、抑郁、愤怒等情感都有发生。

3. 社会性的痛苦

除了对自己的现状有医学上的担心，接受由此引起的精神上的挑战外，也面临着复杂的社会关系上的困惑，如生活费的问题、医疗费的问题、遗族将来的生活来源、子女的教育问题、工作上的问题、家庭内的问题、人际关系问题、遗产继承问题等都会困扰着病人，千丝万缕，剪不断理还乱。

4. 宗教/灵魂的归宿问题

人生的意义、价值体系的变化、痛苦的意义、罪恶的意义、对死亡的恐惧、神灵存在的追求、生死观的烦恼等。

这里所谓的灵魂，对于不同民族、不同宗教信仰意义不同。人生的目的、价值、意义，离世后的想象等因人而异。日本顺天堂医科大学附属医院在 20 年前就开设了“医学哲学科”门诊，主要是为了解决包括癌症在内的各类老人不同的精神上、人生观上的需求。

（六）离世对于自己是一个天大的事，有备而无患

死的来临方式有多种，有时是来自医生的余命告知，由此可以有计划、有效地利用剩余时间；有的是突如其来的飞天横祸，让人毫无准备；对于死，有的人是坦然接受；有的人无法接受；有的人是怨天尤人。

人说“天命不由人”“人终有一死”，那么，或许我们可以在有生之时提前做一些事，为了因我们的死受到伤害的人，也是我们最后唯一能做的善事。

临终时要做的事的多少、内容、优先顺序也因人而异，临终是自己的事，也是周围人的事。对于死亡的生物学上的理解、社会关系的告别、物质及精神上的准备是必须的。

离世前事物的梳理、交代；遗留物品的整理与处理、各类财产处理、葬礼及碑墓等，这些事物只有本人提前整理好、交代好，才能避免很多慌乱和纠纷。

（七）临死前想做的事

临死前应该有很多想做的事，轻重缓急及其取舍因人而异。有人会进行身边物品整理和处理，有人会对自身的临终医疗进行交代，有人会对葬仪和墓地以及祭奠形式提出希望，有人会列举葬礼通知名单，也有人会抓紧写遗嘱，一部分人会抓紧编写个人史。

如何整理思绪，如何将其归纳和交代给周围人，有多种方式。

（八）临终笔记是一个很好的形式

临终笔记是一种不错的形式，可以帮助你梳理需要做的事，记录、整理、交代、执行，这样临终之时的很多事就会变得清晰、简单。

二、交待好后事，写临终笔记

（一）有关自己的葬礼

中国已经是世界上老龄者最多的国家，人口的老龄化加上 4-2-1 的家庭人口结构，城市中的空巢老人的急剧增多，人际关系的无缘化（血缘、地缘、亲缘、社缘）、稀薄化，这些都直接影响我们的葬礼形式。

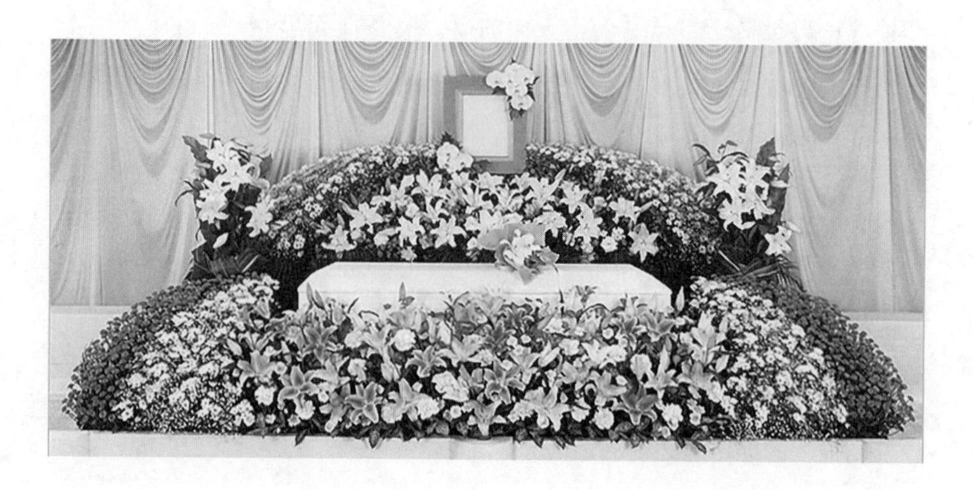

生的时候，我们无法选择；死的时候，我们倒是有机会参与。

想为自己举办什么样的葬礼，什么样的格调，由谁宣讲悼文，希望什么人参加等，对此亲自记录，想办法来实现是我们最后的一搏。

埋葬方式及葬礼形式现在可谓是千姿百态。火葬、土葬、海葬、公园葬、树木葬、宇宙葬，发挥自己的智慧和行动力，你一定会找到属于你自己的理想方式。

（二）临终笔记的记录方式

通过整理、记录、传达，才有可能让他人了解。只有自己才知道自己的历史，只有自己才知道自己的需求，只有自己评价自己才对自己有意义。

临终笔记的组成可以有以下几个部分：

首先是个人史的记录方式以及记录的内容自由。作为参考，可以考虑包括以下内容：

家族史：您的家族由来、家庭构成及出生地前前后后。

个人生活史：各种事件、经历等。

个人储蓄状况：加入的保险、股票、国债、财产（动产、不动产）、养老金、企业事务等的备忘录。

个人医疗及养老服务情况：平常就诊的医院、主治医生、牙科医生、医疗保险证、商业保险、就医情况、疾病情况、养老服务利用情况。还有临终医疗的希望等。

葬礼的详细情况：包括想要什么形式的葬礼，什么形式的告别仪式，自身的宗教信仰，自身葬礼的特色，墓地、墓碑维持维护方法及其后的缅怀形式等。

细致、周全的记录，委托忠实可靠之人来执行是临终笔记的最终目的。

（三）死无葬身之地并非戏言

“死不起”也是近期常听到的一句话，往往指的是墓地的高价攀升，很多地区墓地的价格远远超过房价，“死无葬身之地”也许不是戏言。

然而，埋葬不是买了墓地、建了墓碑就了事。托管、维护、维修、供养更是一件永无止境的事。谁给你守墓？能守多久？谁替你供养？更是要提前想清楚。

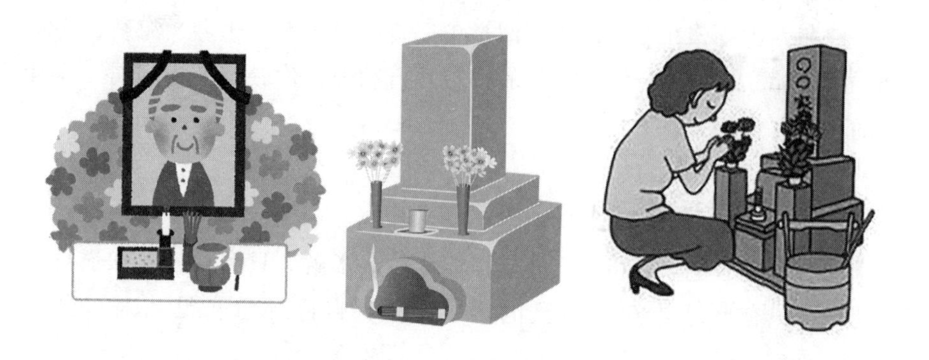

（四）人格在此是最后一次体现，品格就此最后一次定论

丧葬有无数种形式，选择丧葬是我们人生的最后一次购物。

与我们活着的时候不同，此时的“性价比”不同以往。人格在此是最后一次体现，品格就此最后一次定论。

奢华，朴实，内敛，教养，低俗，炫耀，攀比，一望便知。

给自己的墓地定义、定格，离世前临终笔记的记录是我们最后一次机会。

（五）临终的准备从葬礼和墓地着手

在中国，受传统文化的影响，老人生前多对于死后之事避而不谈，好像那是儿孙的事。儿女也是，好像在老人生前谈死是不敬不孝、不祥不吉的事，因此经常因此措手不及。

对于养老有一种提倡叫做“积极养老”，对于必然到来的老，应采取积极向上的态度，用积极地心态去面对，有计划、有意义地去准备。对于自身必然到来的死，也同样需要正面面对，积极准备。

临终的准备要从葬礼和墓地着手，包括葬礼和告别式形式，墓地、墓碑的考察选址，材质及价格的比较，刻录内容。为了无恨无悔，积极准备总比毫无准备为好。

（六）活得要有意义，死得也要有特色

活得要有意义，死得也要有特色，这也许是很多人的愿望。

但这种死也应考虑地域文化要素，考虑社会发展的要素。中国是一个人口大国，人多地少，无序的乱建已形成严重问题。前些日子河南的“平坟”事件可以窥见一斑。

无规无法地占用大片土地，修建帝王般的豪华墓地，结果是数年后被挖开尸骨，铲为平地。何苦？

现代社会讲究自由，选择有特色的死也无可厚非。个性也要考虑传统文化，丧葬的形式也要考虑秩序和可持久性。

人终有一死，或重于泰山，或轻于鸿毛。这句话可能是家喻户晓。但是不要忘记，宇宙银河之中，地球像一粒尘埃；我们又是地球上人类这一种生物的70亿分之一。对一个人来讲，生与死当然是天大的事，自然，得体，不夸大，不卑微，离世者自身的理性认识和对待最关键。

（七）感谢是一剂万能药

死亡总非出自本愿，常年在复杂的社会关系中，难免有些纠结，有些后悔。子女常说是“想要尽孝的时候父母不在了”，父母则常说“在孩子小时候，能多疼爱一下孩子，多享受一下天伦之乐就好了”，好些事还没有来得及去做、去表述，就再也没有机会了。

记得在日本，我负责的一对老年夫妇恩恩爱爱，相依为命，在丈夫弥留之际，妻子紧握丈夫的手，在耳边说“谢谢你！谢谢你！谢谢你这一辈子！”，在场的护士都流下了眼泪，给其丈夫鞠躬，也给妻子鞠躬。

离世前一句感谢的话，表达了一颗感恩的心，既化解了积年的矛盾，也拯救了遗留的家人。

“谢谢”是一句疗伤的话，平素就持有感谢之心，平素就将“感谢”一词挂在嘴边，再将“感谢”一词写在您的笔记里，您的离去一定会家人心安。

趁着您身体允许，花一些时间，给每一位您重要的人、您的配偶、您的子女儿孙、您的父母双亲、朋友以及那些帮助过您的人，那些您在意的

人，用书信的形式将您的此时此刻的心情写下来，放在这本笔记里，了却很多心事，一定是一件好事。

（八）遗物整理和生前整理

死后的遗物整理对于遗留的家人来讲，是一个很难着手、难以进行的工作。会唤起记忆，心情也极为复杂。

会有新的发现、新的感受，也有很多是无法判断、无所适从的内容，家人的精神上的苦恼也很大。

日记、书信、笔记、银行账户、债券等，贵重品整理好，处理好，这是第一位。衣物，家具，家电类，书籍类，或是送人或是卖给旧货店，处理起来很是费神费力。所以，在自己离世前，由本人来整理、分类，决定处理方式是比较理智和理想的。

（九）笔记里记录的希望必须现实可行

生的时候，人们对生活都有憧憬，都有期待，我们都希望其他人理解我们，被爱。甚至有时有人或许希望自己是世界的中心，心想事成。

但现实就是现实。对于自己的死、临终医疗、葬礼、墓地、供养等，无论计划地多么详细，无论规定地多么具体，实践的永远都不是自己。无论你生前是多么有能有才，腰缠万贯，自己的死只能由他人来完成。

自己的离世，受其影响最大的是谁？自己的一生最应感谢的是谁？自己最信赖、最期待的又是谁？自己的遗志遗书会对后人产生什么影响？这些都要想清楚。

显示你的意志，显示你的爱心，显示你的英明，这是最后一次机会。

第十三章　缓和医疗及其重要性

临终医疗事宜。

临终是人生必经的过程。离世的瞬间是在医院里，还是在家里，或是在养老机构里，所处环境的不同，致使离世的情景和方式也就不同。

无论如何，养老永远是和医疗联系在一起的。临终的前后会涉及很多医疗内容，尤其是随着人口的老龄化，癌症已经成为离世原因的第一位。

在发达国家，以癌症为主的临终医疗，即缓和医疗已经独立成为一个新学科。

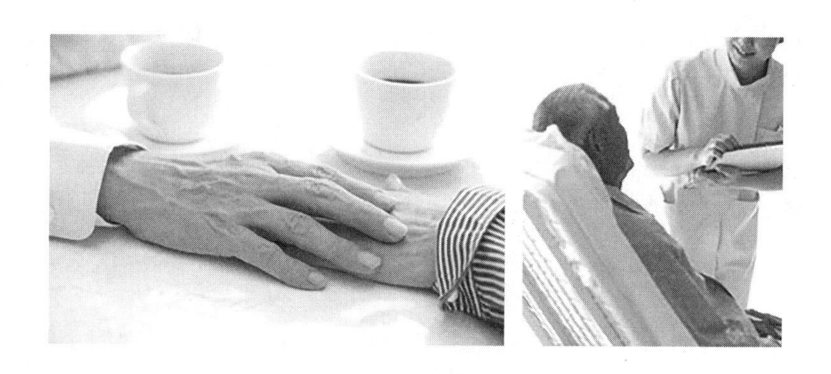

一、临终关怀、缓和医疗、舒缓医疗

缓和医疗（palliative care）在台湾被译成“安宁缓和医疗”，在新加坡翻译成“缓和医疗”，在中国被译成“临终关怀”。

本人认为译为“临终关怀”有些欠妥，主要理由是“临终医疗”和“临终护理”没有区分清楚，国际公认的“palliative care”一词中的医疗内容没有体现出来。本文中以“缓和医疗”表述。虽然尚为少数，也有译成“舒缓医疗”的，这个词较为贴切。

医疗，特别是癌症等疾病的医疗，从“根治医疗”“保存医疗”到“缓和医疗”，治疗的目的随时期变化而变化，缓和医疗是以癌症等为主的一切疾病的晚期医疗，医疗的目的在于缓和或解除病人离世时的肉体和精神上的痛苦。医生，护士，家人，根据信仰有时由神职人士等共同参与，从肉体和精神上给予支持。

临终交代里最难记录的部分可能也是这部分内容。

难就难在对舒缓医疗的理解，一般人不了解临终时会遇到什么情况和什么问题。如疼痛，什么样的疼痛，什么程度的疼痛；是否还有其他什么痛苦？会是怎样的一个情景；不知道临终时，包括心态应当如何对应等。

有人会很坦然面对，但大多人会有不同程度的恐惧、担心、挂念、悲伤，会有一定程度的无奈和不知所措。

在癌症进入临终期，大约有 2 个月的时间里，往往在身体上会出现“几个有”（有疼痛、有呼吸困难、有恶心、有不安、有意识障碍和谵妄等）和有“几个不或无”（不能喝水、不能吃东西、不能睡觉、没有体力、没有大便、去不了卫生间等）的症状。有时会出现贫血、水肿、压疮和口腔感染等。在精神上，还会出现烦躁、抑郁、不安、愤怒、苦恼等症状。

此时对于临终者本人，这是一个艰苦的时期；对于护理的家人来讲，也会感到极度疲劳，甚至出现身体症状。

二、临终时的状态

由于，此时医疗对于症状控制的能力有限，结合病人出现的无名的恐惧、不安、愤怒、抑郁等情绪，当事人往往会茫然不知所措。不仅病患本人，有时连病患家属也会对医疗产生不满，如护理不周到、疼痛管理不合适、情报不足、没有告知临终期等。

正确理解临终的现实，理解临终时身体变化的不可回避，寻求医疗辅助和积极沟通，会最大限度的发挥缓和医疗的功能。

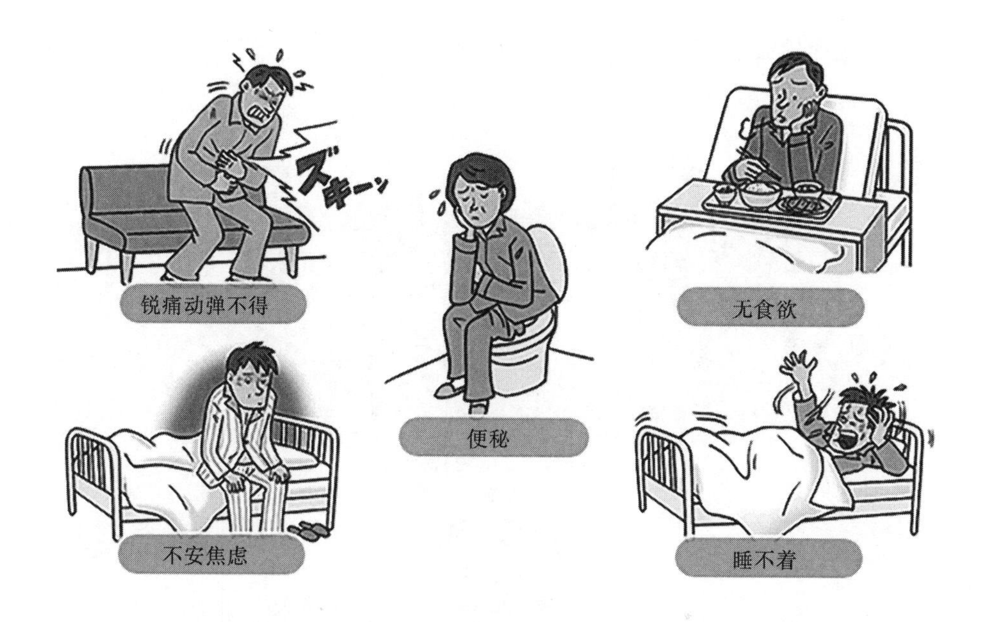

近年来，缓和医疗的范围由癌症为主，扩展到帕金森病、脑血管疾病、肾脏疾病等，随着社会高龄化进程，缓和医疗的范围已扩展到认知症的晚期医疗。

三、延命医疗是否接受

长命百岁是很多人梦寐以求的，“争取多活几年”是很多老年人的愿望。但由于疾病的原因，“生不如死”的情况也同样会发生。

医学高度发达，维持生命的手段也越来越多。“气管切开”“人工肛门”“胃瘘”“人工呼吸机”“膀胱造瘘”“中心静脉营养”等，加上各种引流、支架、插管，应有尽有。

医疗设备价格是天文数字，医疗费用也是天价，ICU 住一天费用数万也是屡见不鲜。药品贵，设备贵。尤其是患有没有救命希望的疾病，到头来是人财两空。

是否有延命医疗的要求，在生前有判断力的时候就应该明示。不然，当病情危重之时也让子女进退两难。据统计，在没有治愈可能情况下，很少有人希望延命医疗，大多数人认为家属可以代为拒绝。实际执行之时，家属很难定夺。

不选择延命治疗就意味着选择尊严死。

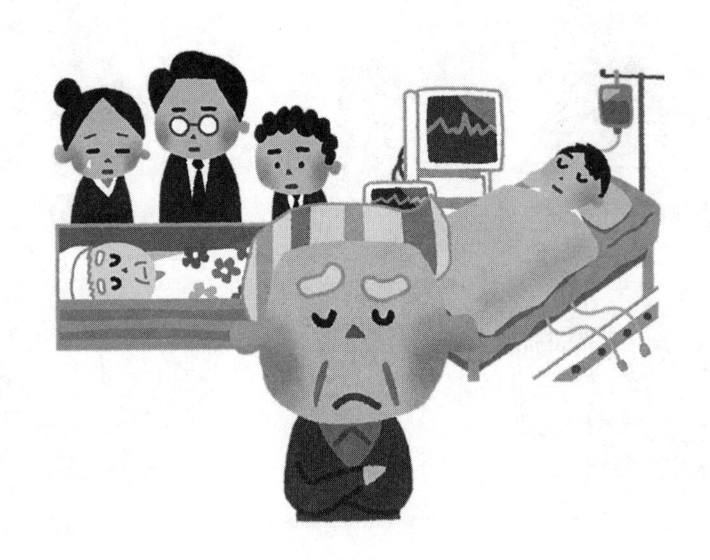

四、尊严死与安乐死

围绕临终医疗，有两个名词受到关注——尊严死和安乐死。这两个概念并不相同。

尊严死（death with dignity）是指人保持一种尊严到死。人不只是一种生物，而是把人作为有灵性、有尊严、体面的“人”来对待，直到其死亡。尊严死是表述一种追求的目标和理念，是表现一种人生最后的一种态度。

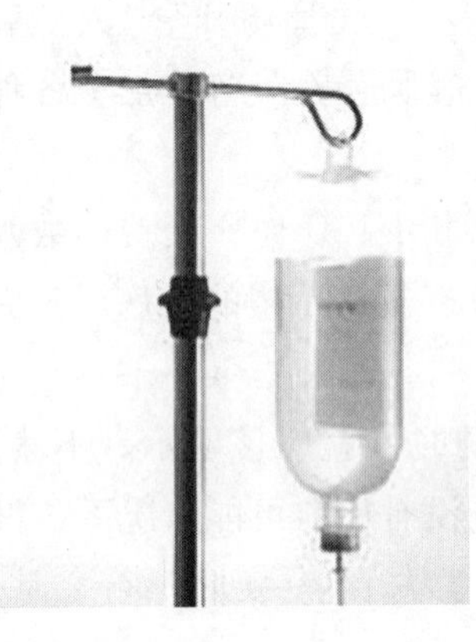

这里也涉及另外一个问题。如果病情加重、情况变得更糟时，特别是除了死以外也无法保持人的尊严时，会遇到“安乐死”的问题。

安乐死（euthanasia）是指癌症等“不治”而且“末期”疾病，伴随“很难忍受的痛苦”时，应本人的请求，医生采用积极的或消极的手段使之达到死亡。

这是一种使老人从“痛苦的生”或“无意义的生”解放出来为目的，故意的、被达成的死，或者是间接的为达到使其死亡的行为。

五、安乐死的分类

安乐死按其行为状态可分为：

积极的安乐死（active euthanasia）：使其死亡（killing）。

消极的安乐死（passive euthanasia）：放任其死亡（allowing to die）。

对于前者，社会反应比较严厉；对于后者（不采取治疗）的行为，理解为不做徒劳的延命治疗，则舆论相对宽容。

安乐死，按其决定的过程可分为：

自发的安乐死（voluntary euthanasia）：老人自身的意志。

非自发的安乐死（non-voluntary euthanasia）：老人本人无对应能力的场合。

新生儿有重度障碍时的安乐死。

反自发的安乐死（involuntary euthanasia）：老人有对应能力，在没有确认，或者违反其愿望进行的场合。伦理上不被容忍。

由此可见，安乐死可以区分为 6 种。自发的、消极的安乐死可以称之为“尊严死”，非自发、积极的安乐死相当于“慈悲死”（mercy killing）。

承认积极的安乐死的国家和地区有：瑞士（1942）、美国（Oregon 州，1994）、荷兰（2001）、比利时（2002）、卢森堡（2008）和美国（Washington，2009）。

六、生命的质量（QOL）与死亡的质量（QOD）

现代社会讲究和尊重生命，重视人权，讲究生命的质量（quality of life，QOL），社会进一步发展的潮流是重视和追求死亡的质量（quality of death，QOD）。

生命的过程中要追求质量。生命的终结之时也要追求其质量。

离世既是自己的事，也是周围人的事。尤其是一定要与家人、与临终嘱托的执行者充分沟通。

情报上，达到共有；见解上，达成共识；这是临终嘱托能否如意执行的关键。

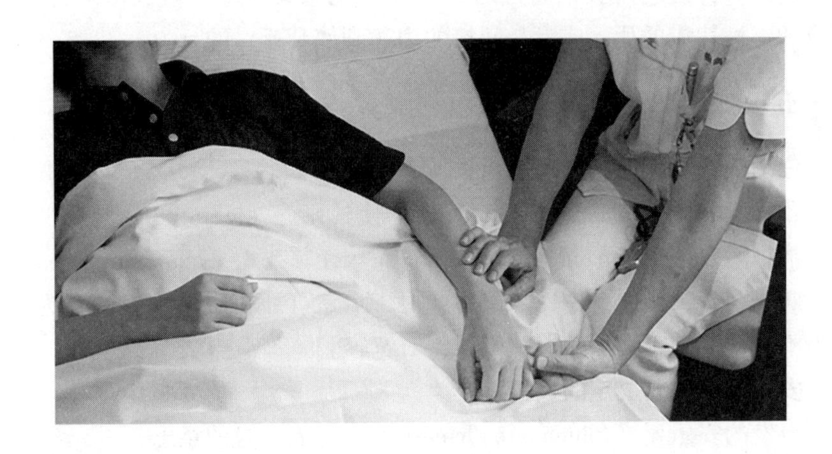

在这里还要特别强调的是，有关尊严死和安乐死，现在的法律界限很模糊，起决定性作用的是本人意见，本人意见不清不明，家人有可能因此招致牢狱之灾。

法律上，家人的判断下实施的安乐死、治疗中止等，与杀人、委托杀人、帮助自杀、介护杀人犯罪很难区分，法律上还是空白。

七、临终医疗并不是自己一个人的事

在日本，对于延命治疗有这样一个调查：①在疾病已经不能治愈、只能靠医疗器械维持生命的情况下，有 80%以上的人不希望接受延命治疗，只有 12%左右的人希望延命治疗。②当本人无法表示接受或不接受时，72%的人认为家属可以拒绝，22%的人认为家属不可以拒绝。

临终医疗相关事项很多，尊严死和安乐死目前还没有相关法律，在本人因疾病其判断能力低下、无法对是否接受临终医疗表示意见，而将这种决定的责任转嫁给家人时，对于这种决定死亡的判断一定会使家人倍加烦恼，甚至是后悔一生。

可是，如果当事者本人事先有明确的态度，对此有明确的交待，将会大大降低家属的精神负担。所以临终医疗不仅是本人的事，也是周围人的事。

八、提前交代清楚很必要

如果医师已经对疾病的预后或余命有所交代，那么，有关临终前的痛苦，以及伴随气管切开、静脉营养、胃瘘、呼吸机维持、脑死亡状态的延命治疗等，不讳不忌，直接与家人就此有关生死的问题进行意见交换，是很必要的。

临终医疗的形式，也因临终医疗接受地点（如急救性质的医院、疗养性质的医院、缓和医疗为主的医院、养老机构、自己家中等）、医疗资源（是否有往诊医生、往诊护士、设备器材的使用情况等）的利用不同而不同。

医院、养老机构以及居家等不同，医疗对应方式会根本不同。不管怎么说，居家医疗是未来发展的趋势，养老送终采用居家形式会成为未来的潮流。

第十四章　临终介护与死后处理

一、什么是临终?

生老病死是人生的一个自然过程。在老化、衰老、高龄、死亡这个大的自然过程中，伴随的疾病以及状态不同，死亡的过程也因人而异。一个人的临终期究竟是哪一段？有多长？并无定论。

一般认为，癌症的临终期为3~6个月。

这里所指的临终介护，限定为预计死亡前数天至1周时间，民间称之为“送终”的这个阶段。重点论述在这个时间段里，周围人、特别是在介护方面应该注意什么和应该做什么?

对于这个阶段的介护，专业对应要求很高。无论是医疗上，还是医疗

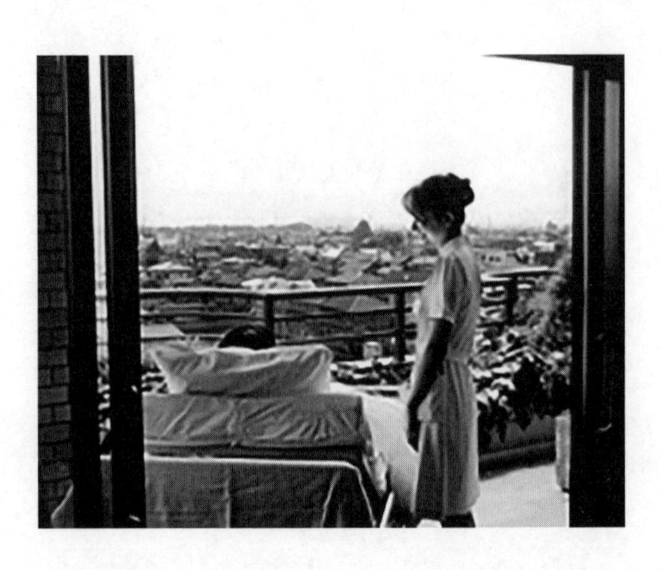

护理上，还是生活护理上；无论是身体上，还是精神上；无论是被护理者本人，还是对其家人亲属，对应要求都很高。

越是亲近的人，越是接触多和感情投入多的人，越是易情绪化的人，甚至越是近期来往不多的人（像远嫁外地的女儿），对应越困难。往往家人之间意见也不统一，也往往在家人亲属的争执中忽略了最应该尊重的当事者本人的意见。

二、临终介护的课题

临终关怀是一个无法避免、必然面对的问题，也是人生中最重要的环节之一。

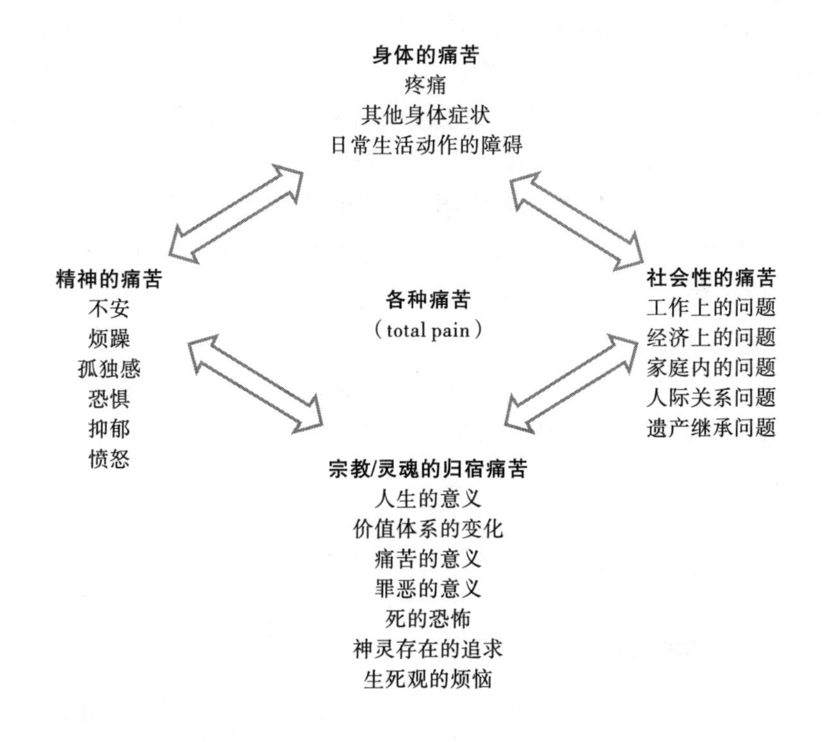

（一）临终关怀业务有5个方面的条件

1. 尊重人的“生”的过程，也尊重无论谁都会降临的“死”的过程。
2. 既不加快也不延缓死亡。
3. 积极缓解疼痛以及其他身体不适。

4. 进行精神和社会的援助，在其离世前对其生存的意义提供心灵上的护理。

5. 家属面临困难，包括在离世后提供精神上的援助。

（二）临终关怀的范畴

1. 症状的控制　以疼痛为主，包括各种不舒服症状的控制是临终医疗中的重要内容。

2. 精神上的痛苦的减轻　即使疼痛等不适的身体症状得以控制，对于死的恐惧和孤独感时时刻刻困扰着老人。对于老人的精神护理至关重要。理解和倾听是第一步。

3. 社会关系上的痛苦　老人除了对自己要有医学上的担心，接受由此引起的精神上的挑战外，也面临着复杂的社会关系上的困惑。如生活费的问题、医疗费的问题、遗属将来的生活来源、子女的教育问题等，尽可能要有一个解决方案。需要有家庭的主要成员、医疗社会工作者（MSW）及社会多方面的参与。使老人安心是唯一的解决方式。

4. 宗教问题、灵魂的归宿问题、医学哲学的课题　这里所谓的灵魂，对于不同民族、不同宗教信仰的人其意义不同。人生的目的、价值、意义、离世后的想象等因人而异。在于疾病抗衡过程中，老人对于周围人的依恋、依存及增加的负担，以及本人对生的渴望、孤独感、爱等相关的人生/宗教/灵性的痛苦也需要去理解和对应。

5. 家人的痛苦　对于老人周围亲人的理解和呵护也是专业工作者的职责。生前和离世后的咨询和交流是很有效的。如同病相怜的交流会、遗属会的举行，可以缅怀逝者，倾听倾诉对于遗属心灵上的关怀有积极作用。

（三）临终期家属受到的影响

不同家庭，当家族成员面临人生终点时，家人受到的影响也不一样。个人角色、相关程度、亲密程度、感情深浅、感情表达、个人调节情况以及影响大小等千差万别，就一般而论，大致有以下内容和表现过程。

1. 精神上的影响

（1）预期悲叹：当知道亲人快要离开人世时，家人心理上多会体验激烈的痛苦，称之为预期悲叹。这与家族成员死时的悲叹过程相似，分为三相。

第一相：感情、思考的麻痹

在毫无心理准备情况下，如果亲人突然发生重病，被告知其生命无法挽回时，家庭成员往往一瞬间会发懵，不知你在说什么，感到知觉麻木、周围声音遥远，有一种顿塞感。接下来是心慌、心乱、胸痛、恶心等感觉，手脚不能支配等茫然自失的状态。不可能、无法相信、无法接受等，常常出现错乱、混乱状态，这往往会持续1~2周。

第二相：悲、怒、罪恶感

感情以及思考麻痹状态渐渐消失，由混乱、错乱状态脱出，真实、现实的感觉认识会出现，对于亲人的永远消失的悲痛感觉开始占据家人的心灵。为什么自己会摊上这事，为什么没早些发现和治疗，会出现自责、怨恨、愤怒等情绪，感情起伏很大，也会出现焦躁、烦躁、抑郁、失眠、食欲不振、头痛等身体症状。

第三相：死别接近这一现实的认知

渐渐理解到，死别也无法避免，无论自己如何悲叹，如何责怪命运的捉弄都无济于事，觉察到死别已逐渐成为现实。这时家人面临着死亡不可避免的精神上的巨大压力。精神上，虽然也期待着一觉醒来看到家人奇迹般的恢复，但是情绪上已安定很多。

（2）病情告知的精神压力：面临不可避免的死亡，当老人对于自己的真实疾病毫不知情的时候，告诉本人或者不告诉本人，这对家属来讲也是一个很痛苦的选择。

不告知老人，可以避免老人的心理负担，减少老人对死的恐惧、不安和绝望情绪。但又是纸里包不住火，老人每况愈下的状态也是瞒不到最后。老人总是觉察到，相反会对家人存有疑念，产生不信任，影响家庭间的信赖关系。同时也剥夺了老人最后的选择机会。

死亡对于现代人来讲，变得有些遥远。平均寿命延长，家庭规模变小，医学越来越发达，粮食的稳定供给，空调以及安全建筑，死的医疗化（完全在一个封闭的医疗环境进行，一般人看到死亡的机会减少）等，使现代人远离死亡，生活中缺乏意识自己的死与他人的死。

对于死的真情实感、迫切感，理解、接受、思考的机会也不多。社会及文化等原因，人们还是在回避谈及死亡，本人与家属都是如此。

是否告知，如何告知，当老人问起时如何回答，思前想后，矛盾重重，左右为难。告知与不告知，都会有后悔之时。

(3) 对于老人的痛苦无能为力：随着老人病情加重，会出现各种症状，如疼痛、呼吸困难、腹水、全身倦怠、发热等症状，在医院如果接受舒缓医疗，大多数症状可以在一定程度上缓解，但是痛苦不能全部消除。

面对痛苦和死亡，家人无能为力，无所适从，只能一味等待。这对家人来讲是非常痛苦的。

(4) 对老人死后生活的不安：家人的去世，无论是父母，还是配偶，或是子女，他们的离世有时意味着自身经济支柱的丧失，感情上和心理上产生巨大的空洞。这不仅是失去家中的一员，有时是失去自我。

以后自己怎么生活？这些恐惧与不安在得知老人重病即将离世时产生，又无法表达和商量，像一块沉重的石头压在心头。

(5) 家庭介护与人生目标的冲突：每个人都有自己的人生目标，网络化及国际化的社会发达，使我们的信息量近乎爆炸，视野比以往任何时代都宽阔，正当雄心勃勃热衷于事业和爱好时，突然家人处于临终状态，需要介护甚至于需要自己放弃追求时，无疑是晴天霹雳。

为了老人的介护，有的人要离开现在工作的城市，有的人要放弃现有的工作或放弃晋升机会，有的人可能放弃生活闲暇和生活乐趣。在父母的介护和自己的人生目标之间，不得不做一些苦恼和痛苦的选择。

2. 身体上的影响　包括以下几个方面：

(1) 预期悲叹的身体症状：除了精神上的痛苦以外，还会出现一些身体症状。这些症状的表现因人而异，多种多样，也随着时期不同表现轻重不同。轻的像胃肠不适、头痛、食欲不振、失眠、疲劳感、意欲消沉等症状，重度的到心慌、胸闷、哽噎、吞咽困难、恶心、眩晕等身体症状出现。有的会持续很长时间。

(2) 介护的身体负担：随着老人身体状况的下降，介护负担也会激增。

老人日常的起卧、移动、更衣、排泄、洗浴、进食等，次数和介护量激增；精神上的照顾和抚慰比以前更加要用心费事，有的人昼夜逆转，夜间排痰吸引、排尿排便等，使之家人夜不能眠。

这样的家庭介护，频繁去医院、加上自身的工作和学习等负担，介护者甚至忙碌得长时间没有时间洗澡，有时连吃饭、上卫生间的时间都没有；还有很多介护者本身也是年事已高，有的患有糖尿病、高血压病，每天疲于介护他人，使自身病情恶化。

如此这般，面对临终老人，往往介护者的健康状况被忽略。

3. 家庭生活上的影响　家庭的一员即将离开人世，这对整个家庭的影响是巨大的。如果即将离世的成员是家庭的经济支柱，那么他的离世意味着家庭失去经济支撑；如果他还是家庭的核心，他的离世会使家庭失去方向；如果失去的是母亲，包括育儿、家务等会面临瘫痪。

家庭成员的离世，也会因离世者在家庭中的地位和作用引起家庭功能的衰弱或功能丧失，会使整个家庭生活发生根本变化。

（四）身体症状的观察

是否处于临终状态有时很难判断。可以参考以下内容进行判断：全身倦怠、乏力、摄食困难、翻身及肢体动作困难、尿便排泄困难、会话困难、应答困难，出现瞻望、兴奋、精神不稳或者意识障碍，出现呼吸困难等症状，临死前有时可以出现“死前喘鸣”（由于气管内分泌物增多，咽喉部出现喘鸣音）。

第十五章　临终时的介护方法

一、常见的临终期症状和出现时期

时　　期	主要症状
离世前半年至前几个月	走不了路 体重减少 失禁
离世前 1~2 个月	卧床 吞咽困难 摄食量下降 反复发热 白天睡眠时间增加
离世前 1~2 周	几乎不吃不喝 有嗜睡倾向 尿量减少 血压下降
离世前 1~2 天	呼吸困难，呼吸异常（下颌呼吸、潮式呼吸） 低体温 脉搏减弱 死前喘鸣，意识水平下降，昏睡，无尿

二、临终介护方法

将家人召集在床边，守护在老人身边。

人在这个时期，身体感觉（视觉、味觉、触觉和内脏感觉等）处于低下状态，但是，人在弥留之际其听觉一直保持到最后。对于即将离世之人来讲，家人守护在身边很重要。

身边的相依相偎、耳边绵绵细语，会让即将逝去之人感到安宁，感到慰藉。

临终期的介护分心理介护和身体介护。

心理介护主要是根据临终老人的心理、生理、病情及心情变化，护理者应具有相应的心理素质和专业修养，理解此阶段的变化过程，理解老人本人及其家人的心理变化。有时介护者要以专业者的姿态主动成为其主心骨。

心理介护的内容因人而异、因阶段而异。在此不做详述。

身体介护方面有以下内容：

（一）口腔护理

由于临终状态下口腔唾液腺分泌功能下降，口腔咀嚼和吞咽动作减少，身体免疫功能下降，口腔内舌苔表面细菌繁殖、聚集，会出现口臭和舌苔增厚的现象，这时可以用清水（或者柠檬水）进行口腔清拭。

有义齿者可以取下，要保持其口唇和口腔湿润。

口腔的清拭有两种方法，一种是用纱布，另一种是用棉棒，蘸水按一定方法擦拭。

（二）保持清洁是离世前人的最大的尊严

可以进行手足的部分洗浴。

清洁是离世前的最大尊严。由于老人基础代谢下降、心肺功能下降，会引起血压、血供能力下降，出现四肢不温，此时可以用温水热敷和擦拭。

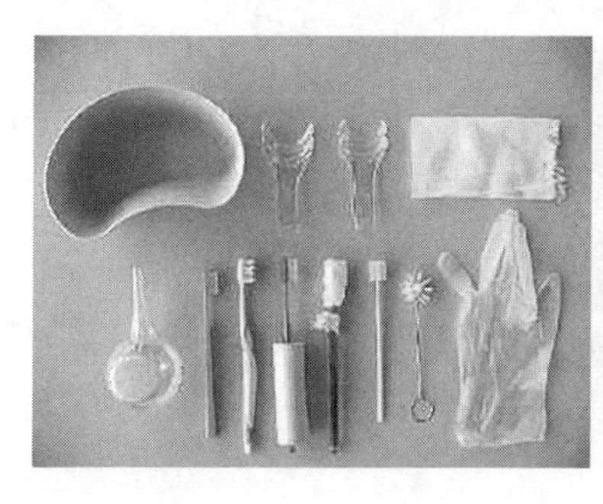
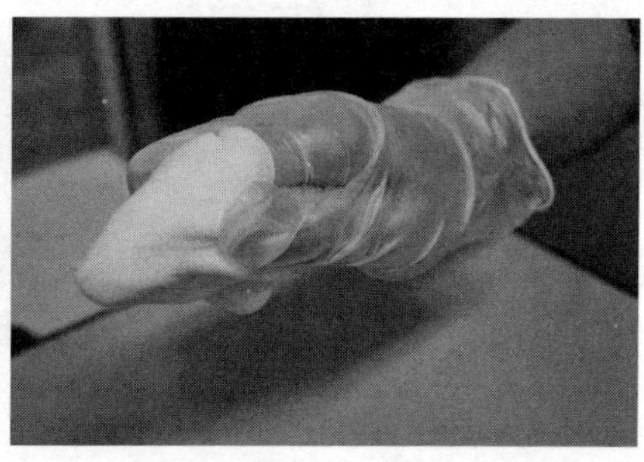

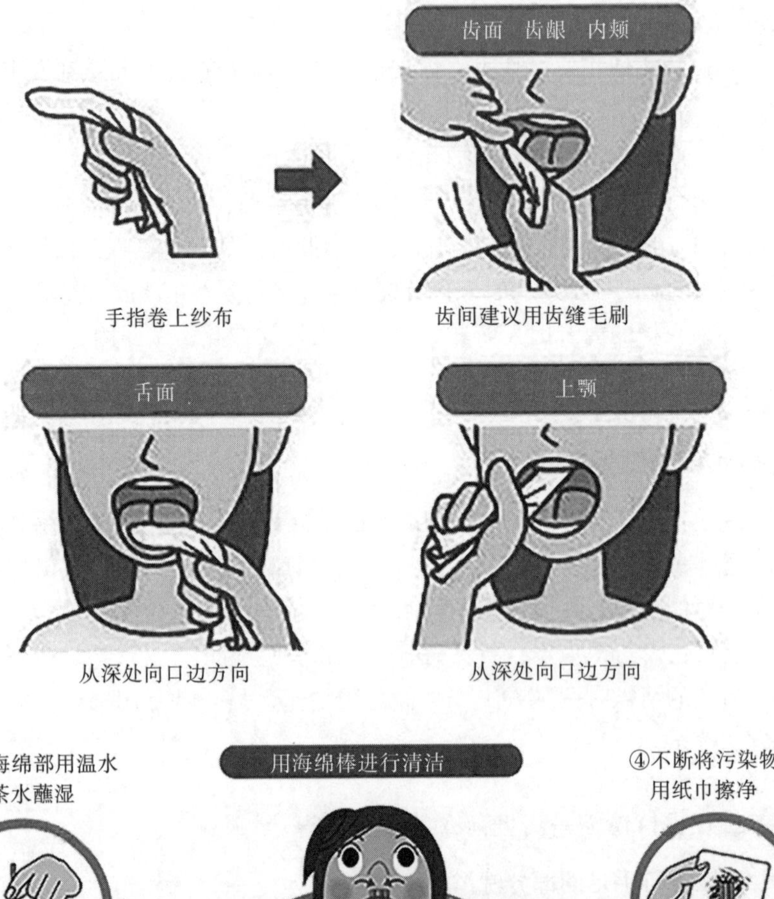
齿面　齿龈　内颊
手指卷上纱布
齿间建议用齿缝毛刷
舌面
上颚
从深处向口边方向
从深处向口边方向

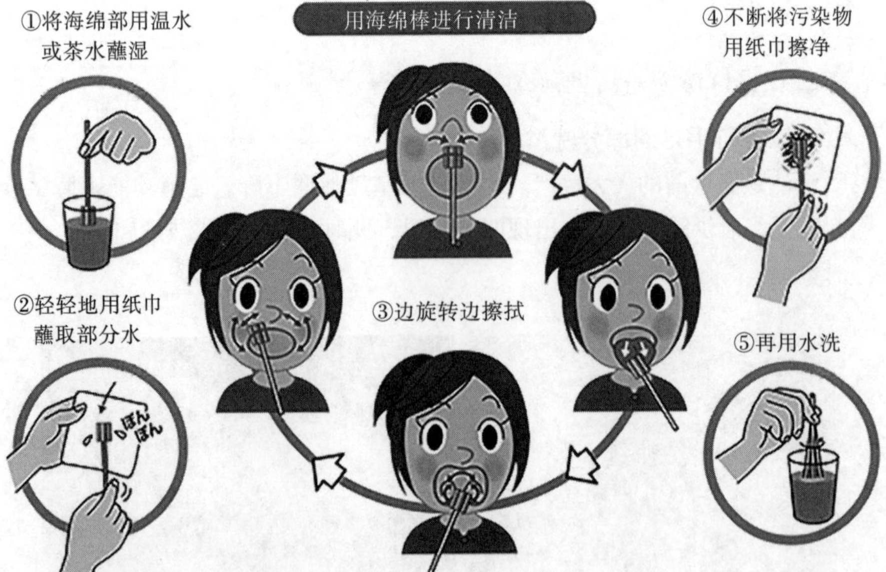
用海绵棒进行清洁
①将海绵部用温水
或茶水蘸湿
②轻轻地用纸巾
蘸取部分水
ぽん
ぽん
③边旋转边擦拭
④不断将污染物
用纸巾擦净
⑤再用水洗

在不消耗体力的情况下，毛发、眼周、耳部也尽可能进行清拭。

出现尿便失禁时，尤其要及时更换尿布和清洁阴部，保持干燥。

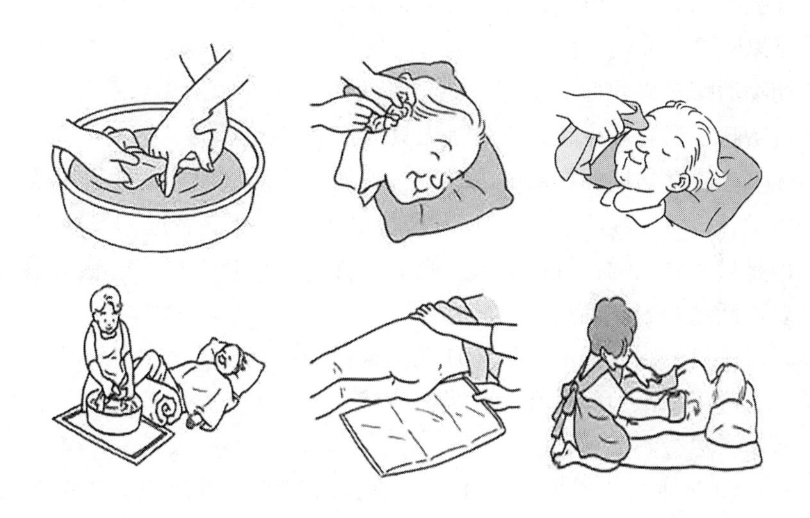

（三）吞咽障碍与进食问题

最后的进食问题是最难判断的，是最令家人纠结的一件事。由于身体虚衰，几乎所有的人到了最后都不得不中止经口进食。

此时，家属往往会想尽办法让其进食。但是，如果勉强喂食，很容易引起误咽性肺炎、呛噎，甚至是窒息，反而会使问题更糟。

还有些家属要求医生采用静脉营养，殊不知这里也有很多问题。首先，四肢末梢静脉能提供的只是糖类液体，热量和内容不足不说，血管脆弱和心衰等要素会出现点滴液外漏，加重心衰，增加病人痛苦，甚至加快死期。

对于临终人来讲，经口以外的营养方法，像中心静脉营养、胃瘘、食管插管等，也是不合适的。

其实，离世前的几天开始进不了食是一个很自然的过程，体内的脂肪等分解会出现高酮血症，除了会出现倦怠、嗜睡等以外，本人也不会因不能进食感受到饥饿等痛苦。

但是，本人如果有要求，在可行范围内尽可能去满足。像喂一点冰激凌、喂一点苹果汁或者舔一下棒棒糖，让其感受到进食的乐趣。

（四）呼吸困难的应对

呼吸困难的原因很多，发生机会也很多。临终期的呼吸困难发生后主要是可以吸氧，或同时使用镇静剂等药物。

药物治疗多以吗啡、激素、镇静剂为主。药物的使用会产生副作用，如出现嗜睡、谵妄等症状，有时是无效的。

吸氧疗法在初期和一部分人有效，即使不是低氧血症，如果可改善病人的感觉，也可以吸氧。晚期病人即使吸氧，其血中氧饱和度也未必改善，但是只要老人觉得舒服即可。吸氧的流量过高会引起压迫感和感觉干燥，要不断地观察和确认本人的感受。

一般来讲，临死前的低氧血症老人未必会感到痛苦。另外，病人死前的呻吟、呼吸紊乱、间歇性无呼吸等症状，是一个正常的死亡过程，家属应该理解，尽量不慌不忙。

环境和心理上的辅助也很重要。改善房间的通风换气、调整室内温度、调整老人舒适体位、家人陪护在身边、促进其精神的安定等。

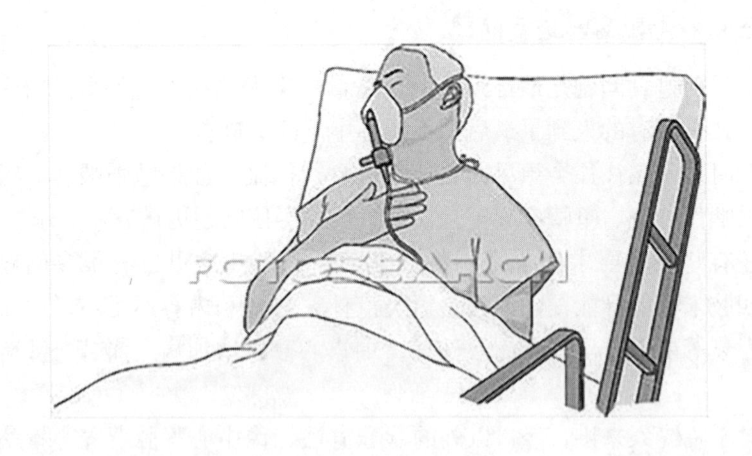

（五）谵妄及精神方面的介护

临终期时脏器（肝肾）功能衰竭、低氧血症、电解质紊乱（高钙血症）、感染、药物的使用等，病人经常出现精神异常，如不安、抑郁、适应障碍、否认、退行等。

背景是因为死亡这一事实已经迫近，是一种强大的心理压力下的自我防卫。遇到这种情况，在没有影响治疗、没有严重影响其生活质量的情况下，往往不需要强制介入，应该平稳的有节制的对应。

轻度时出现意识混乱、错觉、幻觉、谵妄等，这些症状多为夜间症状加重。除了医疗上的对应外，家人的陪护、会面、亲情上的体贴、营造家庭氛围等，可以在一定程度改善症状。像夜间调暗灯光，尽可能保持昼夜节奏和时间感觉，尽可能避免和减少像点滴架、导尿管等医疗设备的室内摆放等。

（六）其他需注意的介护事项

- 尽可能减少不必要的服药；
- 尽可能将口服药变更为静脉注射或座药；
- 中止采血等操作，中止不必要的治疗；
- 中止不必要的输液；
- 中止不必要的医疗护理（如事务性的医学检查，频繁的对血压、脉搏、体温、呼吸等生命体征的监测），变更为必要时进行检测；
- 对是否进行心肺复苏术应提前确认；
- 和家人就死期的来临状况进行沟通和交流，避免产生误解和分歧；
- 对宗教信仰进行确认，按宗教信仰方式进行处理；
- 关注和重视本人以外的亲人的精神介护；
- 做好离世所需的准备（通知相关人员、服装、殡仪仪式等）。

三、离世前的准备

死者去世前，家人应该准备好以下物品：

死者要穿的衣物，包裹用的白布，纸尿布，全身清拭用物品（洗脸盆等容器、毛巾、清洗液、香味素、阴部清洗用浴盆、热水），口腔护理用品（牙刷、纱布、酒精棉），围裙，隔离衣，胶手套，口罩，剃须刀，垃圾袋。

※尸体处理包：脱脂棉、一次性筷子、纱布、胶布、包带、卫生手套、白布、剃须刀、梳子、水桶、毛巾、纸尿片、外用消毒杀菌剂。

四、死后尸体处理

死者离世后要做的事情如下：

- 医师确认死亡后，留给死者与家人离别时间；
- 就死后的处理进行说明（在尸体僵硬之前，按宗教和家人的希望进行死后处置）。

死后处置的程序和方法包括：

- 请家人暂时离开房间；
- 做好自我防护（戴手套、口罩、围裙，必要时穿防护衣）。

医疗器具的停止和撤离：

- 在拔除胃管、静脉点滴管、吸氧导管、中心静脉管时，注意要态度虔诚和敬意，动作要轻柔。拔管部位防止有液体溢出，可用纱布压迫和胶布固定；
- 拔胃管时压迫胃部，最好是吸引胃内容物；
- 气管切开者，体内有引流管或起搏器的（火化时引起爆炸），可由医师取出；
- 对于医疗废弃物，要和家属确认后进行医疗处理；
- 对于死者的分泌物、排泄物要注意防止污染，要由专职医护人员按

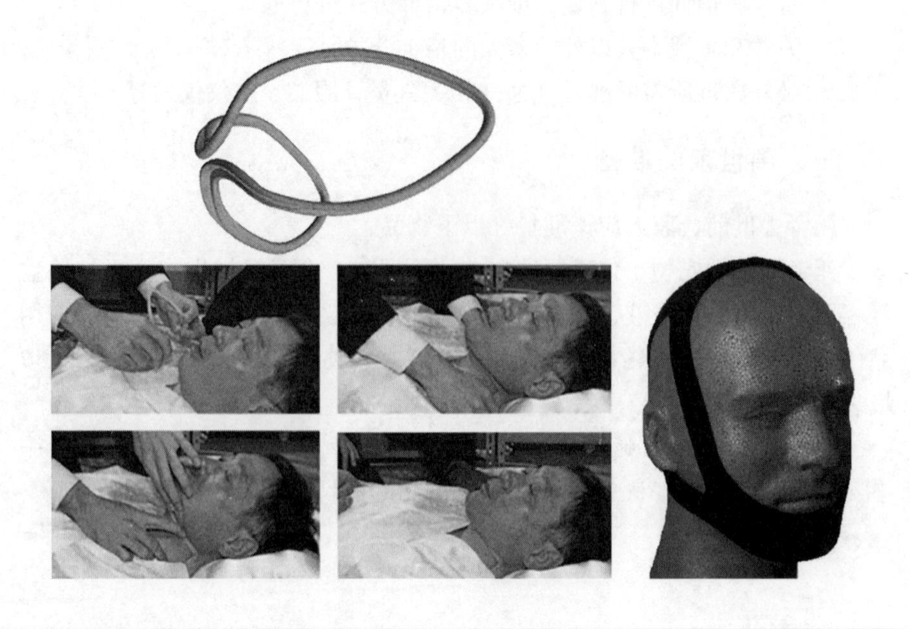

规定处理；

- 如果死者不能闭眼，可以用纸巾蘸水，从上眼睑向下推，使其闭合，也可以用眼胶将上下眼睑粘合；
- 口腔清拭，在清洁舌苔后用酒精棉清拭，防止口腔中细菌繁殖而加快腐败；
- 有血液污染时，可以使用次硫酸钠液体；
- 安装义齿：要在死后2~3小时以内，尸体发生僵直前完成；
- 让死者口腔闭合：调整枕头高低，也可以用绷带缠，也可以使用专用工具；
- 防止体液外流，有时需要对体腔开口处进行填充处理：包括对鼻腔、口腔、外耳道、肛门、阴道进行填充，使用材料为棉纱等物品；

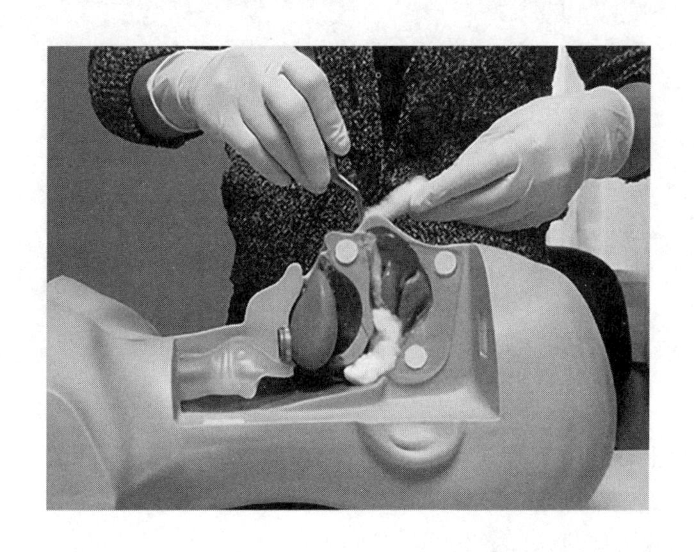

- 整理房间，撤离所有医疗器具，不让家人联想到治疗的痛苦；
- 必要时由医师进行腹水处理；体表有伤口时进行缝合处理；
- 根据宗教要求，按照本人和家人的意愿进行。

在给逝者进行清洗时，要有其家人共同参与。可以根据故人喜欢的香精浴液进行清洗，通过对逝者的清洗，可以对遗属带来安慰；清洗的顺序为：面部→上肢→胸腹部→下肢→背部→阴部。

- 体内的积液、潴留的尿便不必进行挤压排出，只要温度管理到位，不会出现漏便现象；

- 对于因感染性疾病（败血症、肺炎等）而去世的，要及时保冷达到深部降温；
- 家庭没有降温条件时，可以使用冰块、保冷剂或干冰，冷却其胸部、腹部、颈部、腋窝和腹股沟部；
- 穿衣，修剪指甲，修剪胡须，将两手交叉于胸前；也可以用纱带固定，或者将两上肢平放在体侧；
- 进行整容和化妆；

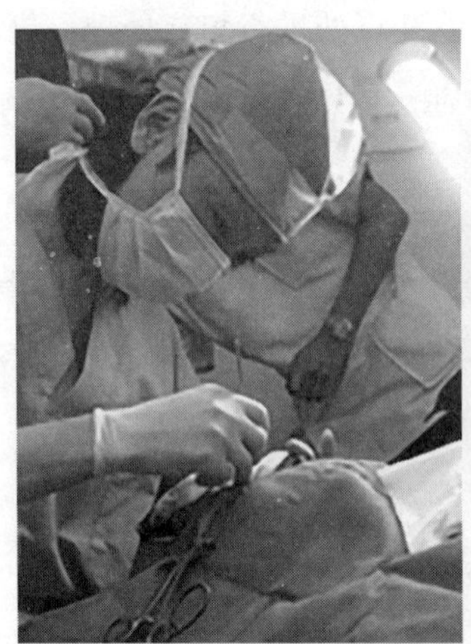

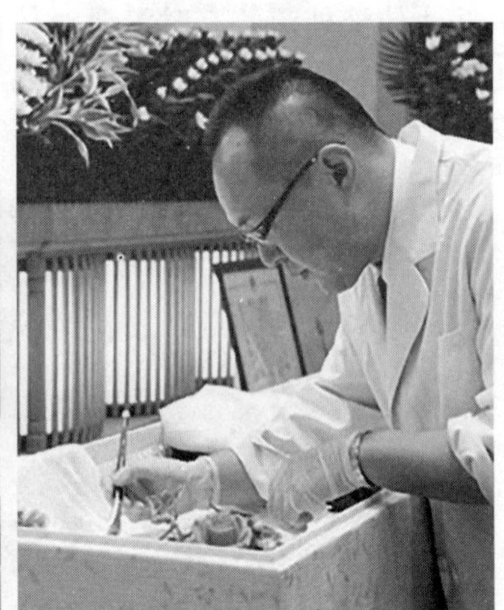

- 以上处理结束后，尸体处理人员可脱下防护衣、口罩、手套，整理所有物品，收拾房间；
- 将家人叫进房间，告知整理结束；
- 将最后的告别时间单独留给其家人，对逝者致礼后离开；
- 逝者的私人物品由其家人整理。

有宗教仪式的按照要求处理。

第十六章　与养老相关的其他事

一、高龄者人群的需求

人步入高龄期后，身体、心理、能力、时间、兴趣等发生很大变化。与中青年人相比，老年人的需求种类更多。归纳有以下几种：

健康需求：提供就医、治疗、护理、各种医学指导。

经济需求：满足居住、饮食、医疗、护理等各种生活需求。

价值体现需求：工作需求，表现需求，体现自我价值和成就感。

依赖依存需求：随着精力、体力、脑力下降，有时老年人的依赖依存心会增加。

和睦、和谐需求：希望有一个和谐的家庭、和睦的邻里关系、温暖的生活环境。

安静、安宁需求：体力、精力、能力的低下，使老年人多喜欢清净、安静。

被尊重的需求：与地位、经历等有关。否则容易产生落差，引起情绪低沉。

支配需求：也与地位、经历等有关。有支配欲求和权威意识。

求偶需求：属于正常的心理及生理的需求。

二、高龄者生活上的 4 个安心

群体社会中的各自生活，相互的依赖与依存是生存的基础。自尊、自立、安心的生活环境是尊严和自主生活的保证。

生活在 21 世纪这个发展的、人性化的时代，社会的进步以及社会福祉的理念，要求我们的制度和体制提供给我们每个人这样的一个环境：即使在身体上、智能上和精神上发生障碍，即使因此在社会活动中有多种不利，在日常生活及人生中，我们的基本生活得到基础保障。对于生活方式和内容，我们拥有自主决定权，享有精神上的自由。

一句话，就是我们要建立和提供一个物质及精神生活满足的、自主自由的安心社会。对于不同阶段各自的需求不同，对于老年人，从社会保障体制角度讲，所谓“安心”可以归纳为以下几点。

（一）日常生活的安心

衣食住行的基本物质的确保（生存环境），日常基本生活动作（basic activity of daily living，BADL）和日常生活关联动作（instrumental activities of daily living，IADL）是日常生活构筑的根本。

住环境的考虑要充分，面积、功能、设施内容要站在具体使用者的角度设置。在每个生活内容和每个生活环节都要细致、周到，有专业性的考虑。

（二）健康上的安心

健康方面最重要，最优先的是生命安全。老龄，意味着生命的减少，也意味着健康不安的增大。如病重之时去哪一家医院，接受到什么样的服务等，可以说这是每一天都困扰着老人的问题。

疾病的预防和健康的维持，对于老年人也是最受关心的课题。

（三）介护服务的安心

老有所为、老有所乐、老有所依、老有所养是老龄者的不同阶段的需求，特别是人老之后，在有身体障碍时如何接受养护？在哪里如何养老？是所有不安中最大的。

“4-2-1”的家庭结构，社会化养老机制尚未建立，使得居家养老变得那么不可靠。养老不仅是个人的事，更是全社会的事。

“个人层面”的自立、自助，“区域社会层面”的共助、互助，尤其是“社会层面”的公助制度化、体制化，才是当今社会成熟的标志。

（四）人生价值的安心

高龄者随着心身功能、社会能力等的低下，伴随而来的是生命价值及生命意义的稀薄化，有的甚至最后连存活都会感觉到痛苦。

自我价值的发现和维持在个人努力的基础上、周围社会的环境整备也很重要。对于减少失用症候群和闭门不出症候群有决定性意义。

文化、娱乐、体育、趣味、交流等，个人努力，加上家庭及区域社会的参与和服务提供是我们实现成熟社会的努力方向。

我们不仅是作为一个生命体为了活着而活着。对于我们每个人而言，有价值、有欢乐的人生才是真正的人生。

三、孤立死与孤独死——老人闭门不出综合征

孤立死（solitary death），孤独死（lonely death）

由于多方面原因，我国的人口老龄化在量和发展速度上超过任何其他国家，也出现了一些新特点，其中如空巢老人、失独老人、留守老人等。

人口老龄化的进程在加重，空巢老人的比例在飞快地增加，对外交流的减少使老人与社会脱节。空巢老人的孤立死与孤独死成了当今社会一个重要的社会现象。人口比例的严重失调、环境设施及社会化服务制度的不到位是其根本原因。

老人的孤立与孤独、老人的闭门不出有多种多层的原因。可以区分为环境、身体和心理的三种方面的原因。

老人的闭门不出，细解其原因有以下分类：

（一）身体原因

主要是指脑卒中、骨折、外伤以及老化和过于安静导致的失用症候群。由于疾病及年龄原因，体力、精力、脑力逐步减退，每一个或大或小的起因都会导致老人外出机会的减少，重则因此导致闭门不出，进一步导致卧床不起。

由于身体功能的下降，导致精神功能的下降，导致活动意欲的减退和智能活动的低下，反过来这些又进一步造成身体功能的低下，如肌力低下、关节挛缩、骨萎缩、神经功能的低下。

（二）心理原因

高龄必然引起脑力、精力、体力的下降，加上相当一部分人患有老年抑郁症和认知症，引起意识障碍、失认、失行、失用等病态心理及行为异常。老年人的自尊、自卑、失落、无力、无奈、隔世感等心态的变化，以及高龄引起的情绪控制障碍，又会引起行为过激、偏颇、固执等性情性格的变化，加上老人在家庭及社会中的作用及自我价值的下降，更会造成一个恶性循环，其结果是不愿外出，不能外出。

（三）环境原因

环境要素包括：①家庭内部成员情况；②友人、伙伴等人际交流情况；③室内室外等的生活环境及气候风土等自然环境情况。

缺乏外出的目的和契机，台阶等住宅建筑构造的问题、住宅周围的坡道、交通及移动的障碍都会导致老人外出的减少，成为闭门不出的直接原因。闭门不出导致运动量减少，导致身体功能、精神功能、意欲和能力下降等失用症候群，形成恶性循环。

关爱老人就是关爱自己。家庭及社会的关注以及早期预防、早期准备非常重要。孤立死与孤独死绝不是一个孤立现象，是关系全民和全社会的大事，尤其是取决于国家政策的顶层设计。

四、50 岁开始准备养老

人的成长成熟经历了这样一个过程：由受孕到出生，出生后又经历幼年、少年、青年、壮年，逐步走向老年的过程。老年再细分又可分为老盛期和老衰期，直到离世。

人的生活功能和活动能力，也随之经历一个由无到有、由弱到强、由强到弱到无的过程。放开人文及生物学等的考虑，我们粗略的可以将其分割成几个阶段：0~30 岁属于上升期，30~50 岁为平台期，50 岁以后为下降期。

50 岁是一个人生转折点，有 4 位老人要养老——夫妻双方的双亲已经年迈；孩子已经长大，开始离巢成人；自身事业开始有成，告一段落，但是对自身身体开始感到老化，开始思考自身的养老；4-2-1 的家庭结构，使自己的养老无法寄期望于下一代。

五、自助/互助/共助/公助是各国通用的养老道路

现代社会的养老事业是一个社会行为。养老不仅是自己的事，也是大家的事。这里指的大家，包括本人、家属、区域住民、医疗及养老专业人员、保险支付单位以及行政管理人员。自助是养老的根本，但自助的比例越低才标志着社会的发展和进步。

北京及上海选择“9064”和“9073”的养老模式，应该承认这不是一个主动选择，而是一个不得已而为之的被动选择的模式，应该仅限于现阶段，这不应该成为一个中国城市养老的长期模式。也不仅是一个量的问题，还有一个质的问题。包括养老设施的数量和质量及养老专业人员的数量和质量。

互助体制在中国尚未建立，多在农村等地实施。指老人住在一起，年龄小的帮助年龄较大者。是中国现阶段经济和养老体制落后状态下没有办法的办法。基本上谈不上养老服务。要加强老老互助，要有一个社会观念、社会意识和制度的大转变。

有人提出将65岁以上的老人区分成“老盛期”和“老衰期”，社会化调动老盛期资源参与养老。日本在2012年发表的（高龄社会白皮书）已经开始将65岁以上健康老人不当做养老服务的接受者，而是定位为养老服务的提供者。

自立、自由、自尊的养老环境的实现，自助意识和自助能力的提高，社会化养老意识改革也是必须的。实现这些内容又是建立在区域住民的互识、多职种间的专业互助为基础上的。一个超越立场和角度，能促成和加深区域居民日常交流、创造和提供这样的场所，也是养老事业的课题。尤其是养老地产开发的课题。没有相识就没有交流，没有交流就没有互助和共助。

共助和公助是同社会结构发展及社会进步成正比的。共助是指国家及社会养老保险、商业养老保险等相互扶助制度；公助就是指政府的养老政策和制度，包括共助范围内无法对应的部分，如低保人群的社会福利制度等，公助制度的完善是提高养老社会化水平的前提。

六、养老人群的身体功能区分

以“老”的程度来区分我们的服务对象有时并非得体。首先年龄区分

因国家不同而不同，世界经济合作及发展组织（OECD）将老年人定义为65岁以上，中国是将老年人定义为60岁。另外对年龄的自我意识又因人而异。在日本，70~80岁的老年人仍工作，仍在第一线工作的老人比比皆是。工作是生活的一部分。我们的养老设施服务人群应当还要包括一部分中青年残障人员。

在养老服务中，为了明确服务对象和内容，对服务对象提供设施服务时，要有一定的生活功能的医学评估。包括两方面：身体功能和精神功能。

身体功能大的可分三个方面：自立、介助、介护。在日本，为了细化服务内容，又将其分割成7个等级（要支援1~2，要介护1~5）。毋庸置疑，不同分级要求的服务内容、服务范围、设施的建筑要求均不相同，服务报酬也不相同。

另外，从老年人建筑角度来讲还有一种区分方式，如下：

类型	特征	社区要求
GG（go go）	完全自立	自主，自由，配套服务与一般社区相同
SG（slow go）	身体功能逐渐下降	适当提供生活援助/社区设计有要求
NG（no go）	行动能力下降	养老设施规划要求
GOING	临终状态	配套临终服务设施

七、为老年性痴呆正名

央视的“焦点访谈”曾办了一个节目——为老年性痴呆正名，征集新命名的活动。其实，日本在2004年就由厚生劳动省的用语讨论会提出报告和建议，先由行政和老人护理行业废止使用“痴呆”一词，各医学协会也在2007年前后将痴呆更名为“认知症”。

认知症在中国已是一个不能忽视的庞大群体。早在2005年中国的认知症人口就有598万，占世界总数的1/4，预计2020年达到1020万，2040年达到2250万。对于认知症的设施要求、护理及医疗要求又有不同。就设施要求而言，所有生活单元规模要小，要有回廊式设计等。

第十七章　认知障碍与老年痴呆

社会上有很多词，如残疾人、聋哑人，实际上这类词有贬义，很多国家对此已经将名称进行了更改。

老年性痴呆这个病名也是一样。本书中的用词尽可能回避使用痴呆一词。

人的记忆分类有多种，比如有远期记忆、近期记忆、表浅记忆与深部记忆等。老年人常见的记忆力减退，往往是一种正常的、生理性的记忆力减退，不应该作为一种病来对待。健忘是一种生理现象，与老年人的作为一种疾病的“认知障碍”不应混同。

一、认知障碍与健忘的区分

认知症（病理性）	健忘症（生理性）
是一种脑部疾病	没有脑部疾病
进行性加重	不会马上加重
经历过的事情不记得了	经历的事情，一部分记不清
不仅是记忆力，连时间和判断也不确定	仅仅是记忆力减退
不能理解自己所在的场所	能理解自己所在的场所
日常生活出现障碍	日常生活没有障碍
出现其他精神症状	没有出现其他精神症状
常常自己不觉得自己有异常	自觉意识有

多动、不安、兴奋
被害妄想（被偷、被害）
从床上、轮椅上跌落
无法交流（谵妄）
黑白颠倒、失眠
幻觉、妄想（有虫子、有妖怪）

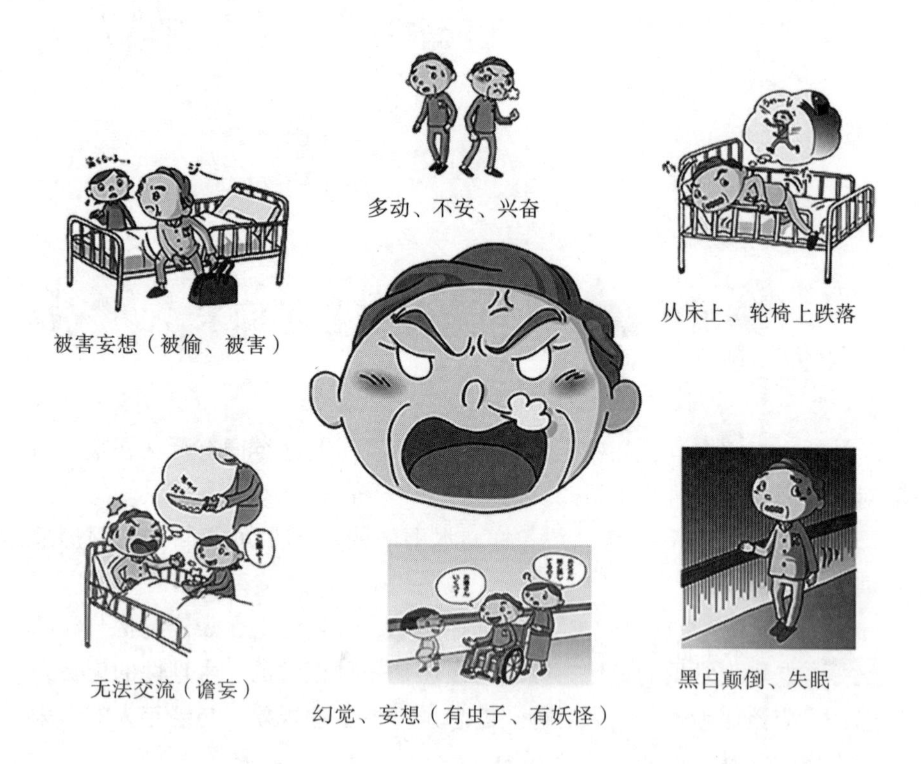

二、认知障碍的特征

认知障碍的症状出现并非千篇一律，症状各有偏重；往往也是异常与正常交替。认知障碍是一种疾病，需要治疗，有一定的特征和规律可循，养老必须要在对此理解的基础上进行。

（一）记忆障碍特征的法则

其特征是刚发生的事情，如吃过的饭、做过的事转眼就不记得了。新的近期的事情不记得；近期经历过的事情全忘记了；总是谈一些过去的事，有时连自己是一个老人都忘了等。

（二）强弱轻重法则

越是亲人，越是在对自己较亲近的人面前，其症状越是症状较重；对于偶尔来访之人，其症状表现不明显，或症状较轻。这往往造成误解，不像听说那么严重吧，言过其实了吧等。

（三）自我有利法则

对自己不利的事绝不承认。即使自己将钱包忘在了那里，也断言一定是谁偷了。这不是故意说谎，作为一种病态，是真心那么认为的。

（四）混合存在的法则

正常和非正常的时候混同，有时交互出现。有时甚至突然出现，让周围人觉得很难理解。特别是发病初期，对外人、对生人保持很正常的对应，连医生也难以觉察。

（五）拘泥法则

特别是一件失败的事，总是耿耿于怀，无法转移注意力。比如失禁一次，总是会忘不了此事，总是在意会不会再发生。

（六）感情残像法则

发生的事实很快就忘了，但是事实发生时的感情情绪作为残像持续留在心里。失败时被斥责，失败的事实以及发生原因已经不记得了，当时的不快等情感却长期残存。

（七）多种多样法则

认知障碍的发病，出现的症状表现形式因人而异。症状也往往与本人的人生履历相关联，各不相同。

认知障碍是一种疾病，不宜用人格、性格、道德、伦理、价值观等下主观性结论，应该在医学理解基础上对应。

三、认知障碍的发生原因及诱因

认知障碍主要是脑部疾病所致。脑血管疾病以及阿尔茨海默病是两大主因。

脑血管病型认知症，主要是由脑卒中引起，症状特点是健忘，健忘的特征是稀疏健忘（有的记住，有的没记住，不均匀），即使记忆力严重下降，但是人格及判断力基本保持，早期治疗有效。

阿尔茨海默病型认知症可引起脑萎缩，具体原因不明，同样是健忘，还有计算能力下降，对于新事物接受和理解力下降，病情加重时连自己的年龄及所在场所也无法判断，伴有性格变化、判断力低下、有幻觉和妄想等症状。家庭介护比较困难。

认知障碍是一种疾病，有着局部解剖上的病理性变化。但是有研究认为，认知障碍的发病也与环境适应障碍有关。

主要有精神要因（无法适应衰老的事实）、身体要因（疾病等）和环境要因（配偶的离世、环境的变化等）。

精神方面：不能接受自己的衰老，不愿意面对衰老，没法理解衰老。由此产生悲观、孤立、孤独、不安、抑郁等症状。有的还可能出现精神上退行性变化，表现出幼稚倾向。

身体方面：感冒，脱水，视听觉的低下，一场小病或受伤，入院哪怕是1周，甚至是几天卧床不起，没有了身体的刺激，行动范围突然变窄，入院住进了单间，有时很快就会出现认知障碍。

环境方面：当环境突然发生大的变化，如退职、搬家、老伴去世、隐居等，无法适应环境变化，突然失去自身作用和价值，容易出现如徘徊等场所、人物、环境失认等认知障碍症状。

四、阿尔茨海默型认知障碍的经过

目前的医疗技术无法阻止阿尔茨海默病的发展。参考下图，医疗上分四个期，伴随的行为及心理症状（BPSD），认知能力以及日常生活动作（ADL）发生一些规律性的变化。

五、认知行为障碍的处理

（一）健忘

自身物品随手就忘记，东西找不到就坐卧不安、烦躁焦虑；有时刚刚吃过早饭，马上又问什么时候吃饭呢？一般老年性健忘是想不起吃的什么内容，而认知障碍的健忘特征是连吃了饭本身都没有记忆。

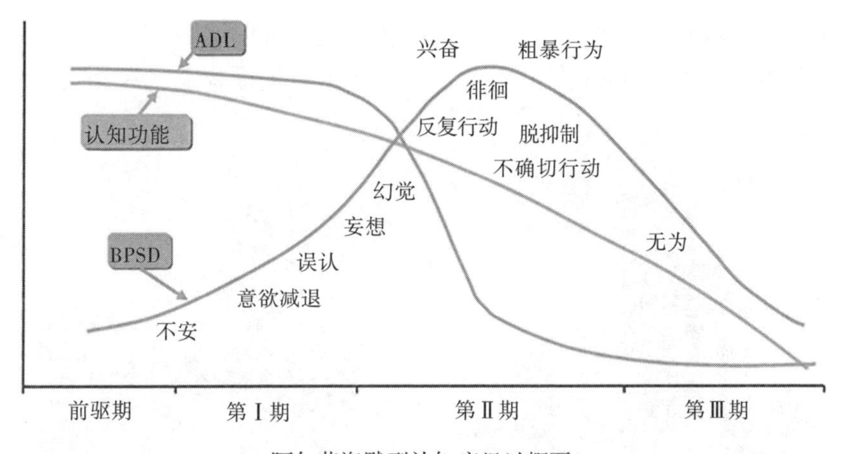

阿尔茨海默型认知症经过概要

这时，不要正面否定，不要说“刚吃过，怎么又说要吃饭了？”之类的话，正面否定没有意义，只会加重病情，甚至引起被害妄想，使病情恶化。因为其本人坚信没有吃过饭。

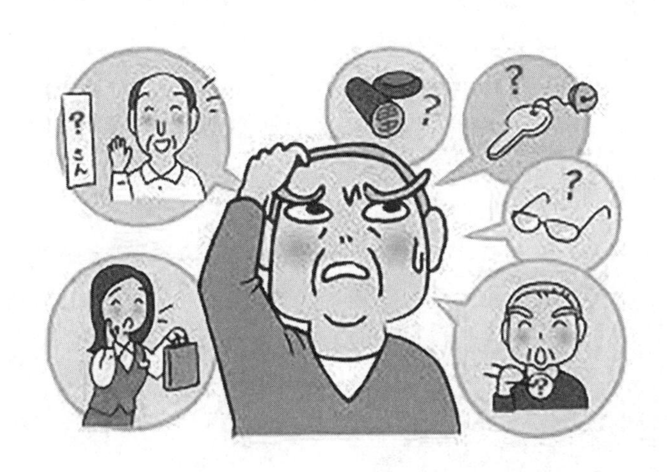

（二）徘徊

漫无目的的到处游走，尤其是夜间，有时不知去向。每天稍一放松看护就不知去向，都发生在身体健壮的初期，阿尔茨海默病多见。

对此，将其锁在家里，甚至是身体的拘束是错误的，属于虐待。这样只能加重其混乱，加重病情。最好能提供一定的可用徘徊的空间，如建筑上的回廊。另外，可在门上、特别是外门上安装警报装置，一出门能通知家人。

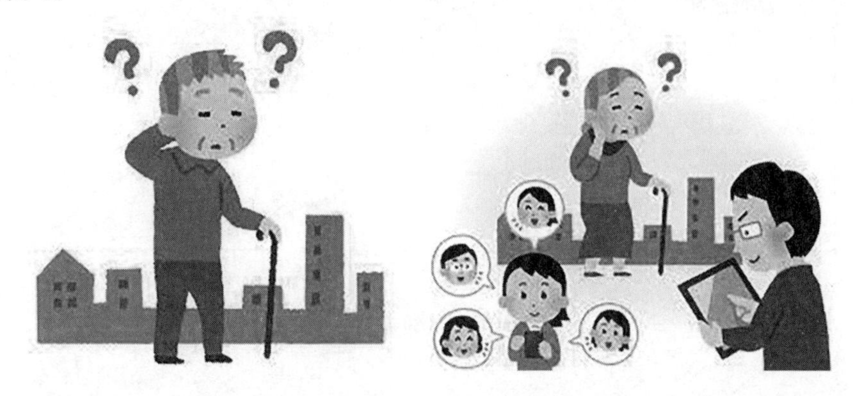

警报装置有很多种，有感应的，有的还带有 GPS 定位功能。

（三）夜间谵妄

有些认知障碍的老人，每当夜幕降临就表现出不安，表现出一些妄想症状，开始兴奋，出现吵闹症状。

遇到这种情况，对其态度要和蔼，多听其讲述，尽可能让其安心，有时喝一点热饮有助于其平静。白天要多运动，保持正常的作息规律，也应该多与医生沟通，有时需要药物治疗。

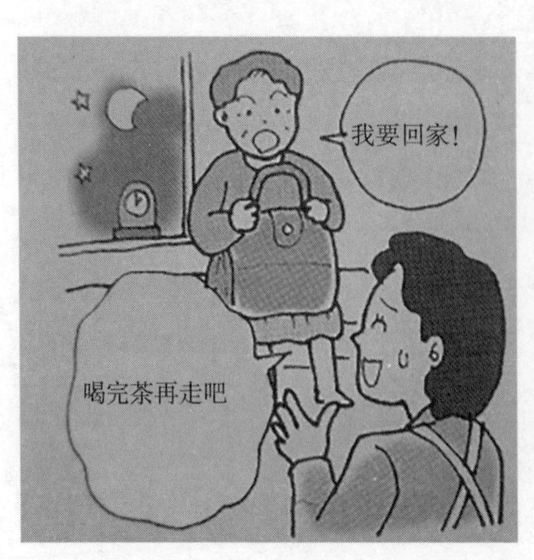

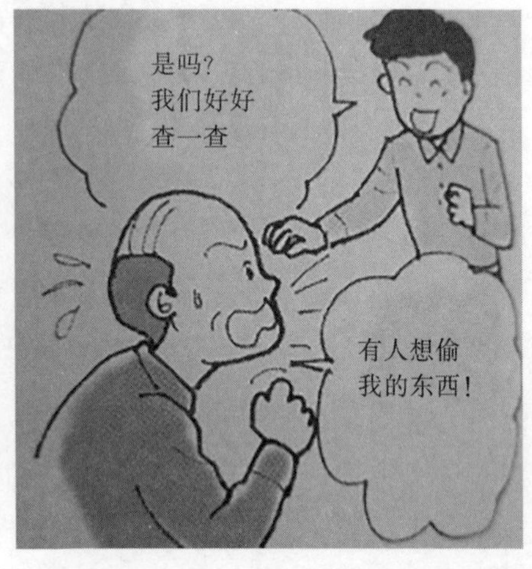

（四）妄想

也就是被害妄想。这种情形很多见，表现形式不一。如“我的病就是吃了什么什么引起的”“我已经 3 天没有给我饭吃了”“我的财产被人盯上了”等，说得像真事一样，而且本人是坚信不疑。

因为这是一种病态，是一种症状，本人完全没有意识到在说谎，而如果你从正面否定，反而会让其对你产生不信任。

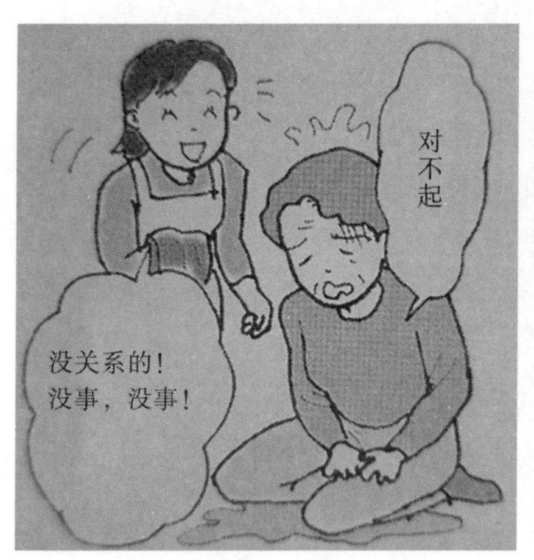

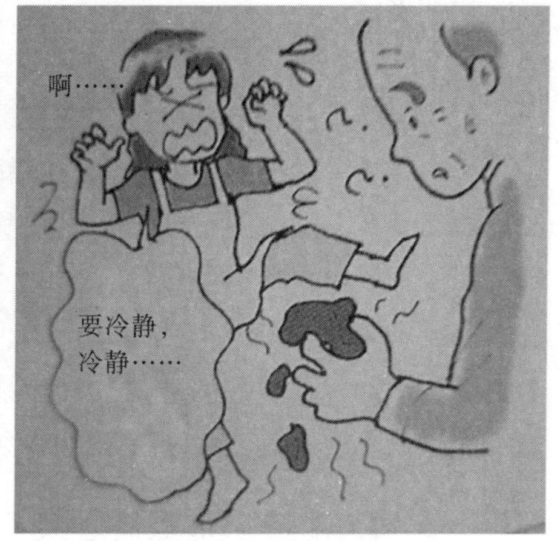

（五）失禁

尿便的感知问题以及无法控制是老人中多见问题，尤其是女性。

有时甚至咳嗽、打喷嚏时也会出现失禁。对于本人失禁是一个很伤自尊的事，这时的对应态度很重要，千万不能火上浇油，绝不能责怪、训斥，甚至蔑视和鄙视。来不及时，可以使用床边便椅，或提前进行卫生间诱导。

（六）弄便

出现玩弄自己粪便的异常行动症状。对于自己的粪便毫无污秽之感，用手玩弄或干脆藏起来等。

对于这种情况，首先要知道这是认知障碍者可能发生的症状，不要绝望和吃惊。要做的是迅速清除粪便，消除气味，擦净老人。

（七）拒绝介护

动作慢、节奏缓是老人的特点，如果按介护者的节奏去喂饭，勉强老人去卫生间或洗澡，老人会拒绝接受介护。因为无法口头说明，于是以态度和行动来表示拒绝。

每个人都有自己的喜好和生活规律，要求按照他人时间、意愿行动，谁都不会心甘情愿。要用和蔼的语气和体贴的态度，首先换位思考，有了安心才会有配合。

六、如何防止认知障碍发生

为什么会发生认知障碍？除了主要的疾病原因外，环境原因同样重要。其中高龄者的孤立是引发以及使其加重的重要因素。

年事一高，兴趣、行动、知识以及话题等会与周围发生差异。节奏不同，话语不投机，加上城乡社会结构的变化，孤独、孤立是很多现代老人的生活特点。老人自身也因此外出减少，社会交流减少，刺激减少，这些会更进一步加深孤立，使老人的社会认知、环境认知、空间认知、事物认知等能力下降，于是与人接触、见面会觉得疲劳、窘迫。

七、如何对应认知障碍老人

认知障碍的预防对有的病例很难，但是合理用药、环境的早期介入是可以很大程度的制止其发展。作为家属或是相关护理人员，能做到的首先是不让其孤立。要做以下几点。

（一）与其他人同样对待

即使出现一定的认知障碍症状，在对应态度上与其他人同样对待，语言、态度与其他人相同，过分当成老人或病人反而会增加其孤独感，加重其症状。

（二）分担家务和职能

老人在家庭或养老设施中，老人的作用和自我价值的体现很重要。被需要、起作用、被重视，是老人的生存欲望、自我价值体现和生活紧张感的源泉。

生活的主体是老人，老人的身边事物料理尽可能由老人自己完成，家务也应尽可能让老人参与，不要因其速度慢、做得不好等原因就剥夺了其参与的机会，不要越俎代庖，让老人觉得自己可有可无。

（三）促进与他人交流

交流有很多作用。包括家庭内部、邻居和友人，存在感、回忆、疏通、刺激、会话，既可以刺激大脑，也可以舒缓情感，安定情绪，尤其是可以避免孤独。交流的方式有很多，交谈、娱乐、游戏、趣味、学习等，本人的交流兴趣和交流愿望的唤起和维持以及创造适宜的交流环境很重要。

（四）自我意识的确认

患有认知症后，老人对于自己是谁、自己的存在、时间、空间、季节、社会关系的认知等都会出问题。如果环境发生变化，如搬家、家庭装修、入院，甚至是变更家具等，都会使老人不知所措。

所以，如何保持老人的熟知环境，哪怕是旧照片、旧家具、旧物品等老人熟悉的物品陈设对老人很重要。不要以子女的价值观来取代老人的价值观，老人的物品在老人健在的时候不要随意处理。如果是入住养老机构或长期入院，最好在其周围摆放一些老人的个人用品。

（五）眼镜和助听器要选择合适

视听是认知和对外交流的通道。如果使用的不合适，会加重症状。

（六）健康管理

- 首先饮食管理：老年人食量减少，在饮食内容上糖分、盐分一般要减少，蛋白质可适当增加；
- 注意预防感染：肺炎、流感、胃肠道感染等几天的卧床或入院，有时会突然出现或加重认知障碍；
- 注意防止摔倒，防止骨折：高龄尤其是女性高龄者都患有骨质疏松，摔倒时很容易出现股骨颈骨折或腕骨骨折等，往往会因此引发认知障碍；注意肌力的维持和脑力的维持、运动、散步、康复训练、脑力锻炼等。

作为认知障碍的老年人仍然有自尊心，对于日益低下的身体能力总是觉得不安，很容易陷于深深的孤独之中；对于他人的语气和态度有时很敏感，害怕失败，害怕出错，一句不很经意的话会使老人心里受伤和不知所措。“你怎么又这样了？”“你怎么刚吃完饭又问什么时候吃饭？”“刚才不是告诉你了吗？”等，不要以为得了认知障碍，说话就可以不必在意，说了也不要紧，说了也不会明白，这是错误的。即使不是语言，一个眼神，态度，语气，语调，无视，也足以导致其心理上的拒绝，加重认知症状。

周围的相关人员，特别应该注意的是身边亲近的人，因为亲近，往往态度和语气上不太注意，加上过去的纠葛的情绪困扰，往往更容易犯错误。

所有对应的前提是要理解老人的孤独感，理解老人忐忑不安的心理，理解老人的动作节奏，不能因其动作和反应的缓慢而否定其人格。要知道所有老人在漫长的人生中都有着丰富的人生经历、经验和尊严。

认知症老人的参考介护原则如下：

连这个都不懂?

不要把对方当傻瓜

对不起，水洒了！
马上擦，不要紧！

即使失败也不能训责

もたもた
急躁
快点呀!

不催促，不让其紧张

安心
没关系

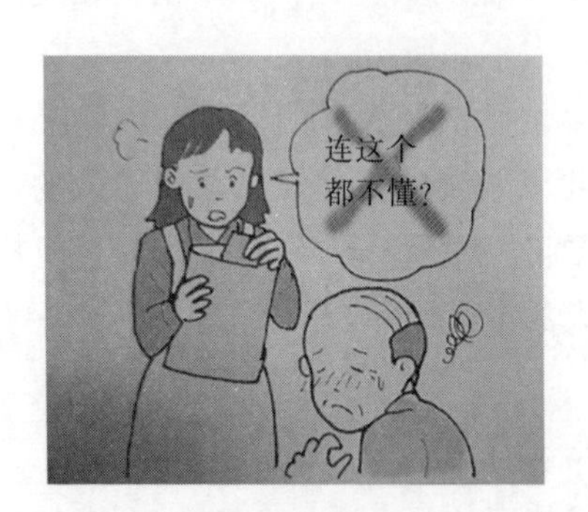

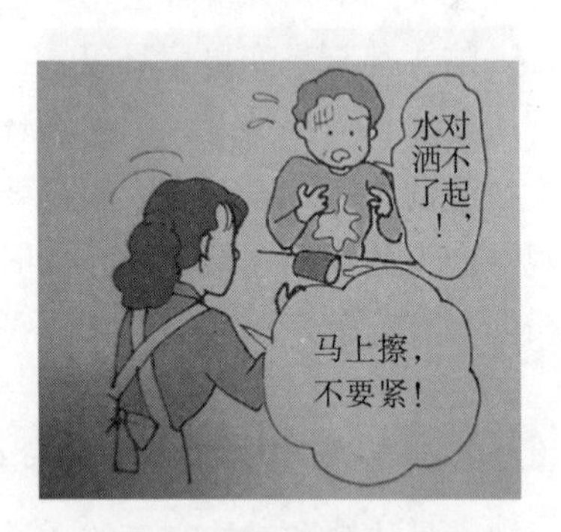

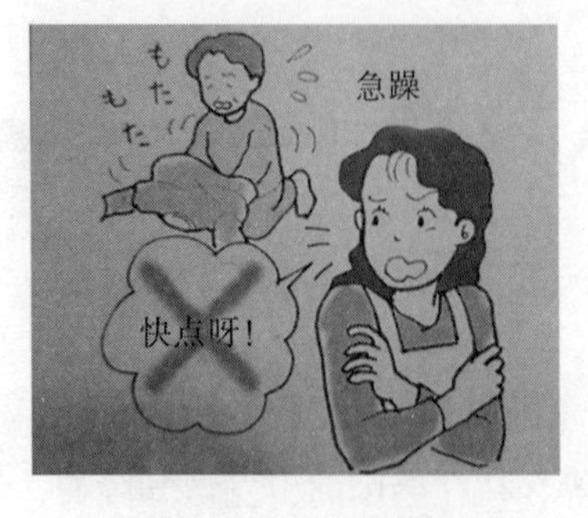

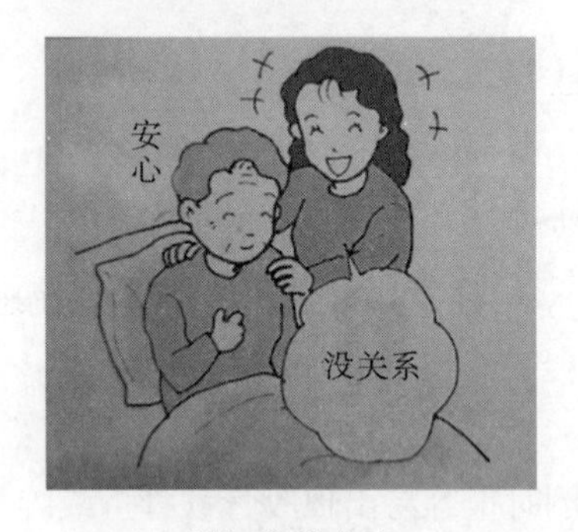

增加肢体交流

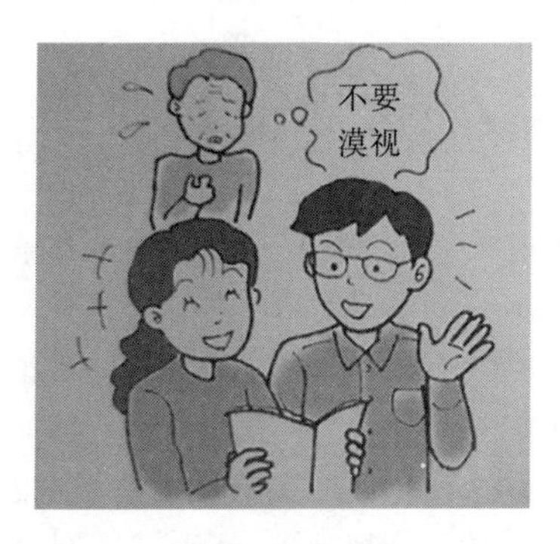

不要
漠视

不漠视

视线要平齐

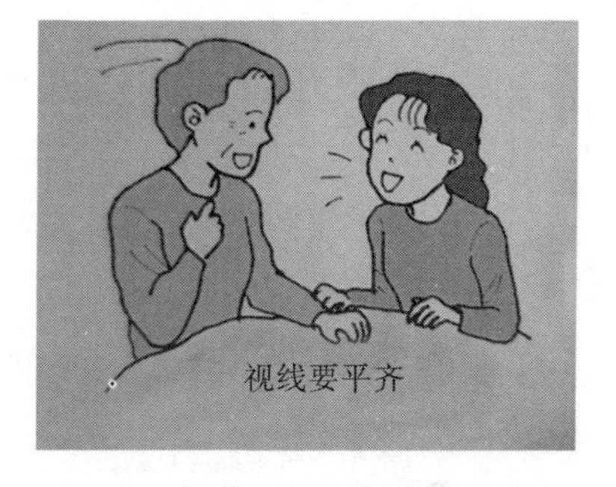

讲话不能居高临下，保持视线平齐

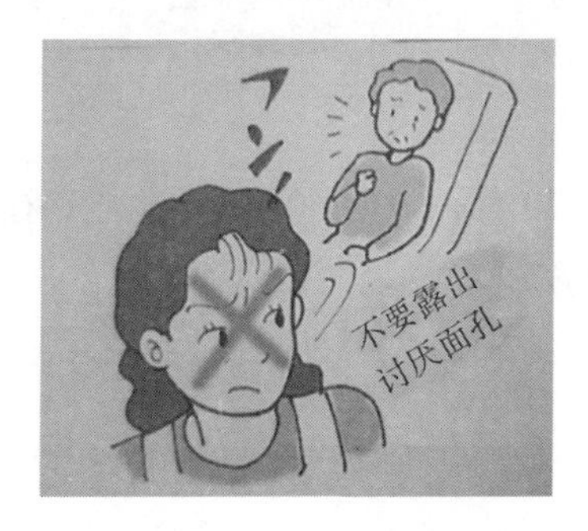

绝对不能露出讨厌或嫌弃面孔

接下来，
不是这个
吗？
这样做！

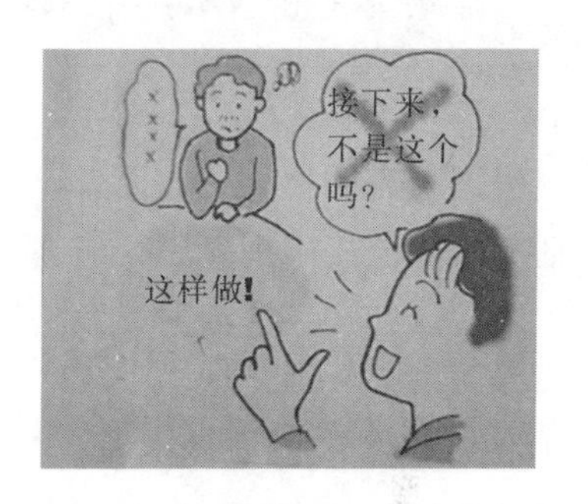

语言及行动不能绕圈，要简单直接

八、认知障碍的自我检测

认知障碍自我检测表

1	想不起钱包和钥匙等物品放在什么地方	没有 1分	有时有 2分	经常有 3分	总是有 4分
2	有时想不起来5分钟前听说的事情	没有 1分	有时有 2分	经常有 3分	总是有 4分
3	周围人说“你总是问相同的问题”等类似此类健忘之事	没有 1分	有时有 2分	经常有 3分	总是有 4分
4	有时不知道今天是几月几日	没有 1分	有时有 2分	经常有 3分	总是有 4分
5	想说什么，但是有时想说的话不能马上说出来	没有 1分	有时有 2分	经常有 3分	总是有 4分

续 表

6	银行的取款和存款，煤气、水、电、电话等付费，一个人能做到吗？	没问题 1分	大多能 2分	不太能 3分	不能 4分
7	一个人能去买东西吗？	没问题 1分	大多能 2分	不太能 3分	不能 4分
8	一个人能乘坐公交车或开车外出吗？	没问题 1分	大多能 2分	不太能 3分	不能 4分
9	一个人能使用吸尘器等打扫卫生吗？	没问题 1分	大多能 2分	不太能 3分	不能 4分
10	一个人能找出电话号码、打电话吗？	没问题 1分	大多能 2分	不太能 3分	不能 4分

根据上表的检查，如果累计总分超过20分，说明你的认知功能和社会生活有可能已经出现障碍，应当早期到医院就诊，早期接受治疗。

大多认知症无法治愈，但是早期引起注意，早期对应有以下益处。

（一）为今后生活做准备

包括家庭环境，家属亲人的理解和协助，生活内容的整理，安全（外出、煤气水电、财物、治安方面等）的确认，生活环境（交流手段、安全确认方式、家务等）的调整，今后的对应（家庭介护以及入住养老设施计划）等。

（二）有的认知症可以治愈，有的认知症是一过性的

早期就诊，早期找出原因，早期治疗是关键。

（三）有的认知症经过治疗可以延缓病情发展

医学界正加大力度的对认知症进行研究，研发出一些有效的药品。例如对于阿尔茨海默病，经临床证实，早期合理使用药物可以延缓病情发展。

第十八章　认知障碍老人的集团疗法

一、集团疗法的意义

我们知道，认知症是一种精神障碍疾病。这种精神障碍症状构造上分两层：一是中核症状（记忆障碍、判断解决能力障碍、抽象思考及行动能力障碍）；二是周边症状（幻觉、妄想、抑郁、不安、暴力、暴言、睡眠障碍、徘徊等精神及行为症状）。

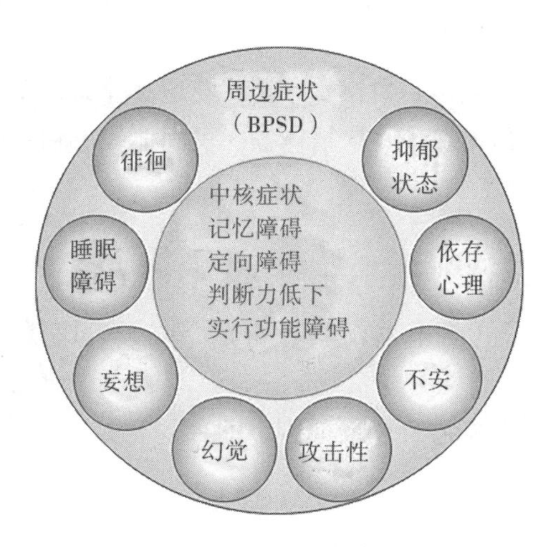

抛开疾病发病机制等生物医学的考虑，单从人文方面的人际环境来讲，所谓认知障碍很多情况可以理解是这样：认知障碍者在生活中采取了周围人认为是错误的行动，由于这种错误行动导致相同生活空间中的人感

受到相互的存在构成一种关系上的紧张状态，彼此产生精神压力，构成一种人际交往上的障碍。认知障碍的老人产生一种“生存不安”，与其他人之间产生一种不和谐的人际关系。

认知症集团疗法的目的是消除发生在老人身上的“生存不安”，修复或重新构筑老人由于“人际关系障碍”导致的交流障碍。

集团疗法是通过改变周围的环境来适应他（她），消除老人的不安，恢复其原有的自信。集团疗法认为，即使老人发生了适应障碍，也可以通过改善、改变、调整外在的周围环境减轻老人精神负担。通过相同认知障碍成员的集团交流，消除心理的“不安”和重新构筑“人际关系”。

二、集团疗法的种类

1. 作业疗法

• 家庭作业：扫除、倒茶、料理、洗碗、配餐、农田作业、洗衣物整理等；

• 手工作业：编制、裁缝、藤工艺、革工艺、铜板工艺、粘贴画、剪接画、书法、誊写、粘土工艺等；

• 游戏：扔环、扔球、打保龄球、吹气球、踢球、玩纸牌、打门球、钓鱼等；

• 趣味：书法、围棋、象棋、茶艺、花道、作诗、绘画、陶艺等。

2. 运动疗法，包括散步、广播体操、民间体操、肩部体操、跳舞、乒乓球等。

3. 回想法。

4. 现实见当识训练。

5. 音乐疗法，包括乐器演奏、童谣、唱歌、民谣、军歌、流行歌曲等。

6. 演剧疗法，包括心理剧、演剧、即兴剧等。

7. Collages 法。

8. 会话。

三、集团疗法的效果

• 自我价值观的扩大：发现人生更大目标，自立感的获得，感受到要发挥一种人生责任；

- 对于老人，可以重新理解和认识人生及生活的目的、意义、过去及人际关系；
- 感到在身体、精神、个人、家庭以及与他人有能力相处；
- 促进维持与发展其与家人、友人的有意义的人际关系；
- 扩大现实感，增大其对时间、场所、人物的感受性；
- 增大其对世界和政治、经济、社会等问题的关心；
- 增加其对自己、他人以及团体交流的理解和耐受；
- 通过学习和作业操作，理解对同一问题不同的个人感情和不同反应；
- 在服装、就餐行为、讲话方式、自身介绍的方法等，外观上有改善；
- 促进其理解对于其身体及心理社会的保护措施；
- 扩大其个人的创造能力和对交流需求的意识，丰富其精神生活。

四、集团疗法的推行方法

1. 集团成员的选择　集团成员最多 20 人。根据集团活动内容有时再细分几个小集团。集团内成员的合理搭配是集团疗法成功的关键，基本上是老年期老人、老年初期认知症老人、重症认知症老人要区分在不同的集团。

合理的搭配区分，根据各自身体精神特点而定，不能一概而论。

2. 功能评价　在集团疗法开始时，在了解成员的性格、社会履历、兴趣、家庭背景等情况的同时，对于其运动功能、认知功能、心理状态等进行综合评价。

既考虑能力低下的部分，更要在指定集团训练计划内容时争取最大发挥老人的残存能力。如在有竞争内容的游戏里，好胜心可以活化情感，但处理不当也可能伤及情感，拒绝参加以后的活动。

集团活动和个别活动的参加也要考虑各自的身体状态，譬如对于“空间失认”的老人和手指失行的老人，在参与气球活动等使用手指的运动课时，要有充分的帮助，否则会伤害其自尊心。

3. 选择集团疗法的种类　集团疗法中，作业、体操等运动作业疗法，回想法，“现实见当识训练”等心理社会疗法，音乐疗法，演剧，Collages 法（拼贴画法），将一天的内容综合考虑。

- 作业疗法；
- 运动疗法；
- 回想法：将残存的记忆延伸，增加老人的记忆刺激，也可以通过细心倾听老人的讲述，让老人在交流中感受愉快，增加交流意欲和促进情感的多样化；
- 音乐疗法：音乐是一种不需要有意识、不需要特别努力而诱导出原始水平的行动反应，这种反应可以促进改善对人关系。音乐疗法还可以促进身体和心理反应，改善活力，调整身体状态，改善抑郁气氛，促进放松，抑制兴奋；
- 演剧；
- Collages 法（拼贴画法）非语言交流；
- 会话、倾听、共感、共鸣。

五、集团疗法的注意点

根据各自的症状、身体状态、心理状态等多方面周到考虑，实现其参与的目的。如“和特定的人见上了面”“畅所欲言的讲述了一天”“帮助职员做了很多事”“和朋友边吃边说很愉快”“中午睡上一觉”等。比起在家中无为的度过相比，心情舒畅，愉快地有一个充实的交流，是集团疗法的本意。

也应顾及老人的体力、症状，合理调整频度。不同年龄的老人如 50 岁与 70 岁还是分开为好。集团疗法不应过分强调效果。更要考虑到其护理家属，促进其收容老人在集团疗法和家庭中的落差。

本书献给在一线为中国养老事业工作的普通人。让我们从点滴入手，为中国的老年人谋福利，为我国的养老事业发展做贡献。